内科重症监护病房工作手册

主　编　詹庆元

副主编　黄　絮

编写人员（以姓氏笔画为序）

于　歆　巴文天　孔旭东　田　野　冯莹莹
李　敏　李昌龙　陈　玥　吴小静　吴丽娟
张　祎　张泽宇　易　丽　郭翎茜　夏金根
顾思超　陶　程　黄　絮　黄琳娜　崔晓阳
詹庆元　蔡　莹　翟天姝

人民卫生出版社

·北　京·

图书在版编目（CIP）数据

内科重症监护病房工作手册 / 詹庆元主编．—北京：人民卫生出版社，2022.2（2023.12重印）

ISBN 978-7-117-32322-2

Ⅰ. ①内… Ⅱ. ①詹… Ⅲ. ①内科—险症—监护（医学）—手册 Ⅳ. ①R505.97-62

中国版本图书馆 CIP 数据核字（2021）第 227818 号

内科重症监护病房工作手册

Neikezhongzheng Jianhu Bingfang Gongzuo Shouce

主　　编：詹庆元
出版发行：人民卫生出版社（中继线 010-59780011）
地　　址：北京市朝阳区潘家园南里 19 号
邮　　编：100021
E - mail：pmph @ pmph.com
购书热线：010-59787592　010-59787584　010-65264830
印　　刷：北京顶佳世纪印刷有限公司
经　　销：新华书店
开　　本：787 × 1092　1/32　　印张：11　　插页：1
字　　数：256 千字
版　　次：2022 年 2 月第 1 版
印　　次：2023 年 12 月第 3 次印刷
标准书号：ISBN 978-7-117-32322-2
定　　价：128.00 元
打击盗版举报电话：010-59787491　E-mail：WQ @ pmph.com
质量问题联系电话：010-59787234　E-mail：zhiliang @ pmph.com

编者名单（以姓氏笔画为序）

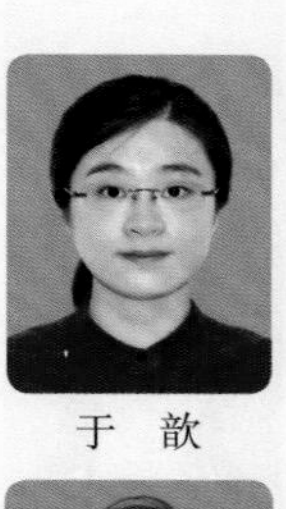

于　歆

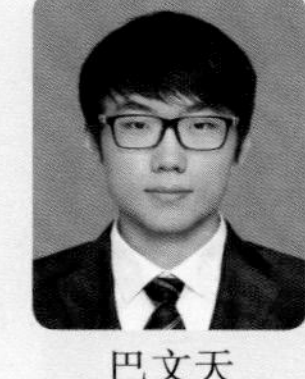

巴文天

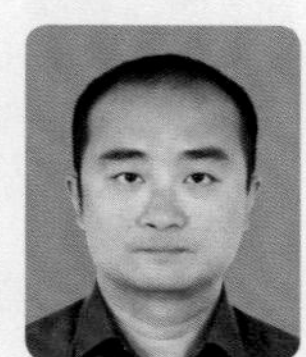

孔旭东

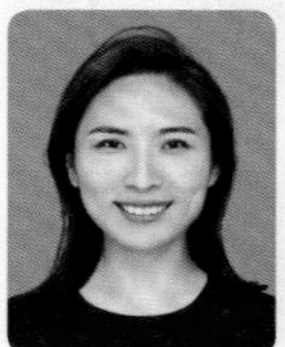

田　野

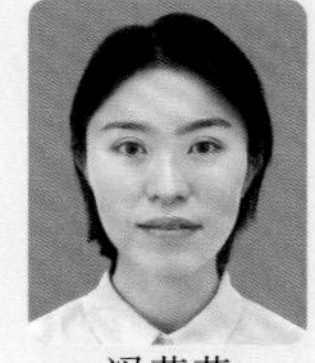

冯莹莹

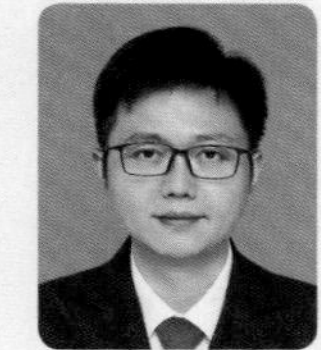

李　敏

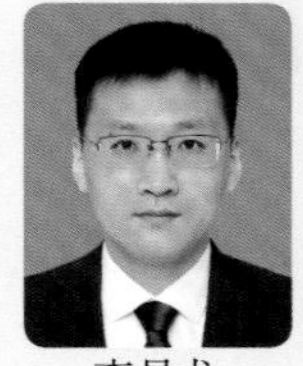

李昌龙

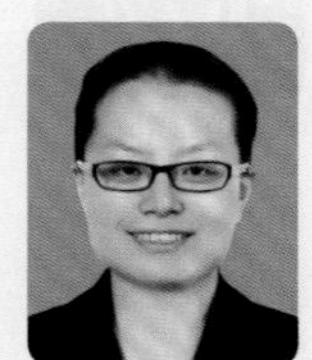

陈　玥

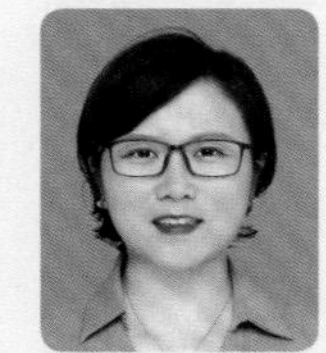

吴小静

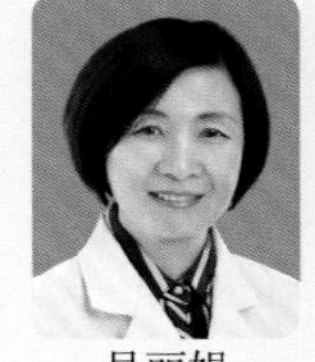

吴丽娟

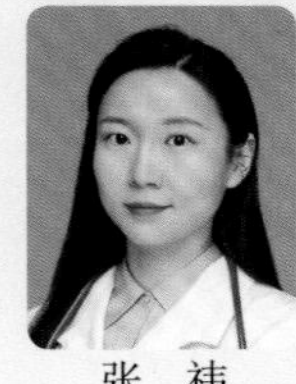

张　祎

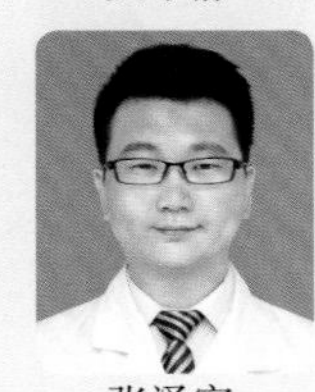

张泽宇

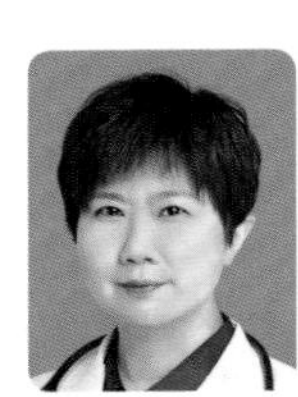
易　丽

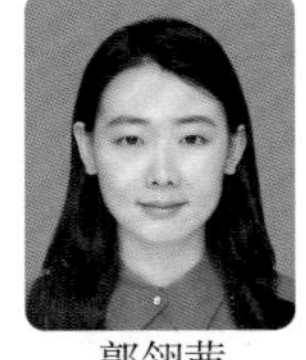
郭翎茜

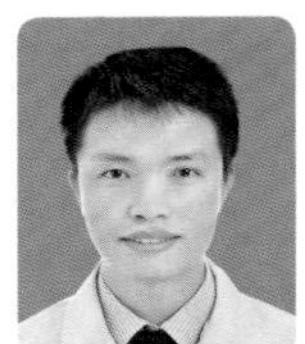
夏金根

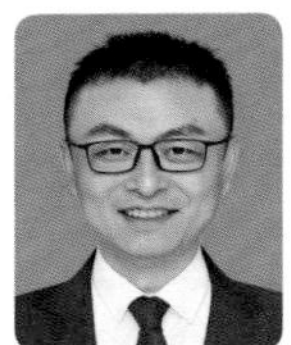
顾思超

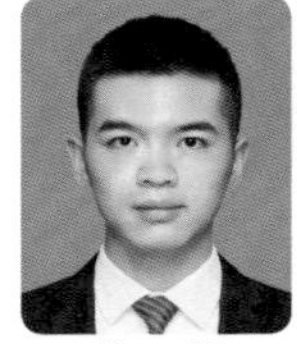
陶　程

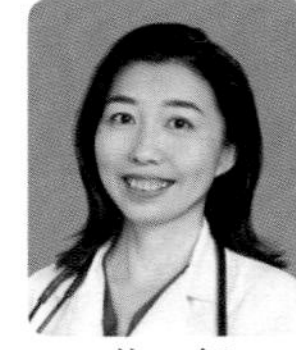
黄　絮

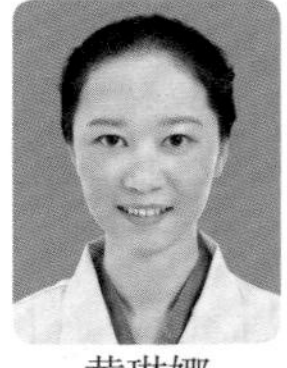
黄琳娜

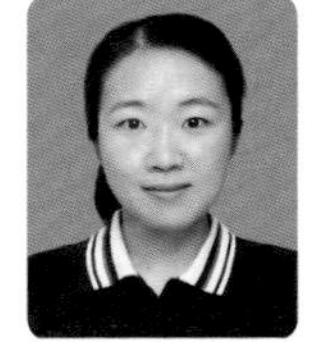
崔晓阳

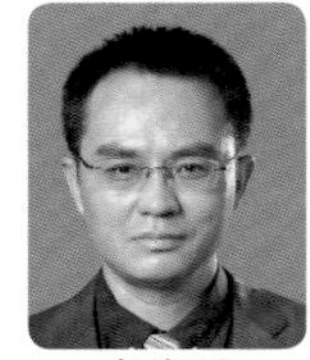
詹庆元

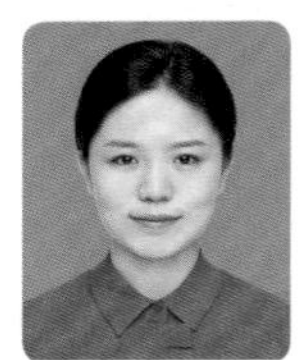
蔡　莹

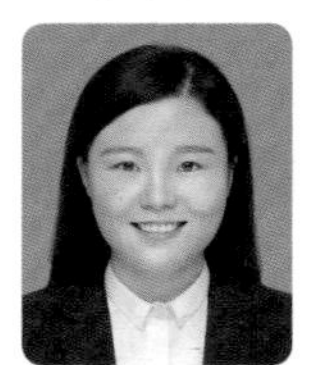
翟天姝

主编简介

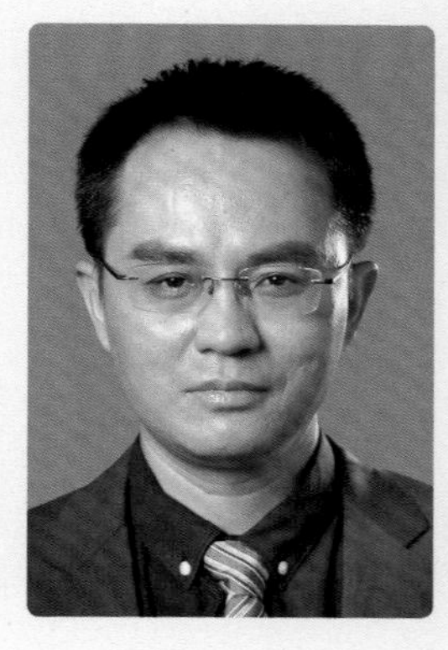

詹庆元

中日友好医院呼吸与危重症医学科四部、五部主任

中国医师协会内科医师分会副会长

中国医师协会呼吸医师分会危重症医学工作委员会主任委员

中国医师协会重症医学医师分会常委

教育部人才项目特聘教授

国家百千万人才工程有突出贡献中青年专家

全国杰出专业技术人才

前 言

ICU是集中收治危重症患者的医疗场所，集中了大量的危重症患者、先进的监护和治疗设备，以及大量的医护及辅助人员。如何实现患者管理的规范化与流程化，是ICU管理者始终要面临的一个重要问题。对于一名刚刚进入ICU的低年资轮转住院医师，或对进入一个工作环境、理念、习惯均与其之前的ICU差别很大的进修医师而言，如何按照所在ICU的基本工作程序和临床思路尽快进入临床工作状态，并对常用的监测技术与生命支持手段有一个全面、快速的掌握，是这些医师必须面对的现实问题。

基于这样的考虑，2013年，我从北京朝阳医院调至中日友好医院后即开始组织科室人员编写“ICU医生工作手册”（以下简称“工作手册”），并借助当时刚刚兴起的新媒体平台向全国同行发布，2015年更新后继续发布。

近年来，危重症医学进展很快。而中日友好医院内科重症监护病房（medical intensive care unit，MICU）经过近几年的努力，学科内涵丰富了很多，无创呼吸支持、体外膜肺氧合（ECMO）、肺移植围术期的管理、各种方式的床旁肺活检、床旁超声等，都已常规开展。在教学方面，每年除承担大量住院医师规范化培训与专科医师规范化培训工作及研究生教学外，还接收超百名进修医师、40~50 名呼吸治疗师、80~100 名护士，以及大量的短期参访人员。2019 年，基于广大同行及我们实际工作对工作手册的大量需求，同时也是为了打击对工作手册不同形式的侵权，拟正式出版。由于新冠肺炎疫情的原因，使本手册延至 2021 年方能完稿。

工作手册在一般性介绍中日友好医院 MICU 日常工作程序、医嘱、病历系统、常用药物及危重症患者评价的基础之上，重点对两方面内容进行了撰写。一方面（第 5 章）是有关呼吸危重症的原发病诊治，涉及 22 种常见危重症 / 病的诊治，这一部分重点强调了诊治的思路和流程，配有大量的图表。这些思路与流程有的有文献可查，相当的部分是基于中日友好医院 MICU 实际的临床实践。另一方面（第 6 章）重点关注了 MICU 特色的监测技术与支持技术，尤其是呼吸支持技术，强调了操作的实用性，同样也配了不少图表。对于大家比较关心的 ECMO，由于内容较多，能开展该项技术的单位相对较少，我们有专门的 ECMO 工作手册待出版。第 7 章是医院感染防控。个人以为，医院感染防控应该是目前国内 ICU 工作的重中之重，尤其是现在各种耐碳青霉烯（CR）菌在各 ICU“泛滥成灾”，医院感染防控直接决定了患者的预后。医院感染防控是管理，也是技术，更是一种文化。我与我的团队十分重视医院感染防控，也做了一些工作，但还远未达到同行们要求的水平，故未进行相关“copy”，这个安排也符合我们这部工作手册的编写原则及我们的工作与学习习惯：讲你所做，做你所讲。希望再版时有所突破。

工作手册成稿之际，首先要感谢我所在的团队。工作手册是团队长期合作的结晶：为了本手册的撰写，他们需要长期在床边踏踏实实地工作，需要结合自己的研究和临床体会及大量的文献，才能对本书进行精心的编写，每一位成员都付出了大量的心血。特别感谢黄絮大夫在工作手册撰写中认真、不厌其烦地组织、编排、设计与多次校对，甚至动员自己的家人参与其中。感谢夏金根呼吸治疗师与其呼吸治疗团队，成员不多，却承担了远超实际应该承担的工作量，相关的呼吸治疗内容，一如他本人及其团队一样智慧与踏实、接地气。最后，要感谢我的恩师王辰院士，他一直密切关注着危重症医学的学科发展，一如既往推动着我们团队的进步与成长。工作手册的撰写思路与内容，无一不体现了他对我的学术思想及学科建设观念的终身影响。是你们的支持与鼓励，助我走过了 2020 这不寻常的一年。

由于专业水平有限，工作手册定有很多错误、遗漏之处，盼请各位同行批评指正。

詹庆元

2021 年 8 月 14 日于北京

目 录

第1章 工作程序

1 进入ICU时的注意事项

1. 为保持ICU清洁，预防院内感染，进入监护室前须在更衣室穿上统一拖鞋及刷手服，不建议穿白大衣进入病区。

2. 进入病房应戴口罩，口罩应每日更换（若为持续佩戴，应每4小时更换1次）。每检查一个患者前、后均应手卫生、更换隔离衣（当无床旁隔离衣时，需注意避免刷手服触碰床单元），以避免院内感染。

3. 进行床旁超声、心电图等操作时，操作结束注意机器面板及相关部件（探头和电极）的消毒，尤其是接触患者及床单元的部分，以避免院内感染。

4. 对于需要隔离的患者，在保证诊疗工作的前提下，尽量减少进入隔离房间的人数，并根据防护级别配备合适的个人防护装备。

5. 应使用各病床独立配备的听诊器，听诊器垂直悬挂，不得使用自己或其他床单元的听诊器。

6. 为避免手机辐射干扰医疗仪器的正常工作，请勿于病区内接打手机。

7. 注意保持医生办公室和休息室的整洁。在ICU轮转或进修的人员，可与护士长联系，领取衣柜钥匙。休息室内物品摆放整齐，鞋子请放在衣柜内；离开ICU时应及时清理自己的物品，并归还衣柜钥匙。

2 检查患者的注意事项

检查患者前请穿好ICU专用鞋，戴帽子、口罩，穿隔离衣，洗手/手消毒。注意保护患者隐私，检查完毕再次手消毒，按照顺序脱隔离衣、摘帽子、洗手/手消毒。

3 人员编制及组织管理

1. ICU日常工作由主诊医师、PCCM专培医师担任的住院总医师以及住院医师/进修医师共同负责。

2. 主诊医师主要职责

(1)全面负责所在医疗组的医疗工作，每日查房，每个周末需有半天时间来院查房，每周一、周四由主任医师/副主任医师查房。

(2)负责教学工作，尤其要对PCCM专培医师展开针对性的管理工作，放手其工作，并加强对专培医师的培训。

(3)完成住院医师规范培训和进修医师教学工作任务。

(4)负责该医疗小组的科研工作，积极开展科研课题的选项、立项研究工作。

(5)根据科室确定的临床亚专业主攻方向，负责新技术项目的开展和运用。

3. 住院总医师　专培医师在院总上岗前，需接受2个月的岗前培训，完成规定理论课学习并考核之后方可上院总。ICU共设2

名住院总医师，隔日值24小时班，主要职责如下：

(1)负责全院会诊。

(2)上午参与所在组的主诊医师查房。

(3)下午带领住院医师/进修医师完成临床操作。

(4)每天16：00白班与夜班交接班，之后带领夜班住院医师/进修医师查房。

4. 住院医师/进修医师　在主诊医师及住院总医师指导下负责具体患者的日常诊疗工作。

5. 值班　设置白班组及夜班组，具体工作时间及职责如下：

(1)白班：负责工作日8：00~17：00管理患者，16：00交班。11：30~13：00设置连班4人，按值班表顺序。其余医生除中午1.5小时(11：30~13：00)外必须按时到岗上班。

1)负责本人主管患者病情变化的观察及处理。

2)收治新患者。

3)参加查房，认真记录上级医师查房意见。

4)在上级医师监督指导下开立医嘱并确认医嘱执行到位。

5)书写病程记录，病情变化随时通知上级医师并记录。

6)与夜班医生详细交班，并在白班查房时与夜班医生配合汇报病情。

(2)夜班：每班4人，设置夜班组长1人，患者管理分配及收治新患者顺序均由组长决定。负责工作日16：00到次日晨交接班和周末节假日24小时班。

1)参加白夜班交接，查看患者。

2)书写病程记录，病情变化随时记录。

3)熟悉患者病情变化，次日查房时汇报新收患者病情。

(蔡　莹)

4 接收及转出患者的程序

（一）ICU 患者收治标准

1. 急性、可逆、危及生命的器官功能不全，经过 ICU 的严密监护和加强治疗短期内可能得到康复者。

2. 存在各种高危因素，具有潜在生命危险，经过 ICU 严密的监护和随时有效的治疗可能减少死亡风险者。

3. 慢性器官功能不全急性加重且危及生命，经过 ICU 的严密监护和治疗可能恢复到原来状态者。

4. 慢性消耗性疾病的终末状态、不可逆疾病和不能从 ICU 的监护治疗中获益者，一般不属于 ICU 的收治范围。

（二）新收患者程序

1. 分工协作，同时进行如下工作：

（1）一线医师与住院总医师、呼吸治疗师、主管护士共同床旁查看患者，连接心电血压氧饱和度监测，根据情况选择呼吸、循环支持技术，确保生命体征平稳。

（2）与转出科室医师交接，完成询问病史、查体、审阅影像及化验资料、做心电图（必查）等。

（3）在上级医师指导下开立医嘱，新入患者务必有一份入 ICU 的动脉血气分析，根据具体情况开立急查化验（如血常规 +CRP+PCT、肝功 I+ 白蛋白 + 肾功 + 心肌酶、凝血六项、心梗四项、血培养、指尖血糖等）、床旁胸部 X 线片（必查）、次日化验及检查；医嘱开立后即时告知主管护士并督促执行。

2. 了解病情后，向患者家属交代病情，签署入院告知书、病危/病重通知书、各项知情同意书（后附知情同意书清单）、自费协议书等；如果患者具有民事行为能力，需签署委托书，由被委托人签署“病危病重通知”及各种知情同意书（表 1-1）；如果患者不具有民事行为能力，由其直系亲属代签，并需注明与患者关系。注意以上签名均为电子签名。

表 1-1 MICU 知情同意书清单

必签项目（因 ICU 患者病情变化快，建议入 ICU 时谈话，明确病情需要时是否同意）	入住呼吸重症监护病房知情同意书 RICU 患者使用一次性物品知情同意书 经鼻置胃管术知情同意书 经尿道导尿术知情同意书 无创呼吸机机械通气知情同意书 气管插管和机械通气知情同意书 支气管镜检查知情同意书 输血血液制品治疗知情同意书 中心静脉穿刺置管和血流动力学监测知情同意书 经外周置入的中心静脉导管（PICC）术知情同意书 外出检查知情同意书
按需签署	Swan-Ganz 导管知情同意书 经皮气管切开知情同意书 血液净化知情同意书 体外膜氧合（ECMO）知情同意书 胸腔穿刺/腹腔穿刺/骨髓穿刺/腰椎穿刺知情同意书 胃镜/肠镜检查/治疗知情同意书 主管医师认为需要签署的其他知情同意书

3. 患者住 ICU 满 24 小时后，在重症监护系统填写 APACHE Ⅱ、SOFA 评分。

4. 完成病历书写(一定在电子病历系统中提交！后附病历书写时限要求)(表 1-2)。

表 1-2 病历书写完成时限

完成时限	项目
8 小时内完成	首次病程记录(新入院患者)或 转入记录(转科患者)
24 小时内完成	入院记录(仅新入院患者) 住院总医师查房记录 主治医师查房记录
48 小时内完成	副主任医师或主任医师查房记录

(三) ICU 患者转出标准

1. 原发病得到控制,脱离有创机械通气及血管活性药物(或使用小剂量血管活性药物),生命体征平稳,呼吸循环状况恢复至正常水平或此次发病前水平,不需要加强监护者。

2. 家属放弃治疗或自动出院者。

(四) 转出患者程序

1. 上级医师查房指示患者可转普通病房后,有首诊科室的患者由住院总医师联系首诊科室,无首诊科室者由上级医师查房决定转入科室并联系确认转科时间。

2. 确定转入科室及转科时间后,第一时间与患者家属联系,与家属谈转普通病房事宜,包括目前病情、转出相关情况等。

3. 通知主管护士、主班护士拟转科事宜。

4. 整理病历资料,完成以下项目：

(1) 入院记录在离开 MICU 前需要家属电子签名确认。

(2)按照主班护士规定的时间开立转科医嘱。

(3)转科知情同意书。

(4)转出记录。

(5)仔细清点和整理病历资料,所有文书均有上级医师签字,知情同意书有授权家属签字。

(6)清点核对血气分析、有创操作(气管镜、中心静脉置管、ECMO 等)和输血的时间、种类、数量,确保医嘱、病程记录、操作记录一致性。

(7)再次确认自费药物家属已签字且医保属性选择正确,请上级医师查账。

(8)当班医生须随同患者及家属前往目标病房,并与病房主管医生当面交接。

(9)患者自带的病历资料及影像资料交还患者或直系亲属。

(五)出院患者程序(表 1-3)

表 1-3 出院患者处理程序

出院前	• 作出出院决定后,第一时间通知主班、药班及记账班护士 • 取消全部未完成的会诊申请 • 核对全部辅助检查:未做的取消,已做而未计费的通知相关科室计费 • 清点核对血气分析、有创操作(气管镜、中心静脉置管、ECMO 等)的时间、数量,确保医嘱、病程记录、操作记录的一致性 • 完成出院诊断证明书一式三份并有上级医师签字盖章 • 确保入院记录、全部病程记录、会诊记录均有上级医师签字 • 确保入院记录在离开 MICU 前经授权家属电子签名确认 • 确保所有知情同意书均有患者或授权亲属签字 • 确认患者费用 • 确保所有医嘱的医保属性正确(尤需注意自费药物),有误者应在结账之前更正

续表

出院时	病情好转出院	放弃治疗出院
	• 与家属落实具体离院时间及离院方式 • 向患者及家属交代出院后的注意事项及随访相关事宜 • 签署出院患者告知书 • 确认住院费用后，将已签字盖章的诊断证明书（一式三份）两份交给家属，另一份病历留存 • 患者自带的病历资料及影像资料交还患者或直系亲属	• 签署放弃医学治疗告知书及出院患者告知书 • 家属联系救护车，要求救护车上具备呼吸机、输液装置及抢救药品 • 根据路途远近为患者准备适当数量的液体、升压药及镇静药 • 救护车到位后要求急救人员携带转运车及简易呼吸器上4楼MICU病房 • 向急救人员简要交代病情及注意事项 • 确认住院费用后，将已签字盖章的诊断证明书（一式三份）两份交给家属，另一份病历留存 • 患者自带的病历资料及影像资料交还患者或直系亲属
出院后	整理病历并在1个工作日内送交病案室（遇周末或节假日顺延），送交前确保如下事项： • 首页填写完整并签字，所有诊断均经过主治医师审核，所有手术/操作录入首页背面，有院感者通过首页上报 • 入院记录、病程记录、转入转出记录、出院记录均有主治医师签字，副主任医师及主任医师查房记录有本人签字（笔者医院电子签名可替代本人签字，笔者医院已改为电子病历，无须打印，确保电子病历内容真实可靠） • 全部知情同意书均有患者或授权亲属签字，均有主治医师签字 • 病历中各项目排列顺序参见工作手册相关章节	

（六）死亡患者处理程序（表 1-4）

表 1-4 死亡患者处理程序

死亡前	• 明确是否进行积极抢救，放弃者须签署放弃医学治疗告知书
死亡时	• 行床旁心电图，明确死亡时间；医嘱、抢救记录、护理记录、诊断证明、死亡证明均以此时间为准 • 补录抢救及死亡医嘱，要求各种药物和治疗的时间与实际时间一致 • 与患者家属签尸体解剖告知书，家属同意或不同意均需签字 • 协助主管护士完成尸体处理，通知太平间 • 无论是否抢救，均要书写抢救记录，并于死亡后 6 小时内完成并提交 • 死亡 24 小时内完成并提交死亡记录 • 尽快完成出院诊断证明书，上级医师签字盖章 • 与家属约时间，让家属带患者的身份证和户口本到病房，填写死亡证明（三联单），不得漏项错项，签字并盖章 • 确认患者费用后，方可将诊断证明（一式三份，两份交给家属，另一份病历留存）、死亡证明给家属到住院处盖章 • 将患者自带的病历资料及影像资料交还直系亲属
死亡后	• 整理病历并在 1 周内送交病案室，送交前确保如下事项： √ 直线心电图时间、抢救记录 / 死亡记录 / 死亡讨论 / 尸体解剖告知书 / 诊断证明书 / 死亡证明 / 特护记录 / 护理抢救记录 / 体温单的死亡时间、死亡医嘱的补录时间和首页的出院时间一致 √ 一般患者死亡 1 周内，意外死亡或有纠纷及纠纷倾向者 24 小时内完成死亡讨论书写并提交 √ 死亡记录有主治医师签字，死亡讨论有记录者及主任签字 √ 首页填写完整并签字，所有诊断均经过主治医师审核，有院感者通过首页上报 • 其余要求参照出院患者处理程序

（张泽宇）

5 上级医师查房及交接班的程序

（一）上级医师查房

1. MICU实行主诊医师（attending）负责制，采用两级查房制度，一级为PCCM专培医师（fellow），是ICU二线；二级为attending，全面负责所在医疗组的医疗与教学工作，尤其要对fellow展开针对性的管理工作，作为监察者放手其工作，并作为指导者加强对fellow的培训。

2. 每日8:00早交班后，在fellow及attending轮流带领下进行晨查房。首先进行床旁查房，之后回到医生办公室结合特护单、影像资料、化验检查对患者目前病情及诊疗计划作出分析。

3. 主管医师在晨查房前应整理好患者病历资料（包括影像资料等），夜班新入患者由夜班主管医师进行首次病例汇报。

4. 为避免交叉感染，只允许交接班大夫及上级医师床旁查房，其他人员请离床单元2米以上等候。强调严格执行手卫生。

5. 查房时向上级医师汇报前一日患者病情，按系统汇报病情变化，每一系统按症状、体征、实验室检查、目前主要治疗及治疗反应等进行汇报，汇报医师应提出下一步诊疗建议。若为新收入患者，则需要汇报病历。

6. Fellow查房侧重于归纳患者病例特点、原发病的诊断及鉴别诊断、初步诊疗计划制订；attending查房侧重于少见病、疑难病的鉴别，ICU专科知识技能的强化、对初步诊疗计划的查漏补缺以及经验性治疗效果不佳时后续诊疗策略的讨论；主任医师查房主要针对诊断治疗较为疑难的病例，并对有潜在纠纷病例进行指导。

7. 主管医师应于当天完成查房记录，白天对所有新开具的医嘱进行追踪，落实到位。原则上请其他科会诊应督促会诊医师当天完成会诊并执行会诊意见。

（二）交接班程序

1. 早交班　主管医师应在不晚于7:30来到病房，更换刷手服、执行手卫生后床旁查看患者，与夜班一线医师做好床旁交接班。夜班一线于8:00之前完成交班记录，请夜班二线（fellow）确认。8:00早交班，二线医师简要汇报夜班新收患者及病情变化患者的情况。

2. 晚交班　16:00床旁交接班，各主管医师向夜班一、二线医师逐一交代所有患者情况，详细介绍患者目前诊断、当前病情的主要特点、仪器监测情况、出入量、主要治疗、上级医师查房意见、夜班关注要点等。接班医生除复习患者病历、护理记录单、影像学资料外，还须对患者进行仔细的问诊和体格检查，特别注意接班后仔细检查核对医嘱，必要时进行增减修改。

（张泽宇）

6　抢救的注意事项

1. 患者需要行气管插管时应及时与麻醉科联系，插管全程必须有二线在场。

2. 针对具体情况的抢救措施参见工作手册第六章。

3. 抢救结束后6小时以内补记抢救记录并提交，抢救记录需说明病情、抢救的主要经过和措施，抢救的结果、主要参与人员及其职称、家属的意愿（含尸检）等，其中叙述抢救过程时，需要精确到分钟。

4. 及时补录抢救医嘱，注意时间与实际使用时间一致。

5. 及时与家属沟通、交代病情，完成各种签字；保持现场庄严肃穆，严禁嬉笑打闹或谈论与抢救无关的话题。

（张泽宇）

7 其他注意事项

1. ICU 病房采取封闭式管理，每日 15∶30~16∶00 为探视时间，家属须穿对应床号的探视服进入病房，每次限进入一名家属，不得进入其他患者房间和治疗室，探视之外的时间应在等候区等候。

2. 患者的临床标本极其珍贵，请务必妥善处理。ICU 病房护士站前设立标本存放处，对需要临时冷藏、冷冻的标本设立专用冰箱，请放置标本时做好标注（科室、床号、姓名、标本来源等），与检验申请单一同放置。及时通知外勤送检标本并确认。标本由外勤专人送出病房，置于专门的容器内运输。

3. 注意节约各种医疗用品，避免浪费，不可将医疗用纸作它用。

4. 勿用病房工作电话接打私人电话。

5. 当班医生准时到岗，严禁脱岗、漏班，值班时不允许离岗。

6. 配合护士进行各种治疗及护理工作。

7. 严格区分医用垃圾和生活垃圾。医用垃圾（包括废弃的治疗用品、口罩、帽子、手套、鞋套等）置入黄色垃圾袋，生活垃圾置入黑色垃圾袋,用后将盖子盖好。

8. 休息室空间有限,注意及时清理。每日晨交班前将夜班用过的被单、被套收拾整齐。

(张泽宇)

第2章　医嘱、检查和病历系统

1　与医嘱有关的注意事项

1. 原则上 ICU 所有临床诊治过程均应在医嘱系统中体现，包括用药的开立 / 停止时间、检验、检查、输血、会诊、抢救等，并包括无法临床收费的描述医嘱、嘱托医嘱(自备药等)。

2. 开立医嘱时，应尽量使用组套医嘱开立，同时注意开立频次，例如：重症监护按小时开立：24 小时。

3. 为避免重复开立医嘱，停止医嘱时原则上应按组套停止，再根据实际情况按组套开立。

4. 根据患者管路置入的情况，及时修正医嘱，例如：胃管置入或拔除、尿管置入或拔除等。

5. 所有长期医嘱的调整均应得到上级医师的同意或指示，调整后均应详细审核，并交予主班护士执行，临时医嘱交给床旁责任护士，并告知。

6. 除抢救外，床旁护士不接收口头医嘱。抢救结束，均需及时补录至医嘱系统内，补录时间应与抢救记录一致。

7. 患者相关管路医嘱与其实际情况相一致，包括胃管、尿管、CVC、PICC、ECMO等；患者给氧方式医嘱与其实际情况相一致（包括气管插管、气切、无创、高流量等），变更时及时开立与停止医嘱。

8. 支气管镜注意事项　患者支气管镜按实际情况开立，做了什么就开什么，没做不开医嘱；不提前开立医嘱。

9. 药品注意事项

(1) 原则上不得使用外院药品、自购药品（包含中药、中成药），若家属执意使用上述药品，应告知上级医师，并签署"患者外购药品知情同意书"。

(2) 本医院急诊带药可继续使用，医嘱类型开立为：嘱托医嘱。

(3) 所有西药口服药，本医院药房均可按次发放，但无法退药，贵重口服药（如伏立康唑）更改计量时，为避免患者损失，可与药班护士协商最佳的改药时间。

(4) 药品剂量单位目前尚不统一，包含mg、片、ml、μg、g等多种形式、开立时注意具体规格参数。

(5) 北京市基本医疗保险患者，应注意各类药品适应证，若为超出适应证用药，请务必将医保内用药选项去除，同时与家属签署自费药品知情同意书。

(6) 输血医嘱：包括开立输血申请单、取血单及输血相关用药，输血前应与输血科联系。

(7) 对于常规用药，均应选择静配中心配制；对需严格限制出入量患者，保证用药安全的前提下可使用50ml溶液进行配制。16:00以后及夜间开立的静配长期医嘱无法执行（静配中心夜间不配药），需要根据夜间给药频次开立临时医嘱，并与床旁护士协商。

(8)笔者科室常规用药时间为:q.d. 8 时、q12h. 9-21、q8h. 9-17-1、q.n. 20、q6h. 9-15-21-3 时,如需特殊用药时间,请选择其他时间或备注。以 q12h. 9-21 为例,若选择此频次用药,目前开立医嘱时间为 8∶00,默认全天给药 2 次;若开立医嘱时间为 10∶00,默认全天给药 1 次,如需给药 2 次,则应开立一次临时给药医嘱。

(9)雾化药物给药频次为 q8h. 或 t.i.d. 3,不执行 t.i.d. 给药。使用呼吸机患者开立呼吸机管道雾化吸入,不使用呼吸机患者开立氧气雾化吸入,频次与药物频次相一致。

(10)部分药品(如:胰岛素、中成药、乳果糖、枸橼酸钾等)无法按次取药,可临时医嘱按整包装开立取药医嘱,长期医嘱开立嘱托长嘱。

(11)有肠外营养的患者,开立全胃肠外静脉/深静脉营养灌注。

(12)有白蛋白、免疫球蛋白时需开立同等频次的盐水/糖水冲管。

(13)患者口服药给药方式与患者实际状态相一致(口服或鼻饲),且同一患者给药方式保持一致。

10. 患者出院转科流程　患者决定出院/转科后告知主班、记账班护士及责任护士→确认转科/出院具体时间→停长期医嘱—数血气、支气管镜、凝血功能和血小板功能动态监测个数并与记账班核对→找记账班补录医嘱→主诊医生医保核账→记账班登记出院及转科。如有未做的检查和化验应取消,有会诊未完成的需处理(包括本科申请的和他科申请的)。

2 检查的注意事项

1. 所有检查单均需打印，并签字盖章。原则上ICU患者胸部X线片、腹平片、超声等检查均开立为床旁检查项目，检查单交予主班护士，由外勤统一预约时间。如需明确知道结果，请在检查时床旁辅助，并提出临床需求。

2. 需外出检查的项目，如CT、MRI、超声介入治疗等，开具检查单后，由主管医师联系目标科室，确定检查时间，对于紧急检查项目（如评估有无脑出血等）应立即启动检查流程；对于可等待项目，建议每日11：00~12：00、16：00~17：00，以减少候诊时间。

3. 外出检查时应携带必要药品、呼吸支持设备、转运箱等，并提前告知家属，签署《外出检查知情同意书》。

4. 转运前应评估转运风险，如：转运呼吸机情况下生命体征是否平稳，搬动患者是否造成血流动力学异常等。转运途中若出现生命体征不平稳，应结束检查，返回科室进一步处理。

3 检验的注意事项

1. 常规化验，无须打印检验申请单；对于所有保存医嘱时弹出的打印申请，均应打印，并交予主班护士。

2. 血气分析、指尖血糖为本科自检项目，其中血气需要打印申请单。

3. 血药浓度检验应根据用药具体时间，标记抽血时间。

4. 各临床科室实验室（内分泌、血液科等）原则上午接收标本，如遇特殊情况，请联系实验室协商送检时间。

5. BALF 检查具有时效性，留取标本后应迅速分检，并通过外勤送至微生物室。若无法及时送检，应保存至 4℃冰箱中。

6. 所有外送检查项目，如 BALF NGS 检测、血基因检测或抗体检测，应提前联系外检公司，预约标本留取时间，并告知家属检验项目名称、意义、价格等信息，并请家属与公司人员直接对接，医护人员原则上不经手相关检测费用。

4 会诊的注意事项

1. 普通会诊时效　开立会诊后 48 小时，因 ICU 患者病情的特殊性，建议开立会诊后电话联系会诊医师。

2. 急会诊时效　开立会诊后 15 分钟，应立即电话联系会诊医师。

3. 全院多学科会诊　由上级医师确定参加会诊科室范围，并在会诊系统开立多学科会诊单，上级医师签字后交医务处，协调各科室参加会诊人员及时间。

5 病历书写的注意事项

1. 大病历书写时效为入院后 24 小时内，首次病程记录书写时效为 8 小时内，以提交病历时间为准（切勿以建立病历模板时间为准）。超过此时间范围，需下载《超时病历申请表》，科室负责人及医务处、病案室签字后，重新开放权限并书写。（所有患者外院检查资料应归还患者家属或放置于患者床旁柜里，出院时务必确认归还）

2. ICU患者入院后6小时内应包含上级医师首次查房记录，并针对患者病情做出分析，提供诊疗意见。

3. 入院后24小时内完成主治医师查房记录、48小时内完成副主任医师或主任医师查房记录。

4. 病危患者应每日书写病程记录，病重患者若无上级医师批准，也应每日书写病程记录。

5. 病程记录内容应包括：病情变化、生命体征情况、查体情况、出入量、血管活性药名称及剂量、呼吸支持情况、有意义的化验及检查结果、会诊情况等，压疮记录必须记录。对于上级医师提出的诊治内容，应详尽记录，对于可能出现的医疗风险应记录在病程中，对于家属的反馈意见应记录在病程中。

6. 危急值应当天单独记录一次病程，记录危急值内容，并记录处理意见。

7. 每次输血均应记录，对于连续输注的血制品，可合并使用一次输血记录，应按模板要求记录输血原因、血制品成分及数量、输血起止时间、有无输血不良反应（昏迷患者注意去除模板中头痛、恶心等主观症状）、输血护士姓名及职称。

8. ICU常规操作按照实际情况记录单独的病程，如：深静脉穿刺置管记录、床旁支气管镜检查、床旁纤支镜引导下气管切开、ECMO建立记录等。

9. 对于院内获得性感染应在发现并确诊后“24小时以内”上报，填报位置在嘉和病历系统患者选择界面→辅助功能→上报卡管理，按照内容逐项填写，对于抗生素使用时间及患者转归应在出院时完成。

10. 死亡记录必须在患者死亡24小时内完成并提交，若为夜间或节假日死亡，原则上由值班医师完成；死亡讨论必须在患者死亡7天内完成并提交，应有主任医师或副主任医师、主管医师、住院总医师及轮转、进修医师参加，护士长必须参加且应有发言记录。

11. 死亡证填写：HIS系统→医生站管理→居民死亡证明填报（新）住院→死亡证明打印（新），打印专用纸由主班护士保管，注意事项如下：①以户口簿为准，认真核实患者个人信息，交予患者家属前应逐项核对；②死亡原因应请示上级医师以明确，主要原因不得书写“呼吸衰竭、循环衰竭”等诊断，应书写主要疾病；③若死亡主因为“重症肺炎”，应追溯前因，无前因填写调查记录，家属签字确认；④地址应填写至门牌号；⑤离退休人员工作单位不能写无或其他；⑥民族应填写“汉族”，以此类推；⑦最高诊断依据不能选临床。

6 住院病历的排列顺序

1. 家属联系方式或授权委托书。
2. 输血治疗单。
3. 心电图。
4. 检查报告单 / 病理报告单。
5. 血气分析。

HIS系统（图2-1）及嘉和电子病历系统（图2-2）界面：

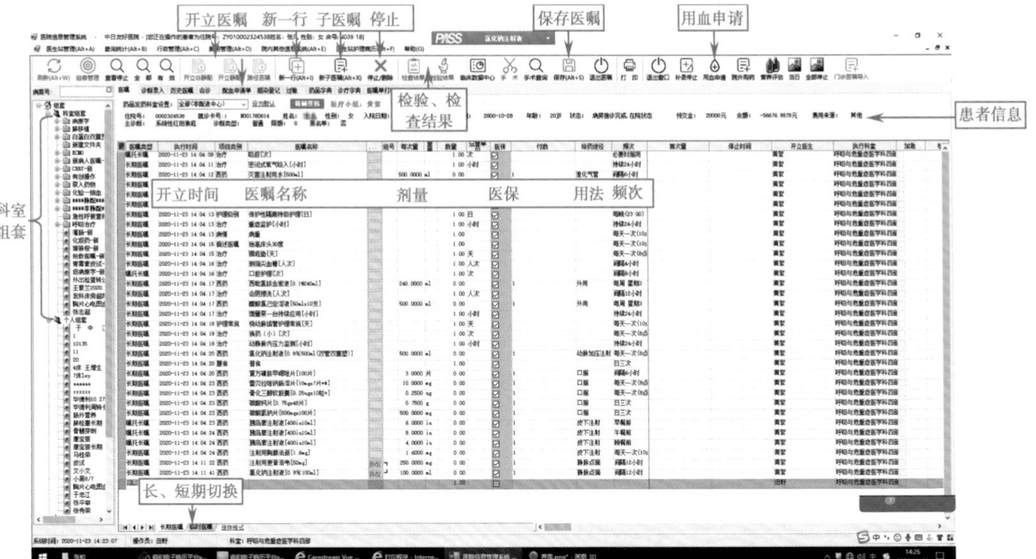
开立医嘱　新一行　子医嘱　停止
保存医嘱
用血申请
检验、检查结果
患者信息
科室组套
开立时间　医嘱名称　剂量　医保　用法　频次
长、短期切换

图 2-1　HIS 系统界面

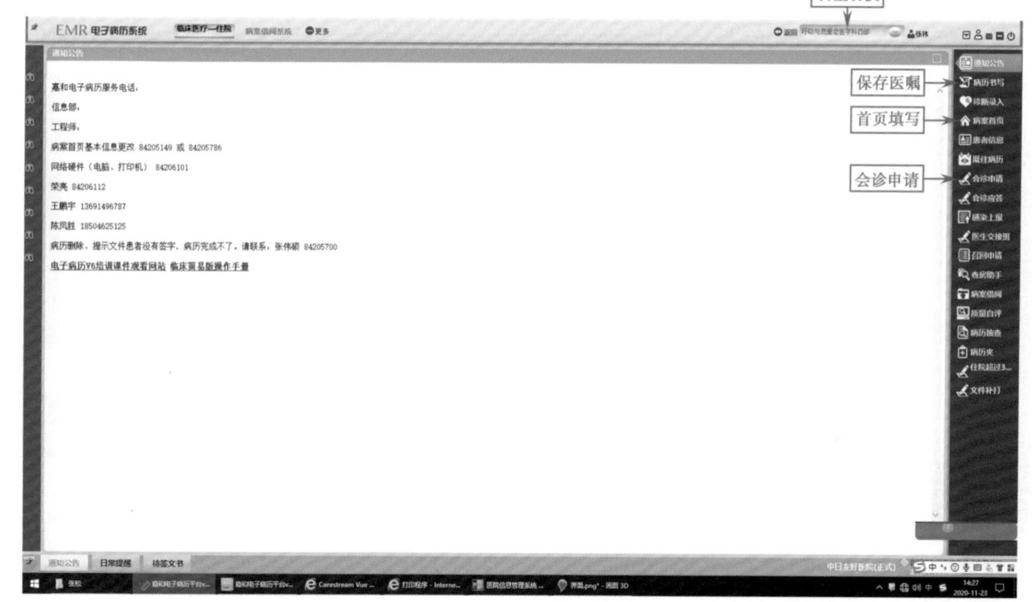
科室切换
EMR 电子病历系统
临床医疗—住院
病案借阅系统
更多
返回
通知公告
嘉和电子病历服务电话：
信息部：
工程师：
病案首页基本信息更改 84205149 或 84205786
网络硬件（电脑、打印机） 84206101
荣亮 84206112
王鹏宇 13691496787
陈凤胜 18504625125
病历删除、提示文件患者没有签字，病历完成不了，请联系：张伟硕 84205700
电子病历V6培训课件观看网站 临床简易版操作手册
保存医嘱
首页填写
会诊申请
病历书写
诊断录入
病案首页
患者信息
既往病历
会诊申请
会诊应答
感染上报
医生交接班
召回申请
查房助手
病案借阅
质量自评
病历抽查
病历夹
文件补打
通知公告
日常提醒
待签文书

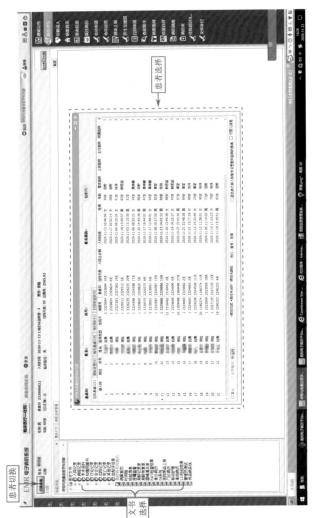

图 2-2 嘉和电子病历系统界面

（顾思超）

第 3 章　评分系统

1　预测评分系统

（一）急性生理和慢性健康评分Ⅱ（表 3-1）

由 12 项急性生理评分、慢性健康评分和年龄评分三部分组成，总分等于三部分之和，范围 0~71 分。根据急性生理和慢性健康评分Ⅱ（APACHE Ⅱ）评分可预测患者住院死亡概率。APACHEII 评分越高，病情越严重，预测住院死亡率越高。生理学指标多使用入 ICU 最初 24 小时内记录的最差值。

（二）序贯器官功能衰竭评分（表 3-2）

用于评估 6 个系统器官衰竭情况，评分可以在入 ICU 当天及之后每天进行，可预测患者入 ICU 的严重程度和死亡风险，评估患者对治疗的反应。

表 3-1　急性生理评分

生理变量	高于正常范围				正常值	低于正常范围			
	+4	+3	+2	+1	0	+1	+2	+3	+4
肛温 /℃	≥ 41	39~40.9		38.5~38.9	36~38.4	34~35.9	32~33.9	30~31.9	≤ 29.9
MAP/mmHg	≥ 180	130~159	110~129		70~109		50~69		≤ 39
心率	≥ 180	140~179	110~139		70~109		50~69	40~54	≤ 39
呼吸频率	≥ 50	35~49		25~34	12~24	10~11	6~9		< 5
氧合（二选一） $A\text{-}aDO_2$（$FiO_2 \geq 0.5$）	≥ 500	350~499	200~349		< 200				
氧合（二选一） PaO_2（$FiO_2<0.5$）					>70	61~70		55~60	< 54
pH	≥ 7.7	7.6~7.69		7.5~7.59	7.33~7.49		7.25~7.32	7.15~7.24	< 7.15
Na/（$mmol \cdot L^{-1}$）	≥ 180	160~179	155~159	150~154	130~149		120~129	111~119	< 110
K/（$mmol \cdot L^{-1}$）	≥ 7	6~6.9		5.5~5.9	3.5~5.4	3~3.4	2.5~2.9		< 2.5
Cr/（$mg \cdot L^{-1}$）*	≥ 3.5	2~3.4	1.5~1.9		0.6~1.4		< 0.6		
HCT/%	≥ 60		50~59.9	46~49.9	30~45.9		20~29.9		< 20
WBC/（$\times 10^9 \cdot L^{-1}$）	≥ 40		20~39.9	15~19.9	3~14.9		1~2.9		< 1
急性生理学评分（APS）= 上述 11 项指标评分之和 +（15-GCS）									

续表

生理变量	高于正常范围				正常值	低于正常范围			
	+4	+3	+2	+1	0	+1	+2	+3	+4
静脉血 HCO_3/($mmol\cdot L^{-1}$)[#]	≥ 52	41~51.9		32~40.9	22~31.9		18~21.9	15~17.9	<15
年龄评分	0	1	2	3	4	5	6		
年龄 / 岁	<44		45~54	55~64		65~74	>75		

[*] 急性肾衰时评分加倍；[#] 用于无血气结果时应用。

慢性健康评分：如果患者有严重的器官系统功能不全病史或免疫抑制，应如下评分：①非手术或急诊手术后患者—5分；②择期术后患者—2分。

定义：

器官功能不全和免疫功能抑制状态必须在此次入院前即有明显表现，并符合下列标准：

肝脏：活检证实肝硬化，明确的门脉高压，既往由门脉高压造成的上消化道出血；或既往发生过肝脏功能衰竭 / 肝性脑病 / 昏迷。

心血管系统：纽约心脏协会心功能Ⅳ级。

呼吸系统：慢性限制性、阻塞性或血管性疾病导致的严重活动受限，如不能上楼或从事家务劳动；或明确的慢性缺氧、高碳酸血症、继发性红细胞增多症、严重肺动脉高压（>40mmHg），或呼吸机依赖。

肾脏：接受长期透析治疗。

免疫功能抑制：患者接受的治疗能影响对感染的抵抗力，如免疫抑制治疗、化疗、放疗、长期或最近大剂量类固醇治疗，或患有足以影响对感染抵抗力的疾病，如白血病、淋巴瘤、艾滋病等。

表 3-2 序贯器官功能衰竭评分（sequential organ failure assessment，SOFA）评分系统

器官衰竭	变量	0分	1分	2分	3分	4分
呼吸系统	PaO_2/FiO_2/(mmHg)	>400	≤ 400	≤ 300	≤ 200 on MV	≤ 100 on MV
血液系统	血小板 / $(10^9 \cdot L^{-1})$	>150	≤ 150	≤ 100	≤ 50	≤ 20
肝脏	胆红素 / $(mg \cdot dl^{-1})$	<1.2	1.2~1.9	2.0~5.9	6.0~11.9	>12.0
	平均动脉压 /(mmHg)	≥ 70	<70			
心血管系统	多巴胺 / $(\mu g \cdot kg^{-1} \cdot min^{-1})$			≤ 5	>5	>15
	多巴酚丁胺 / $(\mu g \cdot kg^{-1} \cdot min^{-1})$			任何剂量		
	肾上腺素 / $(\mu g \cdot kg^{-1} \cdot min^{-1})$				≤ 0.1	>0.1
	去甲肾上腺素 / $(\mu g \cdot kg^{-1} \cdot min^{-1})$				≤ 0.1	>0.1
中枢神经系统	GCS	15	13~14	10~12	6~9	<6
肾脏	肌酐 / $(mg \cdot d^{-1})$	<1.2	1.2~1.9	2.0~3.4	3.5~4.9	≥ 5.0
	尿量 / $(ml \cdot d^{-1})$				<500	<200

2 特异性评分系统

(一)格拉斯哥昏迷评分

由睁眼反应、言语反应和运动反应三项评分组成,可用于意识状态改变患者的连续评估(表 3-3)。满分为 15 分,格拉斯哥昏迷评分(Glasgow coma score,GCS)评分越低,昏迷程度越重,致残率和死亡率越高。评分前需满足评分条件,三项分别记录如 E4V5M6(=GCS15)。一些临床因素可能影响评分结果。因眼睑水肿或面部骨折睁眼反应无法测,用 C 表示,如 ECV5M6;言语障碍用 D 表示,如 E4VDM6;因人工气道无法评测语言,用 T 表示,如 E4VTM6;无法评估言语及睁眼时,分值为 1,同时标上特殊说明。有时分值 1 可简略掉,如 GCS 5TC 意味着眼睛肿胀评分 1 分、气管插管评分 1 分,将这 2 分从总分中减掉,对应的就是运动评分即 3 分。评分前停用相关镇痛、镇静和肌松药物,以免影响评分结果。

表 3-3 格拉斯哥昏迷评分(GCS)

	睁眼反应(E)	语言反应(V)	肢体运动(M)
6			按指令完成动作
5		回答有条理	疼痛刺激能定位
4	自主睁眼	言语错乱	疼痛刺激能躲避
3	呼唤睁眼	只能说出单词 / 字	刺痛时肢体屈曲(去皮质)
2	疼痛刺激睁眼	只能发音	刺痛时肢体过伸(去脑强直)
1	对刺激无反应	不能发音	不能运动

（二）临床肺部感染评分

用于对疑似呼吸机相关肺炎（ventilator associated pneumonia，VAP）患者进行临床、影像和微生物标准等评估和分层，根据这些阳性结果帮助早期诊断 VAP，并有助于减少不必要的抗生素使用。总分为 12 分，CPIS 评分 >6 分提示存在 VAP，≤ 6 分可以考虑停止抗生素（表 3-4）。

表 3-4　临床肺部感染评分（clinical pulmonary infection score，CPIS）

项目	评分标准	分值
1. 体温 /（℃）	36.5~38.4	0
	38.5~38.9	1
	≥ 39.0 或≤ 36.0	2
2. 白细胞计数 /（$\times 10^9 \cdot L^{-1}$）	4.0~11.0	0
	< 4.0 或 >11.0	1
	< 4.0 或 >11.0 且杆状核≥ 0.5	2
3. 气道分泌物	< 14+	0
（每次吸痰量估计，记为 0~4+，全天吸痰估计值相加）	≥ 14+	1
	≥ 14+ 脓性分泌物	2
4. 氧合指数，PaO_2/FiO_2（mmHg）	> 240 或有 ARDS	0
	≤240 且无 ARDS	2
5. 胸部 X 线	无浸润影	0
	弥漫性（或斑片状）浸润	1
	局限性浸润	2

续表

项目	评分标准	分值
6. 气道吸取标本的半定量培养（根据菌落多少记为 0~3+）	培养致病菌≤ 1+ 或未生长	0
	培养致病菌 >1+	1
	培养致病菌 >1+ 且与革兰氏染色发现相同菌 >1+	2

（易 丽）

第 4 章　常用药物

1　常用泵入药物

ICU 常用泵入药物见表 4-1。

表 4-1　ICU 常用泵入药物

作用	药物通用名	配法	用量	注意事项
降压	盐酸乌拉地尔	NS 30ml+100mg 或 NS 10ml+200mg	5~12.5ml（10~25mg）静推，维持量 9mg/h，最大 0.4mg/min	低血压
	硝普钠	GS 50ml+50mg	0.6ml/h（10μg/min），渐增 3~15ml/h（50~250μg/min） 避光	低血压 氰化物中毒 低氧血症
	盐酸尼卡地平	20ml/20mg（原液）	初始剂量 4~7.5mg/h，最大剂量 15mg/h，维持量 1~3mg/h 避免光直射	心动过速 低血压 颅高压 颅内出血

续表

作用	药物通用名	配法	用量	注意事项
降压降心率	盐酸地尔硫䓬	NS 50ml+100mg(降压常用) NS 50ml+50mg(降心率常用)	以第一种配方为例 7.5~23ml/h［相当于50kg 5~15μg/(kg·min)］降压 3~15ml/h［1~5μg/(kg·min)］降心率、扩冠	降压和降心率剂量有重叠 低血压 心力衰竭 心动过缓
	艾司洛尔	2 000mg/20ml(原液)	0.5ml(1mg/kg)静推(高血压或心动过速),0.25ml(0.5mg/kg)静推(Af) 0.1~0.3mg/(kg·min)	低血压 心力衰竭 心动过缓 静脉炎 皮肤坏死
扩冠	硝酸甘油	NS 50ml+ 5/10mg	初始3ml/h(5μg/min),每3~5分钟增加3ml/h(5μg/min)	心动过缓 心动过速 低血压
	硝酸异山梨酯	50mg/50ml(原液)	1~5mg/h	心动过缓 心动过速 低血压
强心	米力农	50mg/50ml(原液)	25~75μg/kg静脉注射(5~10分钟)(50kg静脉注射1.25~5ml) 0.75~3ml/h(相当于50kg体重,0.25~1μg/(kg·min)<1.13mg/(kg·d)	低血压 心律失常 肝毒性
	左西孟旦	GS 40ml+25mg(10ml)	12~24μg/kg负荷剂量静注10min(50kg 1.2ml),而后以0.1μg/(kg·min)的速度滴注(50kg 0.6ml/h)	头痛 眩晕 心悸

续表

作用	药物通用名	配法	用量	注意事项
抗心律失常	胺碘酮	GS 44ml+300mg(6ml)	GS 10ml+150mg 静推10分钟，继之10ml/h(1mg/min)泵入，6小时后减量为5ml/h(0.5mg/min)	低血压 心律失常 静脉炎
升压/强心	多巴胺	体重×3用NS配成50ml，必须用于中心静脉	2~20ml/h［2~20μg/(kg·min)］ 2~5ml/h［2~5μg/(kg·min)］以强心为主 >5ml/h［>5μg/(kg·min)］以收缩血管，升压为主	心动过速 心律失常
	多巴酚丁胺	体重×3用NS配成50ml，必须用于中心静脉	2~20ml/h［50kg 2~20μg/(kg·min)］	心动过速 心律失常
	去甲肾上腺素	NS 36ml+8mg(4ml)(常用)或NS 32ml+16mg(8ml)，必须用于中心静脉	1ml/h［50kg 0.067μg/(kg·min)］，维持2~4μg/min，最大25μg/min	心率增快 皮肤坏死
	肾上腺素	NS 36ml+8mg(4ml)(常用)或NS 32ml+16mg(8ml)，必须用于中心静脉	1ml/h［50kg 0.067μg/(kg·min)］，维持2~4μg/min，最大25μg/min	心率增快 心律失常 皮肤坏死

续表

作用	药物通用名	配法	用量	注意事项
升压/强心	间羟胺	NS 40ml+100mg (1∶1)	6~12ml/h (0.1~0.4mg/min)	头痛、眩晕、震颤、恶心、呕吐 蓄积作用 快速耐受
	去氧肾上腺素	NS 18ml+20mg	2.5~7.5ml/h (0.04~0.06mg/min)	头晕，心悸，高血压 心绞痛，心肌梗死，心力衰竭，心搏骤停
	新活素	NS 50ml+0.5mg	负荷剂量：9ml(60kg，1.5~2μg/kg)，维持速率：2.5~4ml/h[0.007 5~0.01μg/(kg·min)]	低血压，且平均持续时间2.2h
利尿	呋塞米	NS 18ml/20mg (2ml)	1~4ml/h	低血压 低钾高钠 代谢性碱中毒
	托拉塞米	NS 18ml/20mg (2ml)	1~4ml/h	低血压 低钾高钠 代谢性碱中毒
镇静	马来酸咪达唑仑	NS 40ml+50mg (10ml)	2~3ml 静推，维持 0.01~0.3mg/(kg·h)	低血压 呼吸抑制 谵妄
	丙泊酚	50ml/500mg (原液)	3~4ml/h [0.3~0.4mg/(kg·h)]或者(1.5~15ml/h) 5~50μg/(kg·min)	低血压 呼吸抑制

续表

作用	药物通用名	配法	用量	注意事项
止痛	盐酸吗啡	NS 18ml+20mg	1~2ml/h	低血压 呼吸抑制 腹胀呕吐
	芬太尼	NS 48ml+0.1/0.2mg	1~10ml/h	低血压 呼吸抑制
	瑞芬太尼	NS 20ml+2mg	1~2ml/h（勿静推！）	
	右美托咪定	NS 44ml+600μg（6ml）	初始 1~5ml/h［60kg 0.2~1μg/（kg·h）］，不建议从小剂量开始	心动过缓 低血压
肌松	罗库溴铵	NS 50ml+ 50mg	充分镇静镇痛基础上使用！ 初始静脉推注 15~50ml（根据自主呼吸是否消失确定推注剂量），之后 10~40ml/h［约 0.004~0.016μg/（kg·min）］（也以自主呼吸是否消失为目标）	肝衰竭慎用！ 血压下降
	顺式阿曲库铵	NS 50ml+ 50mg	充分镇静镇痛基础上使用！ NS 5ml+10mg 静脉推注（根据自主呼吸是否消失确定推注剂量），之后 3~10ml/h［1~2mg/（kg·min）］（也以自主呼吸是否消失为目标）	过敏 心动过缓 低血压
平喘	多索茶碱	NS 48ml+0.3mg	2ml/h	心肌梗死 心动过速

续表

作用	药物通用名	配法	用量	注意事项
抑制胰酶分泌	生长抑素	NS 48ml+0.6mg/6mg	2ml/h	减少内脏血流
治疗尿崩咯血呕血	垂体后叶素	NS 24ml+30U (6ml)	静脉注射 5~10U，静脉泵入 0.1U/min 起始，维持量 0.1~0.4U/min	血压升高、心悸、胸闷、心绞痛、尿量减少、尿急、面色苍白、出汗、恶心、腹痛
抑酸	奥美拉唑	NS 24ml+40mg	4ml/h，建议每管输注时间 <6 小时	勿与氯吡格雷合用
降糖	胰岛素(RI)	NS 50ml+50U	根据血糖调节速度，详见营养支持治疗部分(第 6 章)	低血糖
抗凝	普通肝素	NS 50ml+1 万 U	10~15U/(kg·h)，根据目标 aPTT(通常为60~70s)调整具体用量	出血，HIT
	阿加曲班	NS 30ml+10mg (20ml)	1~2ml/h 起始 [0.05μg/(kg·h)]，目标 0.2~0.3μg/(kg·h)，用于肝素有禁忌或有 HIT 的患者	出血
	比伐卢定	静脉注射 0.75mg/kg	0.2mg/(kg·h)	出血

注：NS，0.9% 生理盐水；GS，5% 葡萄糖溶液；Af，心房纤颤；HIT 肝素诱导的血小板减少。以上泵入药物建议中心静脉泵入。

2 常用抗感染药物

重症感染是 ICU 内的常见疾病群，其特点为多重耐药菌更为常见，病情危重且进展迅速，死亡率高，因此及时有效的经验性抗感染药物是治疗重症感染的重要手段之一。应注意在经验性抗感染前留取相应的病原学标本，以明确病原学，为下一步针对性和降阶梯治疗作准备。

（一）常用抗阳性球菌药物（表 4-2）

ICU 内最常见的革兰氏阳性球菌是葡萄球菌，以耐甲氧西林金黄色葡萄球菌（MRSA）为主，其次是表皮葡萄球菌、尿肠球菌、粪肠球菌和溶血性链球菌，可引起 HAP/VAP、皮肤软组织感染、血流感染、尿路感染等。

肾功能不全的患者参考“肾功能受损的成人患者的抗感染药物剂量调整”部分。

若病原学结果提示为甲氧西林敏感的金黄色葡萄球菌（MSSA），则首选 β- 内酰胺类药物，如头孢唑林（2.0g q8h.）、萘夫西林 / 苯唑西林（2.0g q4h.）等。

（二）常用抗革兰氏阴性杆菌药物

ICU 内常见革兰氏阴性杆菌包括铜绿假单胞菌、鲍曼不动杆菌和肺炎克雷伯菌，其中耐碳青霉烯的革兰阴性菌比例显著高于普通病房。

1. 铜绿假单胞菌　HAP/VAP 患者铜绿假单胞菌感染多重耐药甚至全耐药风险较高，建议联合 2 种不同机制的抗菌药物（表 4-3）。

表 4-2　常用的治疗革兰氏阳性球菌（MRSA）的药物

名称	万古霉素	替考拉宁	利奈唑胺	达托霉素	替加环素
类型	糖肽类	糖肽类	噁唑烷酮类	环酯肽类	四环素类
用法用量	负荷剂量 20~25mg/kg 维持剂量 15~20mg/kg q.8h.-q12h. 一般不超过 2.5g/ 剂 根据 TDM 调整 每次静滴 60min 以上。青年，体重大、感染重的患者需要更大的剂量	• 0.4g q12h，3 剂后改为 0.4g q.d. • 深部感染 12mg/kg. q12h.，3~5 剂后改为 12mg/kg. q.d.	0.6 g q12h.	6mg/kg q.d. • 深部感染和肠球菌 6~10mg/kg q.d.	首剂 100mg，之后 50mg q12h. • HAP/VAP 可能需要更高剂量
药物特点	• 肾毒性，耳毒性，红人综合征 • 需要监测血药浓度	• 起效慢 • 需要监测血药浓度	• 组织（尤其是肺）血药浓度高于血液 • 需要监测血药浓度和血小板计数	• 用于血流感染 • 肺部感染无效 • 监测肌酶 • 可能干扰 INR 的检测	• 抗球菌效果较弱

2. 产超广谱 β- 内酰胺酶（ESBL）的肠杆菌　ESBL 可灭活不含酶抑制剂的青霉素类和头孢菌素类，主要由肺炎克雷伯菌和大肠埃希菌等肠杆菌产生。可选用碳青霉烯类，β- 内酰胺类 + 酶抑制剂的复合制剂（如哌拉西林 / 他唑巴坦、头孢哌酮 / 舒巴坦、头孢他啶 / 阿维巴坦等），喹诺酮类有时可作为联合用药的选择。

表 4-3 抗铜绿假单胞菌抗菌药物

类别	药物名称	用法用量	药物特点
β- 内酰胺类	头孢他啶	2.0g q8h.	抗铜绿假单胞菌作用较强
	头孢吡肟	2.0g q8h.	注意神经毒性
	哌拉西林他唑巴坦	4.5g q6h.	肾功能不全者需要调整剂量
	头孢哌酮钠舒巴坦钠(2∶1)	3.0g q8h.	老年及肾功能不全者注意监测凝血指标
	头孢他啶阿维巴坦	2.5g q8h. 滴注 2h	肾功能不全者需要调整剂量
喹诺酮类	环丙沙星	0.2~0.4g q8h.	18 岁以下禁用;Q-T 延长、中枢神经系统毒性
	左氧氟沙星	0.5~0.75g q.d.	
氨基糖苷类	阿米卡星	15mg/kg q.d.	监测肾功能并根据肾功能调整剂量 建议行 TDM
单环类	氨曲南	2.0g q8h.~q6h.	联合用药,适用于对其他 β- 内酰胺过敏患者
碳青霉烯类	亚胺培南	0.5g q6h.~1.0 q8h.	肾功能不全者需要调整剂量;监测血药浓度;亚胺培南注意神经系统毒性
	美罗培南	1.0~2.0g q8h.	
黏菌素类	多黏菌素 B	首剂 100 万 U,此后 50 万 U q12h.	不建议气道给药;监测肾功能
	注射用多黏菌素 E 甲磺酸钠	2.5~5mg/kg 分 2~4 次	每日最大不超过 5mg/kg;监测肾功能;根据肾功能调整剂量

3. 耐碳青霉烯肠杆菌(CRE) 临床中最常见的碳青霉烯酶包括 A 类 KPC 酶、B 类金属酶(MBL)和 D 类 OXA 型酶等。目前可用于 CRE 治疗的药物包括磷霉素(泌尿系感染)、替加环素、多黏菌素和头孢他啶阿维巴坦等。当发生重度 CRE 感染或是血流感染时,建议两种药物联用。头孢他啶阿维巴坦仅限于产 KPC 的 CRE,对金属酶无

效。部分 MIC ≤ 8mg/L 的 CRE 也可使用高剂量碳青霉烯类。

4. 鲍曼不动杆菌　鲍曼不动杆菌可通过多种机制产生耐药，目前国内 ICU 以泛耐药或全耐药为主。因此，经验性抗感染治疗应联合、大剂量应用。MDR 鲍曼不动杆菌经验性的治疗应该包括包含高剂量舒巴坦或碳青霉烯类药物的联合方案。目前临床中出现了较多对碳青霉烯耐药的 XDR 鲍曼不动杆菌，此种情况下，可选择包含多黏菌素或替加环素的联合方案。

（三）常用抗真菌药物（表 4-4）

ICU 内真菌感染包括：曲霉菌属、酵母菌属，肺孢子菌，毛霉菌和隐球菌。

表 4-4　常用抗真菌药物

类别	药物名称	用法用量	药物特点	临床应用
三唑类	氟康唑	首日 400mg q.d.，此后 200~400mg q.d. 侵袭性念珠菌病，首日 800mg，此后 400mg q.d.	监测肝功能 口服吸收好	肺隐球菌首选，也可用于念珠菌属
	伊曲康唑	第1、2天200mg q12h.，以后200mg q.d.，每次静滴 1 小时	心脏毒性 药物相互作用	曲霉、念珠菌、隐球菌的二线用药
	伏立康唑	首日 400mg q12h.，之后 200g q12h.	监测血药浓度；口服吸收好；监测肝功能	曲霉菌首选，也可用于念珠菌属、足放线菌和镰刀菌属
	泊沙康唑	混悬液：200mg（5ml）b.i.d.~t.i.d.，治疗曲霉菌或毛霉菌建议 200mg q.i.d.	监测心电图，可引起心律失常或 QT 间期延长，食物药物的影响较大	免疫抑制患者曲霉菌和念珠菌感染的预防

续表

类别	药物名称	用法用量	药物特点	临床应用
三唑类	泊沙康唑肠溶片	负荷 300mg q12h. 维持 300mg q.d.	肠溶片与混悬液不可互换使用	
多烯类	两性霉素 B 脱氧胆酸盐	初始剂量 5mg q.d.，逐渐加量至 0.6~0.7mg/(kg·d)，成人最高不超过 1mg/(kg·d)	小剂量开始，24 小时避光泵入；葡萄糖稀释；给药前可予地塞米松 2~5mg 以减轻不良反应	毛霉、曲霉、脑隐球菌首选，也可用于肺隐球菌、念珠菌、组织胞浆菌
	两性霉素 B 脂质体	3.0~4.0mg/(kg·d)。若无改善或真菌感染恶化，可增至 6mg/(kg·d)	葡萄糖稀释，避光输注；输注速度 1mg/(kg·h)	毛霉、曲霉、脑隐球菌首选，也可用于肺隐球菌、念珠菌、组织胞浆菌
棘白菌素类	米卡芬净	150mg q.d.，重症患者可增加至 300mg q.d.	避光输注；血细胞减少、过敏性休克、肝功能异常	念珠菌属首选，曲霉和 PCP 二线药物 不推荐用于中枢和尿路感染
	卡泊芬净	首剂 70mg，之后 50mg q.d.	监测肝功能	念珠菌属首选，曲霉和 PCP 二线药物 不推荐用于中枢和尿路感染
磺胺	磺胺甲噁唑/甲氧苄啶	预防：2 片 q.d. 治疗：3 片 q6h.	监测肝功能；有过敏史的，可脱敏治疗 根据肾功能调整剂量	PCP 首选

（四）常用抗病毒药物（表 4-5）

ICU 内常见病毒感染主要有流感病毒、腺病毒、巨细胞病毒等。

表 4-5 抗病毒药物

类别	药物名称	用法用量	药物特点
抗流感药物	奥司他韦	75~150mg q12h.	肾功能不全者需要调整剂量；可引起血细胞减少
	扎那米韦	10mg q12h.（吸入喷雾剂）	慢性呼吸系统疾病患者用药后可发生支气管痉挛
	帕拉米韦	300~600mg q.d.	可能会有神经系统症状
	阿比朵尔	200mg q8h.	监测肝功
抗腺病毒药物	西多福韦	5mg/kg q.w.，2 周后改为 q.o.w.	滴注 1h 以上；注意肾功能；为了保护肾功能，可于西多福韦滴注前 3h 口服 2g 丙磺舒，然后在西多福韦用药后的第 2h 和第 8h 各口服 1g 丙磺舒
抗巨细胞病毒	更昔洛韦	初始 5mg/kg q12h. 维持 5mg/kg.q.d.	注意监测血细胞（尤其是白细胞和血小板）；监测肾功能
	缬更昔洛韦	诱导 900mg q12h. 维持 900mg q.d.	可用于实体器官移植术后 CMV 的预防；监测肾功能

（吴小静 陈 玥）

3 CRRT 时常用药物剂量的调整

正在接受 CRRT 支持治疗的危重症患者的药代动力学非常复杂，很多参数会影响抗菌药物的清除，主要包括药物理化性质因素、患者因素和机械因素。药物因素主要包括：①药物的蛋白结合率：蛋白结合率越高，药物越容易与血清蛋白结合，越不容易透过 CRRT 清除，而蛋白结合率越低，游离药物浓度越高，越容易清除；②药物的分布容积：分布容积越大，药物与组织结合能力越大，越难以被清除；③药物的分子量：大多数抗菌药物分子量 <1 000，会被清除。患者因素主要和药物的理化性质相关，如低蛋白血症时，血清蛋白水平下降，药物结合能力下降，可能出现游离药物比例增加，药物容易经 CRRT 清除；脓毒症（sepsis）时，血管通透性增加，增加了药物分布容积，血液浓度不易达标。机械因素包括：① CRRT 时血液和置换液流量：流量越大，滤器跨膜压越大，药物清除效率越高；②滤器膜孔径的大小：孔径越大，药物清除效率越高，与传统滤器相比，现在生物合成膜滤器的孔径更大，能够更快地清除更大分子量的药物。综合考虑上述因素，结合文献，现将常规 CRRT 条件下（CVVH）常用抗菌药物的维持剂量调整建议列表如下（表 4-6），供参考。需要指出的是，CRRT 时抗菌药物的药代动力学非常复杂，影响因素众多，如果条件允许，监测血药浓度将更有利于药物的规范、有效的应用。

CRRT 时，药物的清除率 $CL=CL_{肾}+CL_{非肾脏}+CL_{CRRT}$，对于主要经肾脏清除的药物要注意患者的残余肾功能不同则药物的清除情况也有所差异。并且 CRRT 的方式对药物的清除影响不同，因此以下推荐剂量仅针对无残余肾功能患者在通常 CRRT 条件下的推荐调整方法，仅适用于初始剂量方案，但仍需要根据血药浓度进行调整。

表 4-6 为 CRRT 时抗感染药物维持剂量调整，表 4-7 为肾功能受损成人患者抗感染药物维持剂量调整，表 4-8 为笔者医院治疗药物血药浓度监测一览表。

表 4-6　CRRT 时抗感染药物维持剂量调整

药物	CVVH 时推荐剂量	CVVHD 或 CVVHDF	备注
氨苄西林 / 舒巴坦	3g q12h.	3g q8h.-q6h.	取决于透析液流速
哌拉西林 / 他唑巴坦	2.25g q6h.	2.25~3.375g q6h.	固定比例 8mg 哌拉西林 vs.1mg 他唑巴坦
头孢吡肟	2g q12~24h.	2g q12h.	
头孢噻肟	1~2g q12h.	2g q12h.	
头孢他啶	2g q12~24h.	2g q12h.	
头孢曲松	2g q12~24h.	2g q12~24h.	
头孢唑啉	1~2g q12h.	2g q12h.	
氨曲南	1~1.5g q8h.	2g q12h.	
亚胺培南 / 西司他丁	0.5~1g q12h.	250mg × q6h. 或 500mg × q8h. 或 500mg × q6h.	2 种成分固定比例为 1mg vs.1mg
美罗培南	1g q12h.~q8h.	1g~2g q12h.	重症或中枢 2g q12h. 或 1g q8h.
环丙沙星	200mg q12h.	200~400mg q12h.	如病情允许，可以换静脉输注为口服
左氧氟沙星	500mg q48h.	500mg q48h.	如病情允许，可以换静脉输注为口服；推荐负荷量为 750mg
莫西沙星	400mg q24h.	400mg q24h.	
利奈唑胺	600mg q12h.	600mg q12h	如病情允许，可以换静脉输注为口服
万古霉素	500mg q24~48h.	15~20mg/kg q24h.	推荐负荷量为 20~25mg/kg

续表

药物	CVVH 时推荐剂量	CVVHD 或 CVVHDF	备注
克林霉素	600~900mg q8h.	600~900mg q8h.	
多黏菌素 B	首次 100 万 U 之后 50 万 U q12h.		多黏菌素 E 需要调整
氟康唑	200~400mg q24h.	400~800mg q24h.	如病情允许，可以换静脉输注为口服
两性霉素 B 脱氧胆酸盐	0.4~1.0mg/kg q24h.	0.4~1.0mg/kg q24h.	
两性霉素 B 脂质体	3~5mg/kg q24h.	3~5mg/kg q24h.	
伏立康唑	4mg/kg p.o. q12h.	4mg/kg p.o. q12h.	口服生物利用度估计达到 96%，开始 2 次给予负荷量 6mg/kg p.o. q12h.
阿昔洛韦	3.5mg/kg q24h.	5~10mg/kg q24h.	
阿米卡星(革兰氏阴性杆菌)	7.5mg/kg q24h.		负荷量 10mg/kg~12mg/kg TDM 目标 C_{max} 25~35μg/mL（给药后 2h）

注：

1. 除非特别说明，所有药物均经静脉应用；并假定置换液流量为 1L/min，患者没有残存肾功能。CVVH：持续静脉静脉血液滤过。CVVHD：持续静脉静脉血液透析。CVVHDF：持续静脉静脉血液透析滤过。

2. 以上用量调整标准依据药品说明书、《热病 - 桑福德抗微生物治疗指南》新译第 50 版及电子版、约翰霍普金斯 ABX 指南。

表 4-7 肾功能受损成人患者抗感染药物维持剂量调整

药物					
哌拉西林/他唑巴坦	正常肾功能	CrCl >40	CrCl 20~40	CrCl <20	
	4.5g IV q6h.	4.5g IV q6h.	3.375g q6h.	2.25g q6h.	
头孢唑林	正常肾功能	CrCl 50~90	CrCl 10~50	CrCl <10	
	1~2g q8h.	1~2g q8h.	1~2g q12h.	1~2g q24h.	
头孢呋辛	正常肾功能	CrCl 50~90	CrCl 10~50	CrCl < 10	
	0.75~1.5g q8h.	0.75~1.5g q8h.	0.75~1.5g q8~12h.	0.75~1.5g q24h.	
头孢他啶	正常肾功能	CrCl 50~90	CrCl 10~50	CrCl <10	
	1~2g q8~12h.	1~2g q8~12h.	1~2g q12~ 24h.	1~2g q24h.	
头孢哌酮舒巴坦	肾功能明显降低的患者(肌酐清除率 <30ml/min)舒巴坦清除减少				
	舒巴坦 最高剂量	CrCl 15~30	CrCl <15		
		1g q12h.	0.5g q12h.		
头孢吡肟	正常肾功能	CrCl >60	CrCl 30~60	CrCl 11~29	CrCl <11
	500mg q12h. 1g q12h. 2g q12h. 2g q8h.	500mg q12h. 1g q12h. 2g q12h. 2g q8h.	500mg q24h. 1g q24h. 2g q24h. 2g q12h.	500mg q24h. 500mg q24h. 1g q24h. 2g q24h.	250mg q24h. 250mg q24h. 500mg q24h. 1g q24h.
阿米卡星	正常肾功能	CrCl 50~90	CrCl 10~50	CrCl < 10	
	7.5mg/kg q12h. 或 15mg/kg q.d.	7.5mg/kg q12h.	7.5mg/kg q24h.	7.5mg/kg q48h.	
左氧氟沙星	正常肾功能	CrCl 50~90	CrCl 20~49	CrCl<20	
	750mg po/IV q24h.	750mg q24h.	750mg q48h.	首次 750mg，然后 500mg q48h.	
万古霉素	建议进行药物检测				
	正常肾功能	CrCl >100	CrCl 50~100	CrCl 20~49	CrCl <20
	15~20mg/kg q8~12h.	15~20mg/kg q8~12h.	15~20mg/kg q12h.	15~20mg/kg q24h.	15~20mg/kg q48h.

续表

药物	正常肾功能	CrCl 30~80	CrCl <30
替考拉宁	建议进行治疗药物监测		
	复杂皮肤/软组织、肺炎、复杂尿路感染：负荷剂量 6mg/kg q12h. 3 次，维持剂量 6mg/kg q24h.；骨关节感染、心内膜炎：负荷剂量 12 mg/kg q12h 3~5 次；维持剂量 12mg/kg q24h.	负荷剂量不变，维持剂量：复杂皮肤/软组织、肺炎、复杂尿路感染 6mg/kg q48h.；骨关节感染、心内膜炎：12mg/kg q48h.	负荷剂量不变，维持剂量：复杂的皮肤/软组织、肺炎、复杂的尿路感染：6mg/kg q72h.；骨关节感染、心内膜炎：12mg/kg q72h.

药物	正常肾功能	CrCl 60~90	CrCl 30~60	CrCl 15~30	CrCl <15
亚胺培南西司他丁	如果 CrCl <20 的患者超过推荐剂量，则癫痫发作的可能性增加，尤其是对于 <70kg 的患者。除非 48h 内开始透析，否则 CrCl<15 不建议使用。				
	常规剂量：500mg q6h. 或 1g q8h.；中敏病原体 1g q6h.	常规剂量：400mg q6h. 或 500mg q6h；中敏病原体：750mg q8h.	常规剂量：300mg q6h. 或 500mg q8h.；中敏病原体：500mg q6h.	常规剂量：200mg q6h. 或 500mg q12.h.；中敏病原体：500mg q12h.	常规剂量：200mg q6h. 或 500mg q12h.；中敏病原体：500mg q12h.

药物	正常肾功能	CrCl 50~90	CrCl 25~50	CrCl 10~25	CrCl < 10
美罗培南	1g q8h.	1g q8h.	1g q12h.	0.5g q12h.	0.5g q24h.

药物	正常肾功能	CrCl >50~90	CrCl 10~50	CrCl <10
氟康唑	100~400mg q24h.	100~400mg q24h.（全量）	50~200mg q24h.（50% 减量）	50~200mg q24h.（50% 减量）

续表

伏立康唑	CrCl<50 的患者，应口服给药，因为静脉制剂载体 SBECD（磺丁基醚 -β- 环糊精）可能会蓄积。				
伊曲康唑	如果 CrCl<30，由于环糊精载体的积累，不建议使用静脉伊曲康唑				
更昔洛韦		正常肾功能	CrCl 50~90	CrCl 10~50	CrCl <10
	IV 诱导期	5mg/kg IV q12h.	70~90ml/min：5mg/kg q12h.；50~69ml/min：2.5mg/kg q12h.	25~49ml/min:2.5mg/kg q24h.；10~24ml/min：1.25mg/kg q24h.	1.25mg/kg 3 次 / 周
	IV 维持期	5mg/kg IV q24h.	2.5~5mg/kg q24h.	0.625~1.25mg/kg q24h.	0.625mg/kg 3 次 / 周
	PO	1g PO q8h.	0.5~1g q8h.	0.5~1g q24h.	0.5g 3 次 / 周

表 4-8　笔者医院药学部治疗药物监测室血药浓度监测

药品名称	治疗目标	样本	采样时间	检测方法
亚胺培南	%T>MIC>70%	抗凝全血	第 5 剂后，下次给药前 0.5h 及给药前 3h	超高压液相色谱 - 串联质谱联用法（UPLC-MS/MS）
美罗培南	%T>MIC>70%	抗凝全血	第 5 剂后，下次给药前 0.5h 及给药前 3h	超高压液相色谱 - 串联质谱联用法（UPLC-MS/MS）
利奈唑胺	2~7μg/ml	抗凝全血	谷值：治疗 3 日后，服药前	超高压液相色谱 - 串联质谱联用法（UPLC-MS/MS）
替考拉宁	>10μg/ml	抗凝全血	谷值：第 5 剂后，服药前	高效液相色谱法（HPLC）

续表

药品名称	治疗目标	样本	采样时间	检测方法
伊曲康唑	1~4μg/ml	抗凝全血	谷值：治疗2周后，服药前	超高压液相色谱-串联质谱联用法(UPLC-MS/MS)
伏立康唑	1~5.5μg/ml	抗凝全血	谷值：治疗4~7日后，服药前	超高压液相色谱-串联质谱联用法(UPLC-MS/MS)
泊沙康唑	预防≥0.7μg/ml 治疗≥1.0μg/ml	抗凝全血	谷值：治疗6~8日后，服药前	超高压液相色谱-串联质谱联用法(UPLC-MS/MS)
氟康唑	脑膜炎：2.5~15.1μg/ml 真菌感染：1.9~8μg/ml	抗凝全血	谷值：第3剂后，服药前	超高压液相色谱-串联质谱联用法(UPLC-MS/MS)
万古霉素	峰值：>40μg/ml 谷值：10~20μg/ml	血清	峰值： 静滴：给药结束后1h 谷值：再次给药前	化学免疫发光法
哌拉西林	%T>4*MIC>100%	抗凝全血	第5剂后，下次给药前0.5h及给药前3h	超高压液相色谱-串联质谱联用法(UPLC-MS/MS)
卡泊芬净	念珠菌感染：>1μg/ml 曲霉菌感染：>0.5μg/ml	抗凝全血	谷值：首剂负荷剂量3剂后，下次给药前0.5h	超高压液相色谱-串联质谱联用法(UPLC-MS/MS)
多粘菌素B	$AUC_{ss,24h}$：50~100μg·h/ml $C_{ss,avg}$：2~4μg/ml	抗凝全血	谷浓度：第4剂后，下次给药前0.5h； 峰浓度：第4剂后，输液结束后立即采血	超高压液相色谱-串联质谱联用法(UPLC-MS/MS)

续表

药品名称	治疗目标	样本	采样时间	检测方法
头孢哌酮	%T>4*MIC >100%	抗凝全血	谷值：第5剂后，下次给药前0.5h	超高压液相色谱-串联质谱联用法（UPLC-MS/MS）
头孢他啶	%T>4*MIC >100%	抗凝全血	谷值：第5剂后，下次给药前0.5h	超高压液相色谱-串联质谱联用法（UPLC-MS/MS）
更昔洛韦	谷浓度:CMV预防1~2μg/ml，治疗2~4μg/ml	抗凝全血	谷值：第5剂后，下次给药前0.5h	超高压液相色谱-串联质谱联用法（UPLC-MS/MS）
阿米卡星	一日多次给药：7.5mg/kg q12h. IV/IM，峰浓度：15~30μg/ml；谷浓度:5~10μg/ml 一日一次给药：15mg/kg q24h. IV/IM，峰浓度56~64μg/ml，谷浓度<1μg/ml	抗凝全血	谷浓度：至少2剂维持剂量后，第3剂维持剂量前0.5h；峰浓度：第3剂维持剂量静脉滴注（静滴时间为30min）完成后30min采血或从开始输注或肌肉后1h采血	超高压液相色谱-串联质谱联用法（UPLC-MS/MS）

（孔旭东　陈　玥）

第 5 章　常见危重症诊治常规

1　肺移植术后患者的 ICU 管理

（一）呼吸系统管理(表 5-1)

表 5-1　呼吸系统管理原则及策略

<table>
<tr><td colspan="3">原则：
维持足够的氧合和通气
避免高浓度氧所致氧中毒
避免高气道压所致气压伤及支气管吻合口并发症</td></tr>
<tr><td rowspan="2">呼吸支持管理</td><td>有创机械通气（IPPV）</td><td>保护性肺通气原则
• 小潮气量：Vt 6~8ml/kg 理想体重
• 平台压：<30cmH$_2$O
• PEEP：5~10cmH$_2$O
• FiO$_2$：<0.4（最低原则）
维持 PaO$_2$ 70mmHg，SpO$_2$ 93% 左右</td></tr>
<tr><td>体外膜肺氧合（VV-ECMO）</td><td>无肝素抗凝，余同常规 VV-ECMO 管理
尽早撤离；撤机前常规心肺试验</td></tr>
</table>

续表

气道管理	术后常规气管镜：重点观察吻合口、气道内分泌物情况，留取病原学 病情允许：尽快脱机拔管 预计短期内无改善：尽早气管切开术，便于气道管理和早期功能锻炼
有创通气的撤离	手术室脱机拔管： • 对于无大的手术并发症者，早期在手术室脱机拔管更有益处 序贯无创通气（NPPV）： • 利于术后患者肌力恢复 • 利于移植肺的进一步复张 经鼻高流量氧疗（HFNC）： • 术后并发呼吸衰竭患者中效果确切 • 用于肺移植围术期呼吸支持 NPPV 与 HFNC 交替应用（午休、夜间 NPPV；其他时间 HFNC）

（二）原发性移植物功能不全（PGD）的诊断与治疗

1. 诊断　时间点 + 严重程度

（1）PGD 是移植后 72 小时内最常见的并发症。

（2）移植肺发生的多因素损伤。

（3）也被称为“缺血再灌注肺损伤”“早期移植物功能不全”。

2. 临床特点及病理表现

（1）严重低氧血症、非心源性肺水肿、影像学上不能用其他原因解释的双肺弥漫渗出。

（2）典型病理改变是弥漫性肺泡损伤（diffuse alveolar damage，DAD）。

3. 分级

（1）根据氧合指数和胸部 X 线片表现进行分级。

（2）分别在入 ICU 即刻和入 ICU 后 24 小时、48 小时、72 小时评估。

1）0 级：PaO_2/FiO_2>300mmHg 且胸部 X 线片没有肺水肿。

2）1 级：PaO_2/FiO_2>300mmHg 且胸部 X 线片有肺水肿。

3）2 级：PaO_2/FiO_2 200~300mmHg 且胸部 X 线片有肺水肿。

4）3 级：PaO_2/FiO_2<200mmHg 且胸部 X 线片有肺水肿。

4. 鉴别诊断　心源性肺水肿、肺炎、抗体介导的急性排斥（超急性排斥）、肺栓塞、肺静脉吻合口栓塞、误吸。

5. 治疗　支持治疗为主；再次移植是不得已的选择。

（1）PGD3 级以下或 PGD3 级但肺动脉压正常：保护性肺通气策略和最佳液体管理。

（2）严重的 PGD3 级（氧合改善困难、肺动脉压增高）：通过最佳通气方式、液体管理均不能改善时，建议使用 VV-ECMO（严重 PGD 者 24 小时内使用效果最佳）。

6. 预后

（1）发生 PGD 后 72 小时节点的评分与预后相关；严重者病死率 30%~40%。

（2）PGD 为远期发生闭塞性细支气管炎（bronchiolitis obliterans，BO）的危险因素。

（三）循环系统管理（表 5-2）

表 5-2　循环系统管理原则及策略

原则：
• 严格限制液体的治疗策略，保持肺尽量“干燥” • 保持合理的心排血量和组织灌注压

续表

容量管理	处理方法： • 限液 / 利尿：尽量控制入量 1 500~2 000ml；无法自主负平衡且肾功能尚可时予利尿剂［呋塞米、托拉塞米或利尿合剂（氨茶碱 + 呋塞米）］持续泵入；合并肾功能不全、心功能不全、利尿效果差等情况可考虑 CRRT • 小剂量血管活性药物：维持平均动脉压（MAP），避免血压过低导致的液体入量增多 • 液体选择：补液优先选用天然胶体，如白蛋白；为防止排斥反应，若实验室指标尚可，尽量不使用血制品 监测手段及指标： • 动脉导管、中心静脉导管、肺动脉导管、超声 • 循环指标：HR、ABP、CO、CI、PAP、PAWP、CVP、血管活性药物用量（目标：CI 2.2~2.5L/（min·m^2）；MAP 60~70mmHg） • 灌注指标：尿量、乳酸、SvO_2
心功能管理	术后急性左心功能不全发生机制： • 慢性肺疾病常合并肺动脉高压→左心失用性萎缩、左心储备差 • 肺动脉压明显降低→跨肺血流增多，左心回流明显增多→前负荷过重 • 术后升压药物应用或快速心律失常→心率偏快→左心舒张功能受限 处理方法 • 控制心室率、限制容量减轻左心前负荷，调整心脏舒张及收缩功能是移植术后心功能管理的重点 • 部分患者需应用 VA-ECMO 以降低左心负荷 监测手段及指标： • HR、MAP、UCG、BNP/NT-proBNP、PAWP、CVP
心律失常	类型：多表现为房颤、室上性心动过速 危害：可引起心排血量减低，严重时出现心功能不全，增加血栓风险 发生率：20%~40%；发生高峰：术后 2~3 天 高危因素：手术相关、年龄 >50 岁、术前左房增大、左室舒张功能不全、心脏病史、原发性 / 继发性肺动脉压力增加、应用血管升压素 / 多巴胺

续表

心律失常	治疗 • 控制心室率：β 受体阻滞剂、地尔硫䓬、地高辛 • 药物复律：胺碘酮 • 电复律：严重血流动力学障碍
顽固性低血压	明确原因 低血容量性：未控制的术后出血 心源性：顽固心律失常、心功能不全 梗阻性 • 肺动脉高压、肺静脉阻塞、心脏压塞、张力性气胸、动态肺过度充气 感染性休克

(四）排斥反应（表 5-3）

表 5-3 排斥反应类型及处理原则

	排斥反应主要包括超急性、急性、慢性排斥反应 术后早期可出现超急性、急性排斥反应
超急性排斥	罕见；发生于移植后数分钟 ~ 数小时；几乎均致命 需与 PGD 鉴别 机制：针对 HLA、ABO 抗原的抗体介导 病理：外周血管、外周支气管淋巴细胞浸润 治疗：甲泼尼龙冲击及免疫抑制治疗
急性排斥	术后 6 个月内 症状及实验室检查：症状无特异性或无症状；可表现为肺功能下降、CT 新发影像学改变（磨玻璃影、小叶间隔增厚、肺容积减小、胸腔积液）、BALF 可出现淋巴细胞性肺泡炎 病理：以血管周围淋巴细胞渗出为主；分为 A1~A4 治疗： • 糖皮质激素：甲泼尼龙 10~15mg/kg（250~500mg）静脉滴注 ×3 天；泼尼松（0.5~1mg/kg）→ 60mg q.d. × 1 天，后每天减 5mg，数周后减至患者的基础用量 • 其他治疗方法：免疫球蛋白、血浆置换、利妥昔单抗等

续表

慢性排斥	术后 6~12 个月 机制及病理：小气道纤维增殖导致的气流受限，表现为 BO 治疗：无有效治疗措施，糖皮质激素 / 免疫抑制剂效果欠佳；再次移植

（五）免疫抑制治疗

首选的维持方案为他克莫司 + 泼尼松 + 霉酚酸酯三联（表 5-4）。

表 5-4　常见抗排斥药物用法及注意事项

类别	药名	用法及注意事项	
钙调神经磷酸酶抑制剂	他克莫司	术后开始应用，维持终生 初始剂量每次 0.02~0.04mg/kg，q12h.10：00.22：00 给药 给药前 2 小时及给药后 1 小时禁食 个体差异大，根据浓度调整	两者差异：他克莫司肾毒性、神经毒性、新发糖尿病发生率更高，但急性排斥反应及 BO 发生率低；环孢素 A 高血压发生率高 浓度监测及调整方案：服药前抽血测定谷浓度（抽血时间：晨起服用免疫抑制前 30 分钟）；调整药物剂量继续服用 4~6 顿后复测浓度 目标值：8~12ng/ml（他克莫司），150~300ng/ml（环孢素）；根据术后时间、患者年龄、有无合并感染、肌酐清除率动态调整 影响因素：上述药物浓度受食物、药物（尤唑类抗真菌药物）、患者消化道功能等影响大
	环孢素	初始剂量每次 5mg/kg，q12h. 10：00.22：00 给药 给药前 2 小时及给药后 1 小时禁食 个体差异大，根据浓度调整	

续表

类别		药名	用法及注意事项	
糖皮质激素		甲泼尼龙	术中予诱导剂量：500~1 000mg 术后 D1~3：0.5mg/(kg·d) q12h.	不良反应包括： 餐后血糖升高、食欲增加、兴奋、高血压、消化道溃疡、骨质疏松、无菌性股骨头坏死 激素减量速度受临床情况影响： 年龄、糖尿病、体重增加、肌病、感染、反复排斥等
		泼尼松	术后 D4 起：0.5mg/(kg·d) q.d. 每周减 5mg，至 0.25mg/(kg·d) 维持 5~10mg 维持终生	
第三代制剂	核苷酸阻断剂	吗替麦考酚酯 / 麦考酚钠肠溶片	起始剂量 250mg/ 180mg q12h. 一般于移植后 72h 加用(合并严重感染或细胞免疫极低时除外) 最大剂量 750mg/ 540mg q12h.	骨髓抑制作用，监测血常规 胃肠道症状明显，监测腹泻、恶心、腹痛等 吗替麦考酚酯可监测浓度(服药前 0.5h、服药后 0.5h、服药后 2h；目标 AUC：30~60mg·h/L)，但不常规 麦考酚钠肠溶片暂无法测定浓度
		硫唑嘌呤	起始剂量 1~2mg/kg q.d. 最大量 200mg q.d.	监测血常规、肝功能、胰腺功能、肺功能；如果白细胞减少则需要调整剂量 禁止与别嘌呤醇、非布司他合用，增加骨髓抑制风险 环孢素 A 与硫唑嘌呤联合急性排斥发生率最高，一般情况下两者不联合

续表

类别		药名	用法及注意事项	
第三代制剂	mTOR抑制剂	西罗莫司（备选）	每次 0.5~2.5mg q.d.；与食物同服可提高吸收 备选药物，用于持续肾功能低下、反复CMV感染、合并肿瘤、反复排斥等情况	存在吻合口裂开的风险且影响伤口愈合，术后1~3个月内禁用，围术期停用 严重感染、高脂血症、高胆固醇血症和白细胞减少慎用 可能增加静脉血栓栓塞症的风险 可能与药物相关的间质性肺炎有关
抗IL-2受体单克隆抗体		巴利昔单抗（舒莱）	术中予第1剂量，若无特殊情况，术后D4予第2剂 每次20mg静推，或0.9%NS/5%Glu稀释至50ml静脉滴注	属于强效诱导性免疫抑制剂；根据患者情况选择性应用 增加感染风险

原则：

1. 分阶段治疗　早期强力免疫抑制（免疫诱导）；逐步降强度，维持低水平。

2. 联合治疗　阻断排斥反应多个环节；小剂量多药联合，避免毒性叠加。

3. 避免过度抑制　避免发生机会感染、肿瘤。

（六）感染的预防与治疗

1. 术后早期（1个月内）感染的病原学特点

（1）细菌感染为主：主要为革兰氏阴性菌，如假单胞菌属、肺炎克雷伯菌等；革兰氏阳性球菌以金黄色葡萄球菌最为多见。

(2)真菌感染：系统性真菌感染见于支气管吻合口、支气管、侵袭性肺炎等，术后2个月内发生率最高，以念珠菌属和曲霉较为常见。

(3)病毒感染：术后近期的病毒感染主要来自医院内感染和/或潜伏病毒的复发，目前术后常规采取CMV预防措施，术后30天内发生CMV感染相对少见，多于移植后1~3个月发生。

2. 术后早期感染的预防方案(表5-5)

表5-5 术后早期感染的预防方案

常见病原学	术后预防方案
细菌	革兰氏阴性杆菌 • 若无明确病原学依据一般延续术前抗革兰氏阴性杆菌的预防用药，根据供者及术后受者下呼吸道病原学调整 革兰氏阳性球菌 • 若无证据，不常规应用万古霉素或利奈唑胺等预防性抗阳性球菌治疗
真菌	术后D1加用卡泊芬净预防性抗真菌治疗；若后续无真菌证据，疗程3周 术后D1加用两性霉素B 12.5mg q12h.雾化吸入预防性抗真菌治疗；若后续无真菌证据，疗程12~16周 对于有曲霉感染危险因素[a]者，可酌情加用伏立康唑/泊沙康唑预防性抗真菌治疗，疗程约4个月，但需注意调整他克莫司剂量，并监测其浓度[b]
PCP	复方甲氧苄啶/复方磺胺甲噁唑1片q.d.，或2片q.o.d. 术后第7天开始应用，若无禁忌终生维持

续表

常见病原学	术后预防方案
CMV	术后 D1 加用更昔洛韦预防量，根据受者与供者是否匹配决定治疗疗程（D+/R- → CMV 高危：终生；D+/R+ or D-/R+ → CMV 中危：1 年；D-/R- → CMV 低危：3 个月） 监测 BALF 及血 CMV 核酸定量，若有证据及时改为治疗量，应用过程中注意监测血常规及肾功能[c]

注：[a]，曲霉菌感染的危险因素包括：①术前 / 术后曲霉定植者，移植前 6 个月内培养阳性风险最高，移植前 1 年内培养阳性风险增加；②应用甲泼尼龙冲击 /ATG；③单肺移植；④气管支架；⑤吻合口裂开；⑥获得性低丙种球蛋白血症（<400mg/dl）

[b]，免疫抑制剂与抗真菌药物合用时剂量调整方案：

	伏立康唑	泊沙康唑
环孢素	环孢素剂量至原 1/2	环孢素剂量至原 3/4
他克莫司	他克莫司剂量至原 1/3	他克莫司剂量至原 1/3
西罗莫司	禁忌	禁忌
CYP3A4 底物，诱导剂或抑制剂	有显著的相互作用，禁用或慎用（抗癫痫药，非核苷逆转录酶抑制剂，蛋白酶抑制剂，他汀类，钙通道阻滞剂，苯二氮䓬类，华法林，质子泵抑制剂）	

[c]，更昔洛韦剂量调整：

肾功能（CrCl）	更昔洛韦治疗	更昔洛韦预防
>70ml/min	5mg/kg q12h.	5mg/kg q.d.
50~69ml/min	2.5mg/kg q12h.	2.5mg/kg q.d.
25~49ml/min	2.5mg/kg q.d.	1.25mg/kg q.d.
10~24ml/min	1.25mg/kg q.d.	0.625mg/kg q.d.
血液透析	1.25mg/kg，每周 3 次	0.625mg/kg，每周 3 次

3. 术后早期感染的监测

(1)术后1个月内以院内获得性感染为主,尤其需警惕耐药菌。

(2)笔者医院肺移植术后病原菌分布:铜绿假单胞菌、肺炎克雷伯菌、鲍曼不动杆菌占前三位,其中MDR及CR多见;嗜麦芽窄食单孢菌、阴沟肠杆菌、纹带棒状杆菌亦不少见。

(3)多次留取病原学,尽量根据病原学结果调整抗生素。

(七)其他脏器功能监测

1. 外科情况　需及时识别并联系胸外科处理,如出血、吻合口瘘、肺动脉狭窄、肺静脉狭窄、胸腔感染等。

2. 急性肾损伤(AKI)。

3. 消化系统常见并发症

(1)胃食管反流性疾病(GERD)。

(2)消化道溃疡/大出血。

(3)急性胆囊炎。

(4)急性胰腺炎。

(八)抗凝

1. 外科情况稳定后尽早开始抗凝治疗(剂量不宜过大,LMWH 0.3ml q.n.)。

2. 监测血小板、血红蛋白、凝血、皮肤黏膜、大便潜血等情况。

(九)睡眠问题

镇静/镇痛药物的应用、褪黑素。

（十）康复和营养支持

1. 营养支持、血糖管理。

2. 康复

（1）只要病情允许，尽早下床活动。

（2）暂时无法脱离者可床上被动 / 主动运动。

（3）笔者医院实际情况：与呼吸治疗师、床旁护士、物理康复科制订康复计划。

（黄琳娜）

2 急性呼吸窘迫综合征的诊治常规

（一）诊断标准

符合以下 4 条则诊断为 ARDS（2012 年柏林标准）：

1. 有明确诱因，新发或原有呼吸系统症状加重后 1 周内发病。

2. 胸部 X 线平片 / 胸部 CT 显示双肺浸润影，不能完全用胸腔积液、肺叶 / 全肺不张和结节影解释。

3. 呼吸衰竭不能完全用心力衰竭和液体负荷过重解释。如果临床没有危险因素，需要用客观检查（推荐超声心动图）来评价心源性肺水肿。

4. 低氧血症　根据氧合指数（PaO_2/FiO_2，PFR）确立 ARDS 诊断并将其按严重程度分为轻度、中度和重度。所在地海拔超过 1 000m 时，需对 PaO_2/FiO_2 进行校正，校正后的 PaO_2/FiO_2 =（PaO_2/FiO_2）×（所在地大气压值 /760）。

轻度：200mmHg<$PaO_2/FiO_2 \leqslant$ 300mmHg（PEEP 或 CPAP ≥

$5cmH_2O$）

中度：$100mmHg < PaO_2/FiO_2 \leq 200mmHg$（$PEEP \geq 5cmH_2O$）

重度：$PaO_2/FiO_2 \leq 100mmHg$（$PEEP \geq 5cmH_2O$）

说明：如果患者使用无创通气且 $CPAP/EPAP \geq 5cmH_2O$，而 $PFR \leq 200mmHg$，通常也可以按上述分级诊断中重度 ARDS。

（二）ARDS 与心源性肺水肿的鉴别诊断（表 5-6）

表 5-6　ARDS 与心源性肺水肿的鉴别诊断

	ARDS	心源性肺水肿
肺水肿机制	肺毛细血管通透性增加	肺毛细血管静水压升高
起病	急	急
病史 / 诱因	感染、创伤、休克等	心血管疾病
体位	多能平卧	端坐呼吸
胸部听诊	早期可无啰音、后期湿啰音广泛分布、不局限于下肺	湿啰音主要分布于双下肺，也可伴哮鸣音
X 线检查		
心脏大小	正常	常增大
叶间裂	少见	多见
胸膜渗出	少见	多见
支气管气像	多见	少见
水肿分布	斑片状、周边区、重力依赖区多见	肺门周围多见

续表

	ARDS	心源性肺水肿
心脏超声		
EF	多 >50%	多 <50%
下腔静脉超声（内径 / 自主呼吸吸气塌陷率）	多 1~2cm/>50%	多 >2cm/<50%
治疗后（24~48 小时）	好转相对慢	好转相对快
治疗反应		
强心利尿	效果欠佳	有效

其他需要鉴别的疾病还包括：弥漫性肺泡出血、急性嗜酸性粒细胞性肺炎、肺血管炎、机化性肺炎、急性纤维素性机化性肺炎、急性间质性肺炎、播散性恶性肿瘤等。

(三) ARDS 治疗常规

1. ARDS 高危因素的治疗　是 ARDS 患者的治疗基础，应尽快寻找相关高危因素并治疗。感染是 ARDS 的首位高危因素；除非有明确的其他原因，所有患者都应怀疑感染的可能。治疗上宜根据患者来源、免疫状态、感染部位、既往住院和使用抗生素情况等选择合适的抗感染药物。

对于肺炎引起的 ARDS 患者，如条件允许，应积极行床旁支气管镜、BALF 病原学、胸部 CT 等检查，协助明确病因、判断病情。

2. 呼吸支持（图 5-1）

(1) 氧合目标：PaO_2 55~80mmHg 或 $SaO_2 \geq$ 88%~95%。

(2) 轻度 ARDS：可以尝试高流量鼻导管吸氧（HFNC）或无

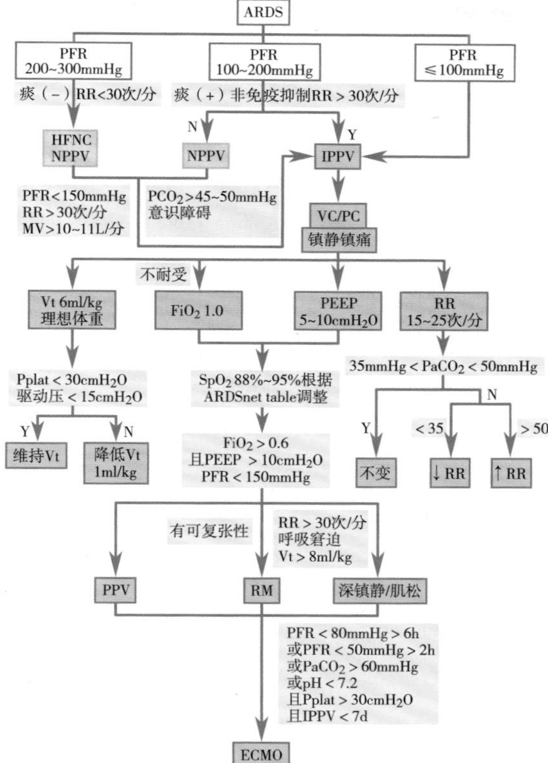

ARDS急性呼吸窘迫综合征；PFR：氧合指数；HFNC：经鼻高流量氧疗；NPPV：无创正压通气；IPPV：有创正压通气；FiO_2：吸入氧浓度；PEEP：呼气末正压；Pplat：平台压；SpO_2：指氧饱和度；$PaCO_2$：动脉二氧化碳分压；PPV：俯卧位通气；RM：肺复张；ECMO：体外膜氧合；N：否；Y：是

图 5-1 ARDS 呼吸支持流程

创正压通气（NPPV）。SAPS Ⅱ评分≥30分、多器官功能不全、血流动力学不稳定、意识状况恶化、合并Ⅱ型呼吸衰竭、痰多且咳痰能力差、治疗后分钟通气量大且氧合指数改善不明显或恶化的ARDS患者HFNC和NPPV容易失败，一旦有上述情况尽早行有创正压通气（IPPV）。

（3）中重度ARDS：PFR≥150mmHg的患者，在有经验的单位如无禁忌可以短暂（1~2小时）尝试HFNC或NPPV，如果无改善或恶化应尽快转为IPPV（表5-7）。大部分中重度ARDS的呼吸支持推荐采用IPPV，容量控制和压力控制通气模式对预后的影响无明显差别。建议实施肺保护性通气策略，主要措施包括小潮气量、限制平台压/驱动压、给予合适水平的呼气末正压（PEEP），其他辅助措施还包括俯卧位通气、肺复张、神经肌肉阻滞剂、体外膜氧合等。

表5-7 气管插管指征

pH<7.25
NPPV后1小时PFR<175mmHg
GCS评分<11分
呼吸频率>30次/min
分钟通气量>11L/min
痰多不易咳出或咳痰能力差

1）小潮气量、限制平台压/驱动压：潮气量初始可设置6ml/kg理想体重左右，通常ARDS越重，潮气量越低，根据平台压具体调整潮气量，通常约5~7ml/kg，旨在将平台压控制在30cmH_2O以下以避免气压伤。如患者肥胖、腹压高、胸腔积液或限制性胸廓畸形，平台压可适当放宽至35cmH_2O左右。如有条件可行食管压监测，建议吸气跨肺压<20~25cmH_2O，呼气跨肺压>0cmH_2O。因驱动压与

气压伤具有更好的相关性，建议同时监测驱动压（平台压 –PEEP），尽量维持驱动压≤ 15cmH_2O。为保证小潮气量同时对右室功能不产生严重影响，可允许轻度的 CO_2 潴留（$PaCO_2$<50mmHg）。

2）呼气末正压（PEEP）：根据氧合目标调整 PEEP。轻度 ARDS 避免高水平 PEEP（<12cmH_2O），中重度 ARDS 需要的 PEEP 可能≥ 12cmH_2O。建议行可复张性评价指导 PEEP 设置，若 ARDS 患者出现了下列情况之一，即可认为肺可复张性高：①PEEP=5cmH_2O 时 PFR<150mmHg；②PEEP 由 5cmH_2O 增加至 15cmH_2O 20 分钟后，患者出现≥两种下述情况：PaO_2 增加、呼吸系统顺应性增加和无效腔降低。有可复张性，则选用表 5-8 中的高水平 PEEP，无可复张性，则选用表 5-8 中的低水平 PEEP。

具体初始设置可参考表 5-8。

同时注意监测对血压的影响，保证组织氧输送。

3）辅助通气手段（通常用于 PFR ≤ 150mmHg 的 ARDS 患者）

A. 俯卧位通气：早期（IPPV<48 小时）PFR ≤ 150mmHg 的患者可以每日实施至少≥ 12 小时的俯卧位通气。详见“俯卧位通气”部分。

B. 肺复张：鉴于肺复张（RM）改善氧合但对病死率无明显改善，因此建议机械通气 <48 小时、病变弥漫、重度 ARDS、可复张性评价阳性、呼吸系统顺应性 >30ml/cmH_2O 的患者尝试肺复张，但是需要注意低血压、气压伤和 $PaCO_2$ 升高的副作用。RM 具体操作详见“肺复张”部分。

C. 镇静镇痛肌松：ARDS 患者机械通气时建议轻度镇痛镇静，RASS 评分 0 分左右。对于自主呼吸强烈、人机对抗明显、气压伤风险高的重度 ARDS 患者，建议深度镇静和早期（发病 48 小时内）短期（48 小时）使用神经肌肉阻滞剂。

表 5-8　ARDS 时 PEEP 与吸入氧浓度的调整

设置方法	参数调节													
低水平 PEEP														
FiO_2	0.3	0.4	0.4	0.5	0.5	0.6	0.7	0.7	0.7	0.8	0.9	0.9	0.9	1.0
PEEP（cmH_2O）	5	5	8	8	10	10	10	12	14	14	14	16	18	18~24
高水平 PEEP														
FiO_2	0.3	0.3	0.4	0.4	0.5	0.5	0.5~0.7	0.8	0.9	1.0				
PEEP（cmH_2O）	12	14	14	16	16	18	20	22	22	22~24				

D. ECMO：对于已应用辅助手段且 PFR 仍然 <80mmHg 或有其他 EMCO 指征的，在有经验的中心可以考虑实施 VV-ECMO。

3. 液体管理　在血压稳定和保证组织器官灌注前提下，宜轻度负平衡。

4. 其他治疗　糖皮质激素治疗 ARDS 的证据尚不统一，可酌情应用于 ARDS 患者。

（黄 絮）

3　重症社区获得性肺炎的诊断及初始抗生素的选择

社区获得性肺炎（community-acquired pneumonia，CAP）是指在医院外罹患的感染性肺实质炎症，包括具有明确潜伏期的病原体感染在入院后于潜伏期内发病的肺炎及出院后 48 小时内发生的肺炎。

（一）重症社区获得性肺炎（SCAP）的诊断标准

1. 主要标准　①需要气管插管行机械通气治疗；②脓毒性休克经积极液体复苏后仍需要血管活性药物治疗。

2. 次要标准[a]　①呼吸频率≥30 次/分；②氧合指数≤250mmHg；③多肺叶浸润；④意识障碍和/或定向障碍；⑤血尿素氮≥7.14mmol/L；⑥收缩压 <90mmHg 需要积极液体复苏。

符合以上 1 项主要标准或≥3 项次要标准者可诊断为重症 CAP。注：a 为中国指南中的标准，IDSA/ATS 的次要标准中增加了白细胞 $<4.0\times10^9$/L；血小板 $<100\times10^9$/L；低体温 - 核心体

温 <36℃这 3 条。

（二）SCAP 的鉴别诊断

SCAP 最常见的表现为发热伴肺部阴影，但是临床中很多感染和非感染性疾病均可引起此种表现。需要首先鉴别其病因，才能采取正确的治疗策略（图 5-2）。

（三）SCAP 的病原学诊断

重症社区获得性肺炎的患者需要积极寻找病原学，快速锁定病原是治疗成功的关键。

1. 建议送检的病原学　常规筛查呼吸道病毒（包括流感病毒、腺病毒、巨细胞病毒等）、非典型病原（包括支原体、衣原体尤其是军团菌，少见的还有鹦鹉热衣原体）和常见细菌，免疫受损患者还需考虑曲霉、毛霉、肺孢子菌等条件致病菌可能。

2. 病原学检测方法　常规病原学检测方法包括核酸检测、抗原 / 抗体检测、涂片、培养等。若高度怀疑感染性疾病而常规病原学检测方法均阴性，可考虑使用宏基因二代测序（mNGS）。

3. 病原学获取方式　应想方设法获取病原学。当常规无创手段获得的标本（外周血、尿、痰等）不足以实现鉴别诊断的目的时，应积极行气管镜检查，镜下改变及支气管肺泡灌洗、TBLB 等有助于判断病原。如果以上方式仍未获得阳性结果而仍考虑感染不除外，可以考虑采用其他有创方法（经皮肺穿刺、冷冻肺活检、胸腔穿刺等）来获取组织学标本。

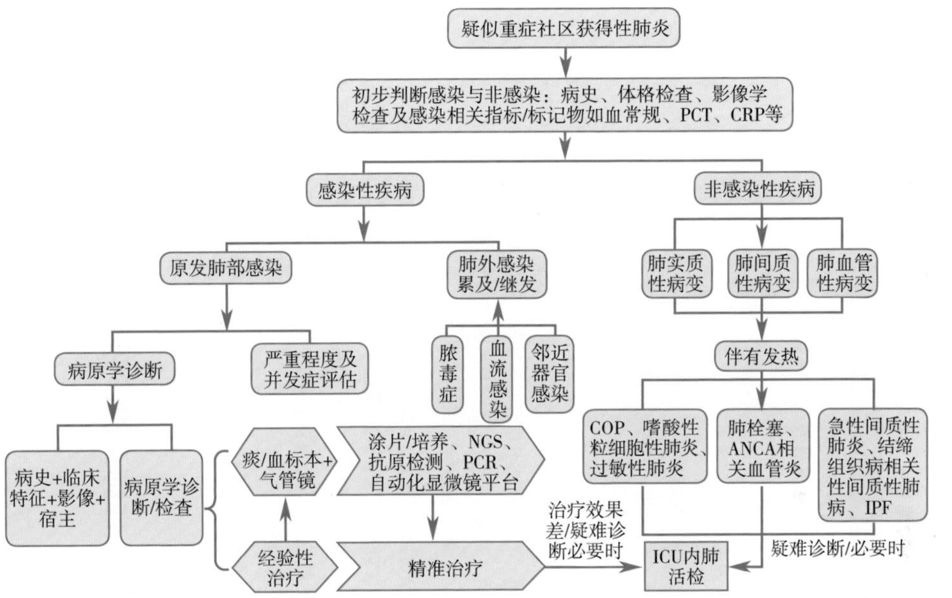

图 5-2　发热伴肺部阴影的鉴别诊断流程

PCT. 降钙素原；CRP. C 反应蛋白；NGS. 二代测序；PCR. 聚核酶链式反应；COP. 隐源性机化性肺炎

（四）SCAP 的初始抗感染药物选择（表 5-9）

表 5-9　SCAP 的初始抗感染药物选择

人群	常见病原体	初始抗感染药物
无基础疾病的青壮年	肺炎链球菌，金黄色葡萄球菌，流感病毒，腺病毒，军团菌	β- 内酰胺类与酶抑制剂的复合物 / 三代头孢 / 头霉素类 / 厄他培南 联合 大环内酯类 / 呼吸喹诺酮
有基础疾病的老年人（≥ 65 岁）	肺炎链球菌，军团菌，肺炎克雷伯菌等肠杆菌科，金黄色葡萄球菌，厌氧菌，流感病毒，RSV 病毒	β- 内酰胺类与酶抑制剂的复合物 / 厄他培南 联合 大环内酯类或呼吸喹诺酮
有铜绿假单胞菌感染风险的人群[a]	铜绿假单胞菌，肺炎链球菌，军团菌，肺炎克雷伯菌等肠杆菌科，金黄色葡萄球菌，厌氧菌，流感病毒，RSV 病毒	具有抗假单胞菌活性的 β- 内酰胺类[b]、喹诺酮类[c]或氨基糖苷类，两两联合或者三药联合

注：[a] 铜绿假单胞菌感染风险的人群包括：近 1 个月曾反复使用抗菌药物，结构性肺病（COPD、支气管扩张、囊性纤维化等），营养不良，应用糖皮质激素等。

[b] 具有抗假单胞菌活性的 β- 内酰胺类：头孢他啶、头孢吡肟、氨曲南、哌拉西林他唑巴坦、头孢哌酮钠舒巴坦钠、替卡西林克拉维酸、亚胺培南、美罗培南、比阿培南。

[c] 具有抗假单胞菌活性的喹诺酮类：环丙沙星、左氧氟沙星。

4　吸入性肺炎的诊断及初始抗生素的选择

（一）定义及危险因素

累及肺实质的吸入性疾病主要包括吸入性肺炎（aspiration

pneumonia）和化学性肺炎（chemical pneumonitis）。吸入性肺炎是由特定微生物引起的肺部感染性炎症反应，而化学性肺炎则是由刺激性胃内容物引起的无菌性肺损伤（表 5-10）。

表 5-10　吸入性肺炎及化学性肺炎的区别

	吸入性肺炎	化学性肺炎
机制及病理生理过程	吸入口咽部定植物（细菌或细菌代谢产物）造成的急性肺部炎症反应 尤见于吞咽功能受损及胃肠动力障碍者	吸入无菌性胃内容物（胃酸）造成的肺损伤 尤见于意识障碍者
病原学	需氧菌（大肠埃希菌、肺炎克雷伯菌和铜绿假单胞菌）为主，厌氧菌少见 需考虑社区获得性、医院获得性及有无多重耐药危险因素	初始为无菌性，存在继发细菌感染可能性
好发年龄	老年人多见	可发生于任何年龄段 青年人多见
吸入事件	吸入过程很少被观察到	可能存在明确吸入过程
临床表现	存在吞咽功能受损的患者出现肺炎的临床表现（呼吸急促、咳嗽、发热等），影像学出现重力依赖区渗出影	存在意识障碍的患者出现肺部浸润影；呼吸道症状可无，或在吸入后 2~5 小时出现干咳 / 呼吸急促 / 支气管痉挛 / 血性泡沫痰 / 呼吸窘迫综合征等

吸入性肺炎的主要机制为吞咽功能受损，导致口腔或胃内容物，或两者兼而有之进入肺部，尤其在咳嗽反射降低、胃内容物误吸概率增加及意识障碍的患者中（图 5-3）。

（二）诊断

根据典型的临床病史（证实有大量误吸）、危险因素和胸部影像学结果来诊断。影像学表现包括肺重力依赖区的浸润：卧位患者→最常见部位是上叶后段、下叶背段；半卧位或坐位患者→最常见部位是下叶背段。但是，在吸入性肺炎早期，胸部 X 线片可能正常。

吸入性肺炎的危险因素：

吞咽功能受损：
- 食管疾病
  吞咽困难、肿瘤、狭窄
- 慢性阻塞性肺疾病
- 神经系统疾病
  癫痫、多发性硬化、帕金森、脑卒中、痴呆
- 有创机械通气

意识障碍：
- 神经系统疾病：脑卒中
- 心跳骤停
- 药物
- 全麻
- 酒精过量

胃内容物误吸几率增加：
- 反流
- 鼻饲营养

咳嗽反射异常
- 药物
- 酒精
- 脑卒中
- 痴呆
- 神经系统退行性病变
- 意识受损

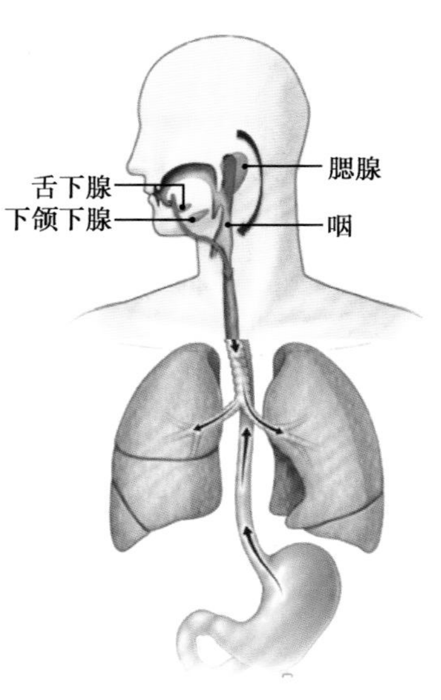

图 5-3 吸入性肺炎的危险因素

（三）病原学及治疗选择

大部分吸入性肺炎的病原体是需氧菌，最常见的需氧菌是大肠埃希菌、肺炎克雷伯菌和铜绿假单胞菌。氨苄西林 - 舒巴坦、碳青霉烯类（厄他培南）或氟喹诺酮（左氧氟沙星或莫西沙星）有效

(图 5-4)。既往 90 天内使用广谱抗生素、住院 >5 天是多重耐药菌(MDR)感染的危险因素，应使用针对 MDR 感染的抗生素，如哌拉西林 - 他唑巴坦、头孢吡肟、左氧氟沙星、亚胺培南或美罗培南、氨基糖苷类或黏菌素(图 5-5)。若患者鼻腔或呼吸道定植耐甲氧西林金黄色葡萄球菌(MRSA)，可加用万古霉素或利奈唑胺。根据需要单独使用或联合使用。存在严重牙周疾病、坏死性肺炎或肺脓肿的吸入性肺炎应考虑厌氧菌的可能性，建议加用克林霉素。

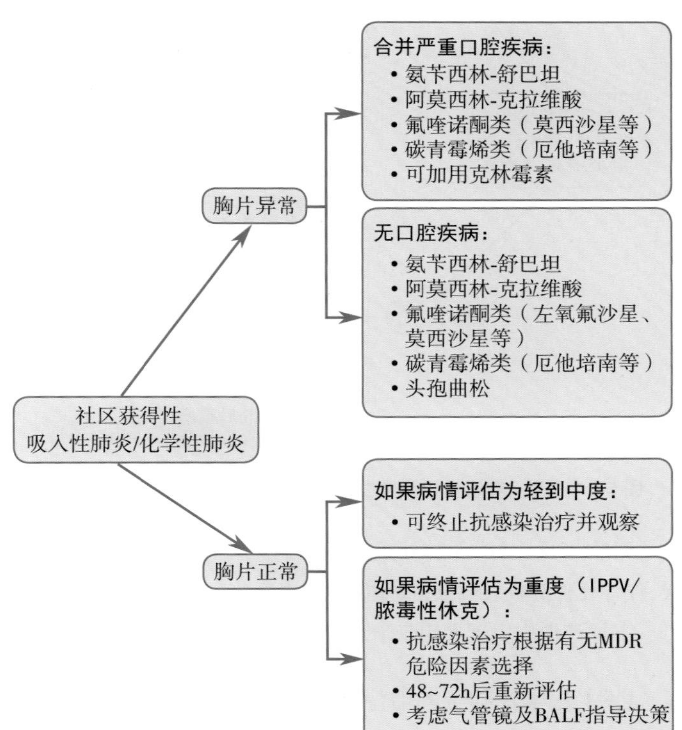

图 5-4　社区获得性吸入性肺炎 / 化学性肺炎治疗决策

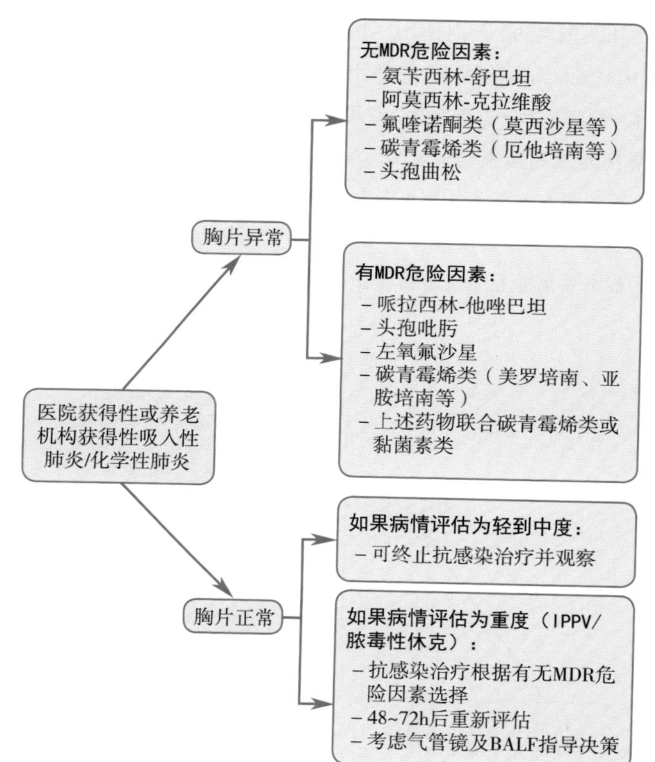

图 5-5　医院/养老机构获得性吸入性肺炎/化学性肺炎治疗决策

对临床反应好、无肺外感染证据的患者建议治疗疗程为 5~7 天，伴坏死性肺炎、肺脓肿或脓胸的患者适当延长疗程。

不推荐糖皮质激素用于治疗吸入性肺炎。

（四）化学性肺炎的治疗

1. 吸引、支气管镜检查

2. 严重的患者需要有创机械通气和重症监护。

3. 不推荐使用糖皮质激素进行常规辅助治疗。

4. 不推荐常规使用抗生素，除非患者使用抑酸药物，或存在小肠梗阻。严重病例可经验性开始抗生素治疗，2~3 天后是否继续使用抗生素治疗应根据患者临床表现变化决定(见图 5-4 和图 5-5)。

（黄琳娜）

5 侵袭性肺曲霉菌病的诊治常规

侵袭性肺曲霉菌病(invasive pulmonary aspergillosis，IPA)是肺曲霉菌病的表现形式之一，其为曲霉菌性气管支气管炎(aspergillus tracheobronchitis，ATB)的后期阶段或与 ATB 并存，因两者常为疾病的不同阶段且常同时发生在同一患者中，因此引入侵袭性支气管-肺曲霉菌病(invasive bronchial-pulmonary aspergillosis，IBPA)这一概念(图 5-6)，有助于本病的早期识别及诊断。IPA 的易感人群分为经典免疫抑制人群及非经典免疫抑制人群，两者的临床表现、实验室检查、影像学表现、病理特点差异较大，诊断时需熟悉各自特点。IPA 的诊断级别分为三级，即确诊(proven IPA)、临床诊断(probable IPA)和拟诊(possible IPA)。

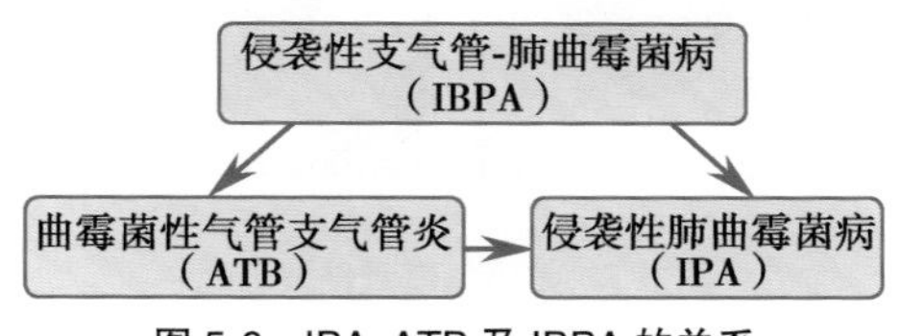

图 5-6 IPA、ATB 及 IBPA 的关系

(一) IPA 的诊断标准及注意事项

IPA 的确诊标准统一：活检组织或针吸组织的组织学、细胞学或直接镜检可看到曲霉菌菌丝且伴组织侵袭的证据，2019 年 EORTC/MSG 指南新增组织 PCR 阳性。临床诊断(probable IPA)标准不一，目前较公认的有 4 个诊断标准(表 5-11)，均需同时具备宿主因素 + 临床特点 + 微生物学依据三项。

在临床诊治过程特别需要注意到目前大多数诊断标准中尚未包含的非经典免疫抑制人群(如慢性气道疾病、肝硬化、肾功能不全、糖尿病、病毒感染、应用糖皮质激素但未达到上述剂量及持续时间者等)及非典型影像学表现(如沿支气管血管束分布的多发结节 / 斑片影、树芽征、气道壁增厚等)(图 5-7)。气管镜检查对于非经典免疫抑制患者尤为重要，有助于早期诊断并可辅助治疗：①观察气道病变特点及范围(图 5-8)。②获得高质量的下呼吸道标本，提高培养阳性率；获取 BALF-GM。③痰液引流及气道内给药。

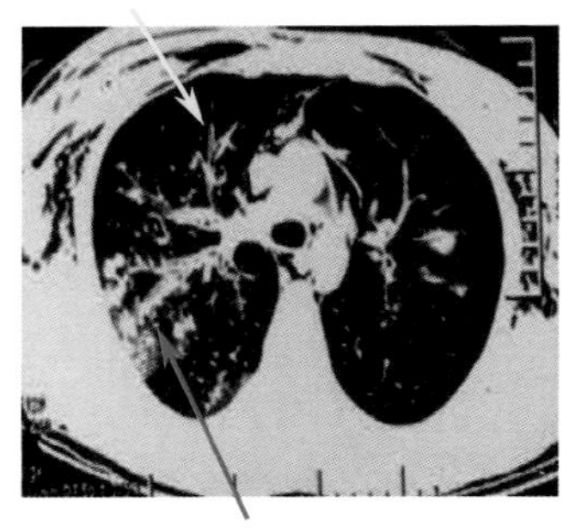
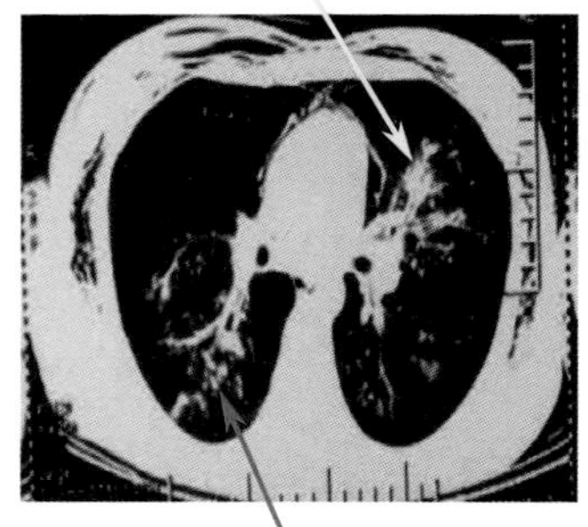

图 5-7　常见气道受侵型表现

黄箭：支气管壁增厚；红箭：多发结节、斑片影。

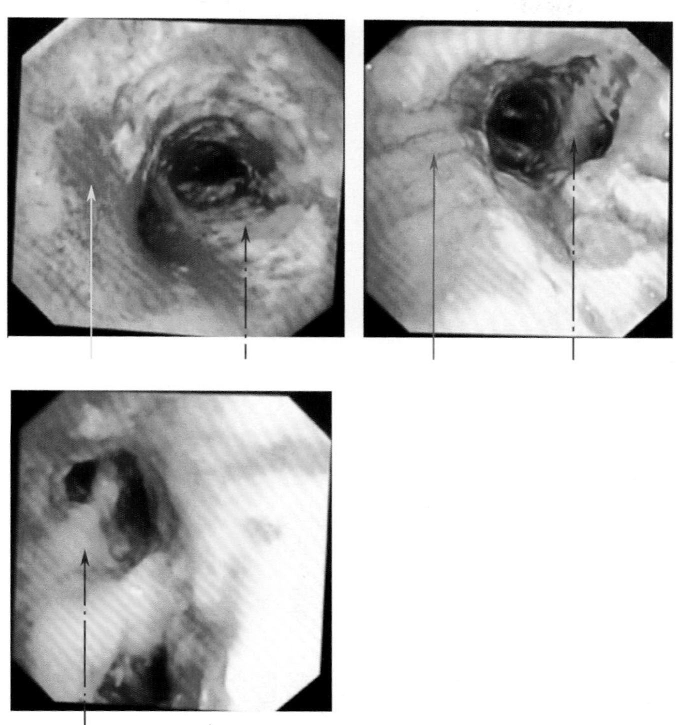

图 5-8　典型气管镜下表现

黄箭：黏膜充血水肿，触之易出血；红箭：黏膜不光滑；
蓝箭：黄白色假膜形成，难以吸除。

表 5-11　目前 IPA 的 4 个主要临床诊断标准

	EORTC/MSG 标准（2019）（针对血液系统疾病及免疫抑制者）	ICU 标准（针对 ICU 患者）	Bulpa 标准（针对慢阻肺）	IAPA 诊断标准（针对重症流感）
宿主因素（符合之一）	①粒细胞缺乏（NE<0.5×10^9/L 持续>10天）；②血液系统恶性肿瘤；③同种异体造血干细胞移植受者；④实体器官移植受者；⑤60天内持续应用治疗量糖皮质激素[≥0.3mg/(kg·d)>3周]；⑥90天内应用T细胞免疫抑制剂；⑦应用B细胞免疫抑制剂；⑧遗传性重度免疫缺陷；⑨急性移植物抗宿主病Ⅲ级或Ⅳ级累及消化道、肺或肝脏且对糖皮质激素反应不佳	①GOLD分级Ⅲ~Ⅳ级的慢阻肺患者 ②应用糖皮质激素治疗（未强调剂量、给药途径、持续时间）	①入ICU前或入ICU即刻粒细胞缺乏（NE<0.5×10^9/L）；②血液系统或实体器官恶性肿瘤应用细胞毒性药物治疗；③糖皮质激素治疗（泼尼松>20mg/d）；④遗传性或获得性免疫缺陷	ICU内所有重症流感 符合时间段要求（入ICU前7天至入ICU后3~4天）

续表

	EORTC/MSG 标准(2019) (针对血液系统疾病及免疫抑制者)	ICU 标准 (针对 ICU 患者)	Bulpa 标准 (针对慢阻肺)	IAPA 诊断标准 (针对重症流感)
临床特点(符合之一)	胸部 CT 出现下列 4 种征象中之一: ①致密、规则的病灶伴或不伴晕征 ②空气新月征 ③空洞 ④楔形或叶 / 段实变影	(1)以下症状 / 体征之一: ①经至少 3 天合适的抗细菌治疗后仍顽固性发热 ②经抗细菌治疗后退热 48 小时再次发热并除外其他原因 ③胸膜性胸痛 / 胸膜摩擦音 ④呼吸困难 ⑤咯血 ⑥经适当的治疗及机械通气后进行性加重的呼吸衰竭 (2)胸部 X 线片或胸部 CT 异常(未强调具体征象)	新近加重的呼吸困难,经合适的抗生素治疗无效,进行性胸部影像学加重(3 个月内;未强调必须行胸部 CT)	A: 影像学提示肺内浸润影(无特殊征象要求) 或 B: 影像学提示空洞性病变(无其他已知原因)

续表

	EORTC/MSG 标准(2019)(针对血液系统疾病及免疫抑制者)		ICU 标准(针对 ICU 患者)	Bulpa 标准(针对慢阻肺)	IAPA 诊断标准(针对重症流感)
微生物依据(符合之一)	(1)下呼吸道标本培养阳性 (2)GM 符合下列之一: ①单次血 GM ≥ 1.0 ② BALF GM ≥ 1.0 ③单次血 GM ≥ 0.7且BALF GM ≥ 0.8	(3)曲霉 PCR 符合下列之一: ①血标本连续两次以上阳性 ② BALF 标本连续两次以上阳性 ③至少 1 次血标本及 1 次 BALF 标本阳性	(1)下呼吸道标本曲霉菌培养和/或直接镜检阳性 (2)血清烟曲霉特异性抗体阳性(包含沉淀素) (3)连续两次血清 GM 阳性	下呼吸道标本培养阳性(必备条件)	A: (1)血清 GM > 0.5 (2)BALF GM ≥ 1.0 (3)BALF 曲霉培养阳性 B: (1)痰曲霉培养阳性 (2)气管内吸引物曲霉培养阳性

（二）IPA 的治疗及药物选择

根据诊断级别，IPA 的治疗也分为 3 级，即拟诊治疗（经验性治疗）、临床诊断治疗（抢先治疗）及确诊治疗（靶向治疗）。早期抗真菌治疗可明显改善预后。依据不同的作用机制，目前临床上常用的抗真菌药物分为 4 类，即多烯类（作用于细胞膜，代表药物两性霉素 B）、5- 氟胞嘧啶（作用于核酸合成）、棘白菌素类（作用于细胞壁，代表药物卡泊芬净）及唑类（作用于麦角固醇合成，代表药物伏立康唑、伊曲康唑、氟康唑）。IDSA（2016）推荐的 IPA 及 ATB 的治疗方案及注意事项如下（表 5-12），应用抗真菌药物除追求疗效外，一定注意药物的毒副作用、药物的相互作用及疗程，应用过程中建议血药浓度监测（尤其是唑类）。

表 5-12　IPA 的治疗选择（IDSA 2016）

	一线治疗	二线治疗	注意事项
IPA	伏立康唑： 静脉制剂首剂和第二剂 6mg/kg q12h.→序贯 4mg/kg q12h. 口服制剂 200~300mg q12h. 根据药物浓度监测调整剂量	初始治疗： 两性霉素 B 脂质体［3~5mg/(kg·d) 静脉滴注］ 艾沙康唑（首 6 剂 200mg q8h. → 序贯 200mg q.d.） 挽救治疗： 两性霉素 B 脂质体复合物［ABLC，5mg/(kg·d) 静脉滴注］ 卡泊芬净（首剂 70mg 静脉滴注 → 序贯 50mg q.d.）	一线治疗首选伏立康唑（强推荐；高质量证据级别） 二线治疗包括两性霉素 B 脂质体（强推荐；中等质量证据级别），艾沙康唑（强推荐；中等质量证据级别），其他两性霉素 B 脂质体（弱推荐，低质量证据级别） 不推荐初始联合治疗；但对部分明确诊断 IPA 患者的挽救治疗可考虑伏立康唑与棘白菌素类联合（强推荐；中等质量证据级别）

续表

	一线治疗	二线治疗	注意事项
IPA		米卡芬净(100~150mg q.d. 静脉滴注) 泊沙康唑(混悬液：200mg t.i.d.；片剂首剂 300mg b.i.d. → 序贯 300mg q.d.) 伊曲康唑混悬液(200mg q12h. 口服)	不推荐棘白菌素类单药作为 IPA 的一线用药，但可应用于挽救治疗中(单药或联合)(强推荐；中等质量证据级别)；也可用于唑类或多烯类药物有禁忌时(弱推荐，中等质量证据级别) 抗真菌疗程至少 6~12 周，根据免疫抑制程度和持续时间、病变部位、疾病改善程度综合决定(强推荐，低质量证据级别)
ATB	与 IPA 类似	联合吸入两性霉素 B (12.5mg b.i.d.)可能有效	-

（黄琳娜）

6 慢性阻塞性肺疾病急性加重的诊治常规

（一）定义

AECOPD 是一种急性起病的过程，慢性阻塞性肺疾病患者呼吸系统症状出现急性加重(典型表现为呼吸困难加重、咳嗽加剧、痰量增多和 / 或痰液呈脓性)，超出日常的变异，并且导致需要改变药物治疗。AECOPD 需与肺炎、充血性心力衰竭、气胸、胸腔积液、肺栓塞和心律失常等相鉴别。

（二）治疗

1. 祛除诱因

AECOPD 常见诱因见表 5-13。

表 5-13　AECOPD 常见诱因

上呼吸道病毒感染	气管 - 支气管感染
空气污染	吸烟
肺栓塞	吸入过敏原
外科手术	应用镇静药物
停用慢阻肺吸入药物治疗	气胸
胸腔积液	充血性心力衰竭
心律不齐	

2. 抗感染（图 5-9）

铜绿假单胞菌感染危险因素包括：①近 1 年住院史；②经常（>4 次 / 年）或近期（近 3 个月内）抗菌药物应用史；③极重度慢阻肺（FEV_1%pred<30%）；④应用口服糖皮质激素（近 2 周服用泼尼松 >10mg/d）；⑤既往分离培养出铜绿假单胞菌。如出现上述危险因素中任何 1 项，则考虑有铜绿假单胞菌感染可能。

3. 呼吸支持

（1）氧疗　氧疗是 AECOPD 住院患者的基础治疗，Venturi 面罩优于鼻导管低浓度吸氧。无严重合并症的 AECOPD 患者氧疗后，目标 PaO_2>60mmHg，SpO_2>90%，氧疗 30 分钟复查血气。

经鼻高流量氧疗（high flow nasal cannulae，HFNC）能够通过吸入高流量气体，产生一定水平的呼气末正压、冲刷上呼吸道生理无

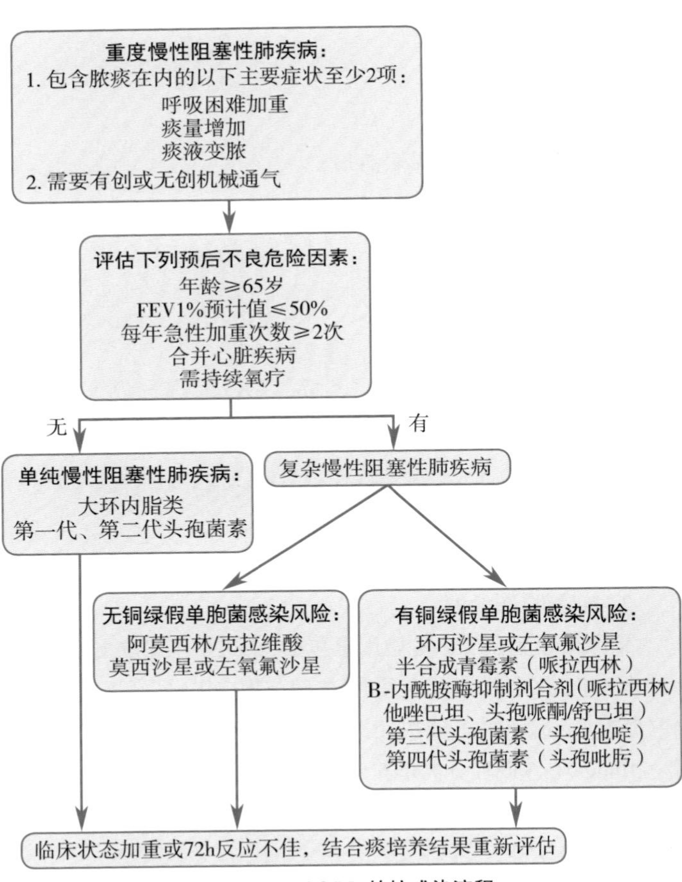

图 5-9　AECOPD 的抗感染流程

效腔、恒温恒湿的气体维持黏液纤毛清除系统功能、降低患者上气道阻力和呼吸功。

对于合并轻度呼吸衰竭且意识清楚的 AECOPD 患者，可在密切监测下尝试 HFNC，初始设置：气体流量 20~30L/min，根据

PCO_2 指标及患者耐受情况逐步上调；滴定 FiO_2，目标 SpO_2 维持在 88%~92%；温度设定 31~37℃。若 1 小时后病情加重，建议立即更换无创呼吸机或气管插管。

（2）无创正压通气（NPPV）适应证及相对禁忌证见表 5-14。

表 5-14 无创正压通气（NPPV）适应证及相对禁忌证

适应证	相对禁忌证
• 呼吸性酸中毒（动脉血 7.25<pH ≤ 7.35 和 / 或 $PaCO_2$> 45mmHg） • 严重呼吸困难合并临床症状、提示呼吸肌疲劳：呼吸功增加；例如辅助呼吸肌参与呼吸，出现胸腹矛盾运动；或者肋间肌群收缩 • 虽然持续氧疗，但仍然有低氧血症 •（不能通过文丘里面罩吸氧或 <0.4 吸氧浓度而改善）	• 呼吸停止或呼吸明显抑制 • 心血管系统不稳定（低血压、严重心律失常、急性心肌梗死） • 精神状态改变、不能合作 • 易误吸者 • 分泌物黏稠或量大 • 近期面部或食管手术 • 颅面部外伤、烧伤

通常选择 BiPAP 模式。呼气相压力（EPAP）从 4~6cmH_2O 开始，吸气相压力（IPAP）从 8~10cmH_2O 开始，根据患者耐受程度逐渐上调，直至达到满意的通气水平。

（3）AECOPD 有创正压通气（IPPV）指征见表 5-15。

表 5-15 AECOPD 有创正压通气（IPPV）指征

不能耐受 NIV 或 NIV 治疗失败（或不适合 NIV）	威胁生命的低氧血症
意识障碍	呼吸心搏骤停
痰多且黏稠且缺乏咳痰能力	大量吸入或持续呕吐
严重的室性心律失常	严重的血流动力学不稳定

(4) IPPV 模式参数选择

①常用模式包括 A/C、PSV 等。初始通常选择 A/C 模式，24~48 小时后患者呼吸驱动稳定可考虑改为 PSV 模式。

②初始设置原则为低通气、长呼气、慢频率。具体参数建议见表 5-16。

表 5-16　ACEOPD 的有创通气设置

通气参数	设置
容量控制	
潮气量	7~9ml/kg 理想体重
呼吸频率	10~15 次 /min
吸气流量	>60L/min
呼气时间	3~4s
PEEP	PEEPi 的 80% 左右，或 4~6cmH_2O
吸入氧浓度	SaO_2>90%
平台压	<30cmH_2O

精准 PEEP 设置说明：VC 模式，从低水平 PEEP（4~5cmH_2O）开始，每次上调 1~2cmH_2O 的 PEEP，如上调 PEEP 伴随同等或更大程度的 Pplat 上升，则维持初始 PEEP，如上调 PEEP 相应的 Pplat 上升幅度较 PEEP 变化值小、不变或下降，则可以进一步上调 PEEP。

(5) 有创 - 无创序贯通气的切换点把握（肺部感染控制窗，“PIC 窗”）　AECOPD 并发肺部感染得以部分控制，脓性痰液转为白色且痰量明显下降、肺部啰音减少且呼吸机 PSV 模式下，FiO_2<0.4，PEEP+PS ≤ 20cmH_2O，血气 pH>7.35，$PaCO_2$ 接近平素水平，通常可以考虑切换为无创正压通气。有创与无创序贯性机械通气策略有助于减少呼吸机相关性肺炎的发生与早日撤机。

4. 其他药物治疗

(1)雾化治疗　短效 β_2 受体激动剂(沙丁胺醇)、抗胆碱能药物(异丙托溴铵)雾化吸入,吸入布地奈德 8mg 治疗 AECOPD 与全身应用泼尼松龙 40mg 疗效相当。单独应用布地奈德雾化吸入不能快速缓解气流受限,需联合应用短效支气管扩张剂。

(2)全身糖皮质激素　AECOPD 住院患者宜在应用支气管扩张剂的基础上,加用糖皮质激素口服或静脉治疗。目前推荐使用泼尼松 40mg/d,疗程 5 天。口服泼尼松与静脉应用疗效相当。

(翟天姝)

7　支气管哮喘急性发作(重度及危重度)的诊治常规

(一) 定义

支气管哮喘急性发作是指喘息、气促、咳嗽、胸闷等症状突然发生,或原有症状急剧加重,伴有呼吸困难,以呼气流量降低为其特征,通常需要改变治疗药物。

(二) 支气管哮喘急性发作(重度及危重度)的识别

1. 重度急性发作的识别:休息时气短、端坐呼吸、讲话单字、焦虑烦躁、大汗淋漓、呼吸频率常 >30 次 / 分,伴随辅助呼吸肌活动和三凹征、哮鸣音响亮、脉搏 >120bpm,常有奇脉。静息状态下 PaO_2<60mmHg,$PaCO_2$>45mmHg,SaO_2<90%。

2. 危重度急性发作的识别:不能讲话、嗜睡或意识模糊、胸腹矛盾呼吸、哮鸣音减弱或消失、脉搏变慢或不规则，无奇脉。静息状态下 PaO_2<60mmHg，$PaCO_2$>45mmHg，SaO_2<90%，pH 降低。

（三）治疗

1. 糖皮质激素的应用　建议每日静脉甲泼尼龙 80~160mg 或等量琥珀酸氢考抗炎。

2. 解除支气管痉挛　$β_2$ 受体激动剂和抗胆碱药物（异丙托溴铵）雾化吸入，茶碱类药物可作为备选，注意监测茶碱血药浓度（10~20mg/L）。

3. 如哮喘发作诱因为感染则应积极控制感染。

4. 注意并发症及合并症的处理　脱水、酸碱失衡和电解质紊乱、气胸、肺栓塞、心力衰竭、肾衰竭等。

5. 呼吸支持

（1）氧疗：维持 SpO_2>90%~93% 的最低氧浓度即可。

（2）机械通气

1）无创通气适应证：①呼吸频率 >25 次 /min；②心率 >110 次 /min；③辅助呼吸肌的参与；④低氧，但氧合指数（PFR）>200mmHg；⑤高碳酸血症，但 PCO_2<60mmHg；⑥ FEV_1<50% 预计值。

2）无创通气相对禁忌证：①收缩压 <90mmHg 或需要血管活性药物维持血压；②有严重的心律失常或心肌缺血；③神志不好或需要建立人工气道以清除分泌物；④危及生命的低氧血症。

3）有创通气指征：同前文 AECOPD 有创通气指征。

通气原则为低通气、长呼气、慢频率（与 AECOPD 相仿，但 PEEP 设置有所不同），初始模式参数设置可参考表 5-17。

表 5-17　重症哮喘的有创通气设置

通气模式 / 参数	初始设置
通气模式	容量控制
分钟通气量	<10L/min
潮气量	6~8ml/kg
呼吸频率	10~14 次 /min
平台压	$<30cmH_2O$
吸气流速	60~80L/min
流速波形	递减波
呼气时间	4~5s
PEEP	0
FiO_2	使 SaO_2>90%~93% 的最低值

关于 PEEP：待患者病情好转，有规律的自主呼吸触发后，从降低患者吸气做功的角度，建议根据 PEEPi 调整 PEEP 的设定。

（3）ECMO 支持：有创通气无法纠正的严重呼吸性酸中毒（pH<7.2~7.25 或氧合指数 <80mmHg 的患者可以考虑补救性 VV-ECMO）。

（4）气管镜：重症哮喘形成的痰栓可能导致气道阻力明显升高，充分镇静镇痛（甚至肌松）的前提下行快速轻柔的气管镜检查和支气管肺泡灌洗（37℃生理盐水）有助于留取病原学和进行气道分泌物引流。

（翟天姝）

8 中高危肺栓塞的诊治流程

常见就诊原因：患者常因突发呼吸困难，咳嗽、胸痛及咯血等症状就诊，部分患者可出现休克，烦躁不安、晕厥甚至猝死（图 5-10）。

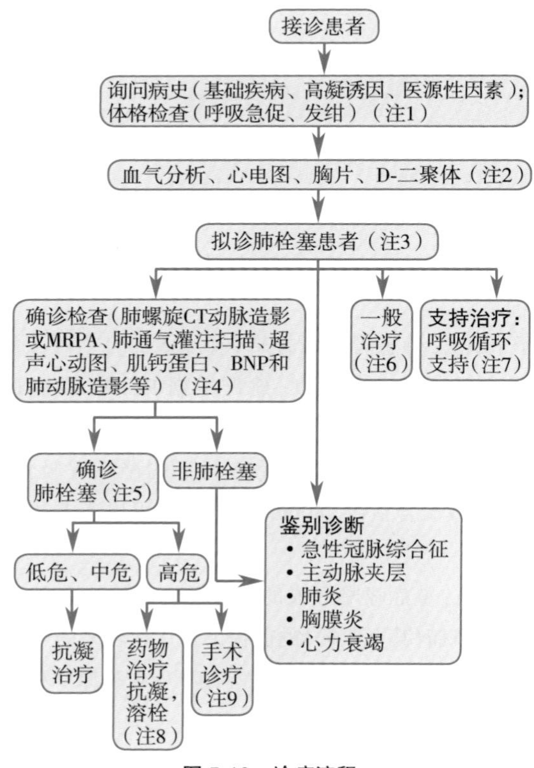

图 5-10 诊疗流程

第5章 常见危重症诊治常规

【诊疗流程注释】

(一)注 1

1. 询问病史采集

(1)应询问是否有基础疾病(目前临床常用不同的血栓风险评估量表,卧床制动、恶性肿瘤、感染、抗心磷脂抗体综合征等是常见的高危因素),肺血栓栓塞症(pulmonary thromboembolism,PTE)是肺栓塞最常见的类型,为来自静脉系统或右心的血栓阻塞肺动脉或其分支所致的疾病。

(2)其他少见病因可有长骨骨折致脂肪栓塞,羊水栓塞,癌栓,意外事故和减压病造成空气栓塞,寄生虫和异物栓塞。

(3)ICU 患者属于典型的高危人群,深静脉血栓(DVT)的发生率为 26%~32%。CVC(中心静脉置管)- 相关血栓形成发生率为 35%~67%。

2. 症状　呼吸困难及气促最常见,其他症状还包括胸痛(深呼吸或咳嗽时加重)、咯血、烦躁不安、惊恐甚至濒死感、咳嗽、晕厥、腹痛。

ICU 患者常见表现为心电监护示指尖氧饱和度下降,心率加快,心排血量猝然降低,血压下降、CVP 及右房压增高等。气道可吸出血性痰。当严重低血压时,可出现呼吸心搏骤停。

3. 体格检查　呼吸急促和呼吸频率增快(常 >20 次 /min)是肺栓塞常见的体征,采用机械通气患者常不易发现发绀。下肢静脉检查发现一侧大腿或小腿周径较对侧增加超过 1cm,或下肢静脉曲张,应高度怀疑。肺部听诊可闻及哮鸣音和 / 或细湿啰音,偶可闻及肺野血管杂音。循环系统体征可出现血压变化甚至休克、心动过速等；肺动脉瓣区第二心音亢进或分裂，P2>A2；颈静脉充盈或异常搏动。少数患者可伴发热。

（二）注 2

1. 血气分析常表现为低氧和 $PaCO_2$ 降低。部分患者血气分析可正常，不能据此排除肺栓塞诊断。

2. 心电图常没有特异性表现，动态观察对诊断意义更大。最常见的改变是 V_1~V_4 导联的 T 波倒置和 ST 段压低。比较有意义的改变是 $S_IQ_{III}T_{III}$ 型。其他改变还包括电轴右偏、新发的完全性和不完全性右束支传导阻滞，肺型 P 波和低电压等。

3. D- 二聚体常常升高，对急性 PTE 诊断敏感度高，特异性低。主要价值在于排除 APTE：低度可疑患者若 <500μg/L 可排除；中度可疑患者若 <500μg/L 也可排除，高度可疑患者不建议此检查。

4. 胸部 X 线片　该检查特异性不高，常表现为肺纹理稀疏、透过度增加，肺血流分布不均。偶见的征象包括肺浸润或肺梗死阴影。

（三）注 3

新发的呼吸困难或呼吸困难加重，胸痛或没有其他明显原因的低血压休克晕厥伴有单侧或双侧下肢不对称肿胀或疼痛者，合并有单个或多个危险因素的患者可拟诊肺栓塞。

（四）注 4

拟诊肺栓塞的患者应根据病情迅速完成以下相关检查以明确诊断。

1. 肺动脉增强CT（CTPA） CTPA能发现段以上的肺动脉内栓子，是确诊方法之一。直接征象是肺动脉内低密度充盈缺损，部分或完全包围不透光的血流之间（轨道征），或呈完全充盈缺损，远端血管不显影，但对亚段肺栓塞诊断有限。磁共振肺动脉造影（magnetic resonance pulmonary artery angiography，MRPA）适用于段以上的肺动脉内栓子诊断，适用于对碘造影剂过敏患者。

2. 核素肺通气、灌注扫描 典型的肺栓塞呈肺段分布的肺灌注缺损，并与通气显像不匹配，但检查时间长，限制了在高危PE患者中的应用。

3. 超声心动图 严重患者可发现右室壁局部运动幅度降低，右心室和/或右心房扩大，室间隔左移和运动异常，近端肺动脉扩张，三尖瓣反流速度加快，肺动脉高压表现等，偶在右房、右室或肺动脉近端发现血栓。

4. 脑利钠肽（BNP）或N末端脑钠肽前体（NT-proBNP） 是判断是否存在右心功能不全的指标，临床上根据其水平进行肺栓塞危险分层及治疗策略选择。BNP>90pg/ml或NT-proBNP>500pg/ml提示存在明确的右心功能不全。

5. 肌钙蛋白 排除心肌梗死等基础心脏疾病前提下，是判断是否存在心肌损伤的指标，临床上根据其水平进行肺栓塞危险分层及治疗策略选择。肌钙蛋白I>0.4ng/ml或肌钙蛋白T>0.1ng/ml提示存在心肌损伤。

6. 肺动脉造影 是肺栓塞的经典诊断方法，但有创且耗时长，目前少用。

7. 静脉加压超声（CUS） 主要用于诊断DVT。单层螺旋CT阴性或对造影剂过敏或肾功能不全的可疑PE患者，建议行下肢

CUS，进一步排除诊断。

（五）注 5

对确诊肺栓塞患者进行危险评估，2018 年中国指南推荐的危险分层和治疗策略见表 5-18。

表 5-18 肺栓塞危险分层和治疗策略

肺栓塞危险分层	休克或低血压	右室功能不全	心肌损伤	推荐治疗
高危	+	+	+	溶栓或肺动脉血栓摘除术
中高危	–	+	+	住院接受抗凝治疗
中低危	–	+/–	–/+	住院接受抗凝治疗
低危	–	–	–	早期出院或门诊治疗

（六）注 6——一般处理

1. 动态监测呼吸、心率、血压、静脉压、心电图及血气分析变化。

2. 使患者安静、保暖、吸氧；保持大便通畅，防止用力。

3. 适当应用镇静药物缓解患者的焦虑恐惧症状。

4. 有胸痛症状者给予止痛，必要时可给予吗啡、哌替啶、可待因。

（七）注 7——呼吸循环支持治疗

1. 呼吸支持

（1）经鼻导管或面罩吸氧。

(2)严重呼吸衰竭者可给予无创机械通气或气管插管有创机械通气(呼气末正压可降低静脉回心血量,加重低血压,避免气管切开以免溶栓或抗凝时出现局部大出血。

2. 循环支持

(1)对出现右心功能不全,但血压正常者,可予以多巴酚丁胺或多巴胺。

(2)若出现血压下降,可增大正性肌力药物剂量或使用去甲肾上腺素等(伴有血压下降的应慎用多巴酚丁胺)。血管活性药物在静脉注射负荷量后(多巴胺 3~5mg,去甲肾上腺素 1mg),持续静脉泵入维持。

(3)补液需谨慎,一般所予负荷量限于 500ml 之内,建议补液时动态评估心排血量和组织灌注。过多液体会加重右室扩大,减少心排血量。

(八)注 8——溶栓和抗凝治疗

1. 常用抗凝药物见表 5-19。

2. ICU 内中高危患者抗凝治疗的药物选择

(1)原则:高危患者溶栓后序贯抗凝治疗;中、低危患者抗凝治疗是基本的治疗措施;怀疑急性肺栓塞的患者等待进一步确诊过程中即应开始抗凝治疗。

(2)对于肾功能正常的患者可使用低分子肝素,而肾功能异常或后续因血栓负荷大可能溶栓的患者可使用普通肝素。

普通肝素给药方式及剂量调整见表 5-20。

表 5-19　常用抗凝药物

	普通肝素	低分子肝素	新型口服抗凝药	华法林	磺达肝癸钠(选择性Xa因子抑制剂)
应用指征	• 肾功能不全患者,因普通肝素经单核 - 吞噬细胞系统清除,不经肾脏代谢) • 高出血风险患者(因普通肝素抗凝作用可迅速被中和) • 高危及不稳定的中高危患者(桥接溶栓治疗)	• 对其他 APE 患者,低分子量肝素可替代普通肝素	• 2018 年指南推荐亦可首选新型口服抗凝药(NOAC)	• 初期应与肝素或低分子肝素重叠使用	• 发生 HIT 的 APE 患者
常用剂量	• 首剂负荷量为 40~80U/kg(一般 3 000~5 000U),继之 18U/(kg·h)维持(详见表 5-20)静脉泵入	• 100U/kg 每 12h 一次皮下注射	• 利伐沙班 15mg Bid 依度沙班 60mg Qd 达比加群 150mg Bid 口服	• 起始剂量为 2.5~3.0mg/d 口服	• 5mg(体重 <50kg) • 7.5mg(体重 50~100kg) • 10mg(体重 >100kg) 皮下注射

续表

	普通肝素	低分子肝素	新型口服抗凝药	华法林	磺达肝癸钠(选择性Xa因子抑制剂)
监测指标	• APTT目标为正常值的1.5~2.5倍	• 无须监测APTT • 对肾功能不全、肥胖、孕妇、老年患者需谨慎使用低分子量肝素，并应根据抗Xa因子活性来调整剂量 • 当抗Xa因子活性在0.6~1.0U/ml范围内推荐皮下注射每日2次 • 当抗Xa因子活性在1.0~2.0U/ml范围内推荐皮下注射每日1次	• 无须监测APTT • 出血高危患者可监测抗Xa因子活性	• 3~4日后开始测定国际标准化比值 • 当该比值稳定在2.0~3.0时停止使用低分子量肝素，继续予华法林治疗并监测INR	• 无须监测APTT
注意事项	• 需警惕肝素诱发血小板减少症(HIT)	• HIT发生率较普通肝素低 • 可在疗程>7天时每隔2~3天检查血小板计数	• 肾功能不全患者应减量或慎用		

表 5-20　根据 APTT 调整普通肝素用量的方案

APTT(S)	控制倍数	肝素剂量调节
<35	<1.2	初始：首剂负荷量 80U/kg 静脉推入，随后 18U/(kg·h) 复查：维持 80U/kg 再次静脉推入，然后增加 4U/(kg·h)
36~45	1.2~1.5	40U/kg 再次静脉推入，然后增加 2U/(kg·h)
46~70	1.5~2.3	维持原剂量
71~90	2.3~3.0	将维持量减少 2U/(kg·h)
>90	>3.0	停药 1h，随后减量 3U/(kg·h)继续给药

注意：该给药方案对于国内患者来说，剂量偏大，根据临床经验，可适当减少负荷量，但一般不 <50U/kg，维持剂量根据 APTT 调整。

(3)抗凝治疗的时间：个体化方案。

1)部分病例的危险因素可短期内消除，如口服雌激素、短期制动、创伤和手术等，抗凝治疗 3 个月即可。

2)对于栓子来源不明的首发病例，给予抗凝治疗至少 6 个月。

3)APTE 合并深静脉血栓形成患者需长期抗凝。

4)特发性或合并凝血因子异常的深静脉血栓形成导致的 APTE 需长期抗凝。

5)若为复发性肺血栓栓塞症或合并慢性血栓栓塞性肺高压的患者，需长期抗凝。

6)活动期肿瘤合并 APTE 患者也需长期抗凝治疗。

3. 溶栓治疗

(1)溶栓时间窗：通常在急性肺栓塞发病或复发后 2 周以内，症状出现 48 小时内溶栓获益最大，溶栓治疗开始越早，疗效越好。

(2)溶栓适应证和禁忌证见表 5-21。

表 5-21　溶栓适应证和禁忌证

溶栓的适应证	溶栓的绝对禁忌证	溶栓的相对禁忌证
• 存在心源性休克及/或持续低血压的高危大面积肺栓塞者 • 部分中危患者抗凝效果不佳，权衡出血获益风险也可考虑溶栓	• 活动性内出血 • 近期自发性颅内出血	• 2 周内的大手术、分娩、器官活检或不能以压迫止血部位的血管穿刺 • 2 个月内的缺血性脑卒中 • 10d 内的胃肠道出血 • 15d 内的严重创伤 • 1 个月内的神经外科或眼科手术 • 难于控制的重度高血压(收缩压 >180mmHg，舒张压 >110mmHg) • 近期曾行心肺复苏 • 血小板计数低于 $100 \times 10^9/L$ • 妊娠 • 细菌性心内膜炎 • 严重肝肾功能不全 • 糖尿病出血性视网膜病变 • 出血性疾病 • 动脉瘤 • 左心房血栓 • 年龄 >75 岁

危及生命的肺栓塞，溶栓没有绝对禁忌证！

(3)溶栓药物及溶栓方案：我国临床上常用的溶栓药物有尿激酶(UK)和重组组织型纤溶酶原激活剂(rt-PA)两种。推荐首选 rt-PA(50mg 静脉滴注或泵入 2 小时)方案。

(4)溶栓注意事项

1)溶栓前应常规检查血常规，血型，活化部分凝血激酶时间(APTT)，肝、肾功能，动脉血气，超声心动图，胸部 X 线片，心电图等作为基线资料。

2)备血。

3）向家属交代病情，签署知情同意书。

4）溶栓期间不建议使用肝素。

5）溶栓开始后每30分钟做一次心电图，复查动脉血气，APTT，严密观察患者的生命体征。

（5）溶栓疗效观察指标

1）症状：减轻，特别是呼吸困难好转。

2）体征：呼吸频率和心率减慢，血压升高，脉压增加。

3）动脉血气分析：PaO_2 上升，合并代谢性酸中毒者pH上升。

4）心电图：急性右室扩张表现（如不完全性右束支传导阻滞或完全性右束支传导阻滞、V_1 S波挫折，V_1~V_3 S波挫折粗顿消失等）好转，胸前导联T波倒置加深，也可直立或不变。

5）胸部X线平片：肺纹理减少或稀疏区变多，肺血分布不均改善。

6）超声心动图：室间隔左移减轻、右房右室内径缩小、右室运动功能改善、肺动脉收缩压下降、三尖瓣反流减轻等。

4. 肺栓塞特例

（1）妊娠肺栓塞：推荐使用低分子肝素抗凝，妊娠结束后可使用维生素K拮抗剂；抗凝治疗需持续至妊娠结束后3个月。注意分娩时不能使用溶栓治疗。除非在栓塞极为严重且外科取栓手术无法马上进行时可谨慎溶栓。

（2）肿瘤肺栓塞：低分子肝素治疗至少3~6个月，并应长期抗凝治疗。

（3）右心血栓：是肺栓塞复发的高危因素，如果不治疗，死亡率高达80%~100%。心脏超声可确诊右心血栓存在。除抗凝外，还应溶栓治疗或手术血栓清除术。

（九）注9——手术或介入治疗只限于有溶栓绝对禁忌证或溶栓失败的高危肺栓塞者

1. VA ECMO　适用于急性肺心病合并血流动力学不稳定和/或顽固性低氧患者，在ECMO支持下可进行后续手术处理。

2. 肺动脉取栓术适用于危及生命伴有休克的急性大面积肺栓塞，或肺动脉主干、主要分支完全堵塞，而有溶栓治疗禁忌证或溶栓等内科治疗无效的患者。肺动脉取栓术应在主肺动脉和叶肺动脉内进行，当血流动力学改善后就应终止操作。

3. 经皮导管取栓术及碎栓术　对于血栓栓塞于肺动脉近段的高危患者，当有溶栓禁忌证或溶栓治疗无效，可用导管碎解和抽吸肺动脉内巨大血栓或行球囊血管成形术，同时局部给予小剂量溶栓剂溶栓。

4. 腔静脉滤器-适应证　下肢近端静脉血栓，但抗凝治疗禁忌或抗凝治疗出现并发症；下肢近端静脉血栓溶栓治疗前以及充分抗凝治疗后肺栓塞复发；广泛、进行性静脉血栓形成；行导管介入治疗或肺动脉血栓剥脱术；伴严重肺动脉高压或肺源性心脏病；滤器只能预防肺栓塞复发，并不能治疗。

（张　祎）

9　免疫力低下患者怀疑肺部感染诱发呼吸衰竭的初始诊治常规

免疫力低下患者怀疑肺部感染诱发呼吸衰竭初始诊治常规见图5-11。

免疫力低下患者

1. 异体HSCT患者/自体HSCT患者
2. 粒细胞缺乏患者
3. 血液系统肿瘤
4. 实体器官移植患者
5. HIV（+）患者
6. 结缔组织疾病应用过大量免疫抑制剂患者
7. 血管炎应用过大量免疫抑制剂患者
8. 长期或大量接受皮质激素治疗患者：应用等效强的松20mg/d超过1个月，或3个月内应用等效强的松量60mg/d超过2周
9. 严重营养不良患者
10. 严重糖尿病患者

呼吸支持

早期NPPV，2~4小时无明显好转或恶化则有创通气

明确病原学

痰 咽拭子 血 尿 便 体腔积液 BALF PPD 瘤标

抗感染

可能需要覆盖：肺孢子菌、CMV、真菌、细菌、结核等。

提高抵抗力

减少激素或免疫抑制剂剂量应用白蛋白、球蛋白、血浆、G-CSF或GM-CSF等。

其他脏器功能的监测与保护&营养支持

保护性隔离&防止交叉感染

初始检查常规

1. 一般常规(24h内)：三大常规、生化、凝血四项、血气分析、血沉、CRP、D-Dimer、乙肝五项+丙肝抗体、HIV+TP、床旁血糖、心电图、胸片、超声（心脏彩超，腹部B超）
2. 病原学及相关鉴别诊断（*积极追访检查结果*）

2.1 痰：涂片找细菌和真菌、细菌及真菌培养+药敏、抗酸杆菌、肺孢子菌、肿瘤细胞

2.2 咽拭子：培养+药敏

2.3 血：培养+药敏、支原体及衣原体抗体、军团菌抗体、结核抗体、病毒六项PCR、CMVpp65抗原、CMV-IgG+IgM、TB-PCR、ADA、PCT、G试验、GM试验

2.4 尿：涂片找细菌和真菌、中段尿培养+药敏

2.5 便：涂片找细菌和真菌

2.6 体腔积液（病情允许时应尽量取得体腔积液并送相关病原学检查）：胸水常规、生化、培养、涂片、ADA、找肿瘤细胞、找抗酸杆菌

2.7 免疫状况评价：血清蛋白电泳、自身免疫、体液免疫、风湿-类风湿、T细胞亚群、补体

2.8 **支气管镜：极为重要，尽量早期完成！**

2.9 其他：PPD试验，结核抗体，肿瘤标记物

3. **胸部CT：极为重要，尽量早期完成！**
4. 必要时可行TBLB、冷冻肺活检、CT或超声引导下肺活检或开胸肺活检（OLB）

图 5-11　免疫力低下患者怀疑肺部感染诱发呼吸衰竭初始诊治常规

* 注：流感、糖尿病患者属于免疫力低下人群

（冯莹莹）

10　休克的分类与鉴别诊断

（一）休克的定义

有效循环容量不足，组织器官微循环灌注急剧减少为特征的急性循环功能衰竭综合征。其本质是氧输送减少和/或氧消耗增加或氧利用不充分导致的细胞和组织缺氧。

（二）休克的分类

根据血流动力学特点可以分为分布性休克、心源性休克、低血容量性休克及梗阻性休克，见表 5-22。但它们之间并不互斥，很多循环衰竭患者同时存在数种休克（多因素休克）。每类休克均有多种病因，见表 5-23。

表 5-22　休克的分类

	低血容量性休克	心源性休克	分布性休克	梗阻性休克
基本机制	循环容量丢失	泵功能衰竭	血管收缩舒张调节功能异常	血流主要通道受阻
常见病因	失血、烧伤、感染、血管通透性增高如中毒、过敏	心肌梗死、心力衰竭、心律失常	感染性、神经性损伤、过敏性、麻醉药物过量	腔静脉/肺动脉梗阻、心包缩窄或填塞、瓣膜狭窄、张力性气胸

续表

		低血容量性休克	心源性休克	分布性休克	梗阻性休克
血流动力学特点	前负荷	↓↓	↑	↓	↑或↓或→
	心排血量	↓	↓↓	↑	→或↓
	后负荷	↑	↑	↓↓	↑↑

表 5-23 休克的病因

分布性	感染性	• 细菌（G^-、G^+） • 真菌 • 病毒 • 寄生虫 • 分枝杆菌
	非感染	• 炎症状态（SIRS）：烧伤、创伤、胰腺炎、心肌梗死后、CABG 术后、心肺复苏后、羊水栓塞、脂肪栓塞、特发性毛细血管渗漏综合征 • 神经源性：创伤性颅脑损伤、脊髓损伤、神经阻滞麻醉 • 过敏性：IgE 介导（食物、药物、虫类咬伤 / 蜇伤）、非 IgE 介导（右旋糖酐、英夫利昔单抗）、非免疫源性（运动、热射病）、特发 • 其他：肝衰竭、输血反应、血管麻痹（扩血管药、体外循环）、中毒（重金属）、脚气病、中毒休克综合征
心源性	心肌	• 心梗（左室受累 >40% 或广泛缺血） • 严重右心梗死 • 扩张型心肌病等引起心力衰竭并急性加重 • 缺血时间过长引起心肌顿抑（心搏骤停、低血压、体外循环） • 感染性休克进展到后期 • 心肌挫伤 • 药物诱导（β 受体阻滞剂）

续表

心源性	节律	• 心动过速：房性心律失常（房颤、房扑、折返性心动过速）、实性心动过速和室颤 • 心动过缓：完全性房室传导阻滞、莫氏二度Ⅱ型房室传导阻滞
	机械性	• 严重瓣膜功能不全、急性瓣膜撕裂（乳头肌或腱索断裂、瓣周脓肿）、严重瓣膜狭窄、急性或严重室间隔功能不全、室壁瘤破裂、心房黏液瘤
低血容量性	失血性	• 创伤、消化道出血、术中/术后出血、腹膜后出血（主动脉动脉瘤破裂）、出血性胰腺炎、医源性（不合理的活检）、肿瘤或脓肿坏死侵犯血管、宫外孕破裂、产后出血、子宫/阴道出血（感染、肿瘤、撕裂）、自发性出血
	非失血性	• 经胃肠道丢失（腹泻、呕吐、引流），皮肤丢失（热射病、烧伤、皮科疾病）、肾脏丢失（药物引起、渗透利尿、脑耗盐综合征、醛固酮增多症）、第三间隙丢失（术后/创伤、小肠梗阻、挤压伤、胰腺炎、肝硬化）
梗阻性	肺血管	• 影响血流动力学的肺栓塞、严重肺动脉高压、严重或畸形的肺动脉/三尖瓣梗阻、静脉气栓
	机械性	• 张力性气胸或血胸（创伤、医源性）、心脏压塞、缩窄性心包炎、限制性心肌病、严重动态过度充气（内源性 PEEP 过高）、左室或右室流出道梗阻、腹腔间隔室综合征、主动脉受压
混合型		• 内分泌：肾上腺皮质功能不全、甲状腺毒症 • 代谢：体温过低、酸中毒

（三）鉴别诊断

以超声为导向鉴别休克类别，见表 5-24。

表 5-24 以超声为导向鉴别休克类别

RUSH	低血容量性休克	心源性休克	分布性休克	梗阻性休克
血泵	心脏收缩增强 心腔变小	心脏收缩减弱 心腔扩大	心脏收缩亢进（休克早期） 心脏收缩减弱（休克晚期）	心脏收缩增强 心包积液 心脏压塞 右心室劳损 心脏血栓
血管内容量	下腔静脉塌陷 颈静脉塌陷 腹腔积液（液体丢失） 胸腔积液（液体丢失）	下腔静脉扩张 颈静脉扩张 肺火箭征（肺水肿） 胸腔积液 腹腔积液	下腔静脉正常或变窄 腹腔积液（感染来源可能） 胸腔积液（感染来源可能）	下腔静脉扩张 颈静脉扩张 肺滑动征消失（气胸）
血管	主动脉瘤 主动脉夹层	正常	正常	深静脉血栓

（冯莹莹）

11 脓毒症/脓毒性休克早期液体复苏及集束化治疗

（一）2018 年 SCC 拯救脓毒症运动 1 小时 bundle

表 5-25 脓毒症治疗 1 小时 bundle

- 测定血乳酸水平，如果乳酸 >2mmol/L 则需复测
- 应用抗生素前抽取血培养
- 应用广谱抗生素

续表

- 对于低血压或乳酸≥4mmol/L的患者以30ml/kg作为前3h容量复苏基本目标开始快速补充晶体液
- 患者液体复苏期间或之后仍存在低血压，使用升压药以维持平均动脉压(MAP)≥65mmHg

对bundle的补充建议：

1. 应用抗生素前最好也获得疑诊感染部位的病原，如痰、ETA、BALF、体腔积液等的培养和核酸等。

2. 危及生命的低血压建议同时补液及应用升压药。

(二) 初始复苏

初始复苏的基础是快速恢复灌注和早期给予抗生素。

1. 组织灌注主要通过积极静脉补液来实现，选择晶体液(首选乳酸钠林格氏液，生理盐水和林格氏液因为可能导致高钠高氯血症和酸中毒，不首先推荐)，用量为30ml/kg(实际体重)，在发病后1小时内开始并在最初3小时内完成。

2. 选择针对疑似感染部位和疑似感染微生物的抗生素作为经验性治疗方案，最好在第一小时内给予。

3. 应临床追踪所有患者的MAP、尿量、心率、呼吸频率、皮肤颜色、毛细血管再充盈时间、体温、脉搏血氧饱和度和意识状态的变化。监测治疗反应的复苏目标：中心静脉血氧饱和度($ScvO_2$) ≥70%、中心静脉压(CVP)8~12mmHg、MAP≥65mmHg，尿量≥0.5ml/(kg·h)。

(冯莹莹)

12　低血容量性休克

（一）严重程度的评估（表 5-26）

表 5-26　失血严重程度分级

评价指标	分级级别			
	Ⅰ	Ⅱ	Ⅲ	Ⅳ
出血量（$ml \cdot kg^{-1}$）	≤ 10	10~20	20~30	>30
出血量（% 血容量）	<15%	15%~30%	30%~45%	>45%
脉搏（次·min^{-1}）	<100	>100	>120	>140
血压	正常	随体位改变	显著降低	极度降低
呼吸频率（次·min^{-1}）	14~20	20~30	30~40	>35
尿量（$ml \cdot kg^{-1} \cdot h^{-1}$）	正常	0. 5~1	0. 25~0.5	无尿
神经系统症状	正常	焦虑	焦虑混乱	昏睡
液体复苏	晶体	晶体	晶体与血制品	晶体与血制品

注：出血分级用于指导液体治疗，各项体征用于评估大致的出血量。Ⅰ级患者为非休克状态，Ⅱ级患者多代偿良好，只需简单的液体复苏；Ⅲ级和Ⅳ级患者心肺功能失代偿，需立刻进行治疗。

（二）诊疗要点

1. 补液速度　无法估测患者总失液量时，按照以下原则：

（1）初始阶段：尽可能快地输注至少 1~2L 等张晶体溶液，尝试恢复组织灌注。

（2）维持阶段：只要体循环血压仍然较低，就应该以初始的快速率继续补液。血压（如 MAP 65~70mmHg）、尿量、精神状态和外周灌注等临床体征往往足以指导复苏。外周水肿通常由急性稀释性低白蛋白血症导致，不应作为液体复苏充分或液体过剩的标志。

（3）监测补液：若患者经 1~2 小时的初始液体复苏无效，则宜进一步监测。对于这类患者，监测中心静脉压有助于指导治疗。

2. 输注液体的选择　补液的选择取决于丢失液体的类型。若患者严重容量不足的原因不是出血，治疗通常优选等张晶体液。严重失血性低血容量或失血性休克患者，初始容量复苏过程中适当输注红细胞。

（1）晶体溶液：包括盐溶液、缓冲液（氯化物限制性）（如乳酸林格氏液、Hartmann 液、Plasma-lyte 和碳酸氢盐缓冲型 0.45% 盐水）。

（2）胶体溶液：包括白蛋白溶液、高渗淀粉溶液、右旋糖酐溶液和明胶溶液。

（3）血液制品

（三）复苏流程（图 5-12）

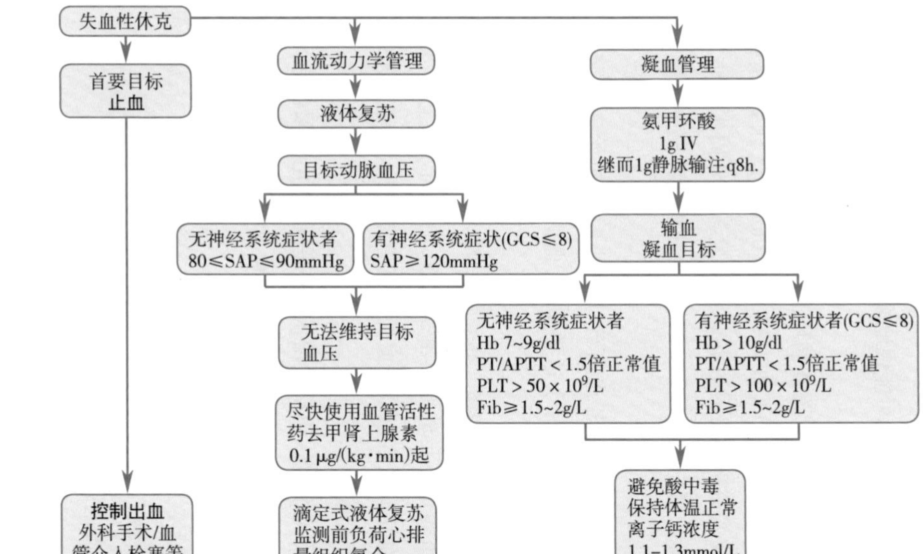

图 5-12　失血性休克的复苏流程

（冯莹莹）

13 大咯血

大咯血指一次性咯血量 >100ml 或 24 小时咯血量 >500ml，多由支气管动脉或肺动脉血管破裂所致。需要注意的是，患者的咯血量与实际出血量有时不完全一致，如果患者出现了气道阻塞或循环不稳定的情况，均需按大咯血处理。

大咯血是一种医疗急症，进展快，死亡率高，大量血液淹没气道，患者可迅速出现窒息并导致心血管衰竭。大咯血最重要的措施是控制患者气道，隔离并控制出血。

大咯血的具体处理流程如下（图 5-13）：

1. 生命体征监测、血气分析、凝血功能、血常规（血红蛋白）监测。

2. 患侧卧位（假如知晓出血侧）。

3. 建立人工气道（最好是≥ 8.5 号气管导管）。

4. 迅速评估是否可以行大口径支气管镜（明确出血部位、协助气管插管、钳夹或吸引血凝块，通畅气道、注入冰盐水或肾上腺素止血）。

5. 有条件的立即转 ICU。

6. 垂体后叶素 5~10U+GS 20~40ml 缓慢静脉注射，继之以 1~2U/h 静脉泵入。

7. 酚妥拉明 10~20mg+5%GS 250~500ml 静脉滴注。

8. 静脉补液、输血纠正休克。

9. 硬支气管镜使用（限呼吸介入专业人员），电凝、冷冻、消融、球囊等技术（最好在建立人工气道后进行）。

10. 由于大咯血 90% 来自支气管动脉，因此支气管动脉栓塞

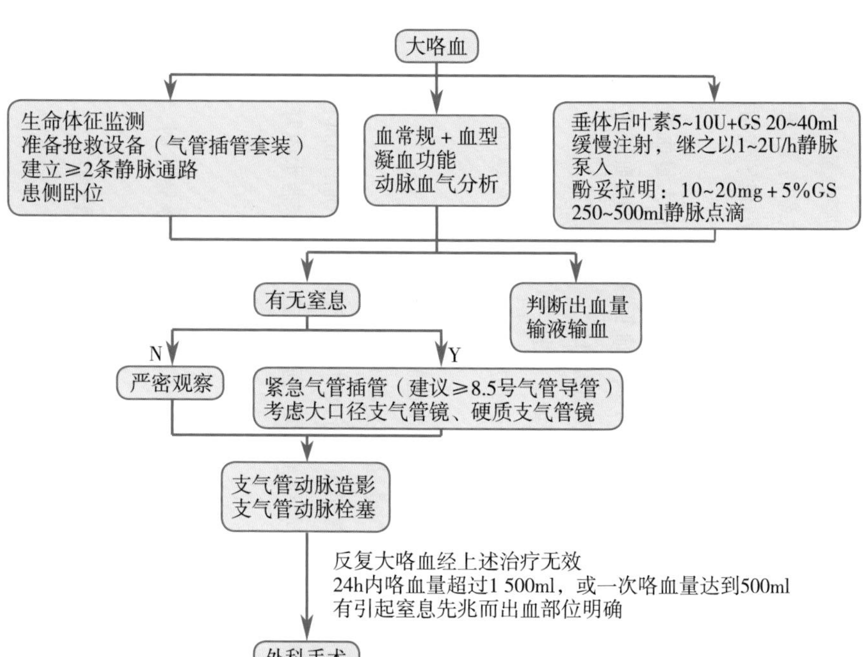
大咯血
生命体征监测
准备抢救设备（气管插管套装）
建立≥2条静脉通路
患侧卧位
血常规＋血型
凝血功能
动脉血气分析
垂体后叶素5~10U+GS 20~40ml
缓慢注射，继之以1~2U/h静脉
泵入
酚妥拉明：10~20mg＋5%GS
250~500ml静脉点滴
有无窒息
判断出血量
输液输血
N
Y
严密观察
紧急气管插管（建议≥8.5号气管导管）
考虑大口径支气管镜、硬质支气管镜
支气管动脉造影
支气管动脉栓塞
反复大咯血经上述治疗无效
24h内咯血量超过1 500ml，或一次咯血量达到500ml
有引起窒息先兆而出血部位明确
外科手术

图 5-13 咯血救治流程

术（bronchial artery embolization，BAE）往往是最有效的止血方式，成功率可达 70%~99%，具体指征：任何原因所致的急性大咯血，病因一时无法去除，为缓解病情，创造条件进行手术时；不适合手术，或者患者拒绝手术，内、外科治疗无效者。

11. 反复大咯血经积极保守治疗无效，24 小时内咯血量超过 1 500ml，或一次咯血量达到 500ml，有引起窒息先兆而出血部位明确且没有手术禁忌证者，可考虑急诊手术止血。

12. 评估 CT 的必要性和可行性。

注意氨甲苯酸和酚磺乙胺疗效有限，目前尚无循证医学证据，有时可能会引起血栓，不推荐常规应用。另大咯血除引起窒息外，还需要关注其引起肺不张、失血性休克、感染播散和继发性感染等并发症。

（黄 絮）

14 消化道大出血

消化道出血按其出血部位，来源于 Treitz 韧带以上部分称为上消化道出血，以远部分称为下消化道出血，ICU 收治患者中以上消化道出血更为常见，而其中 80% 以上患者为非静脉曲张性出血。消化道大出血定义为消化道出血短期内超过 1 000ml 或超过循环血容量的 20%，治疗流程应包括病情评估、稳定循环、初始的药物治疗和积极的病因治疗。见图 5-14。

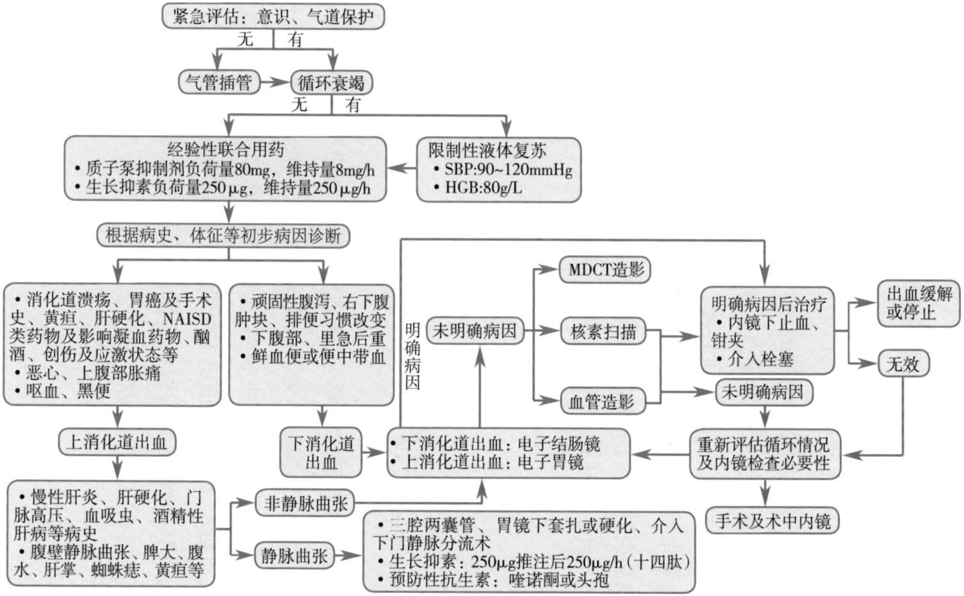

紧急评估：意识、气道保护

无 | 有

气管插管

循环衰竭

无 | 有

经验性联合用药
- 质子泵抑制剂负荷量80mg，维持量8mg/h
- 生长抑素负荷量250μg，维持量250μg/h

限制性液体复苏
- SBP:90~120mmHg
- HGB:80g/L

根据病史、体征等初步病因诊断

- 消化道溃疡、胃癌及手术史、黄疸、肝硬化、NAISD类药物及影响凝血药物、酗酒、创伤及应激状态等
- 恶心、上腹部胀痛
- 呕血、黑便

- 顽固性腹泻、右下腹肿块、排便习惯改变
- 下腹部、里急后重
- 鲜血便或便中带血

上消化道出血

下消化道出血

- 下消化道出血：电子结肠镜
- 上消化道出血：电子胃镜

明确病因

未明确病因

MDCT造影

核素扫描

血管造影

明确病因后治疗
- 内镜下止血、钳夹
- 介入栓塞

未明确病因

出血缓解或停止

无效

重新评估循环情况及内镜检查必要性

手术及术中内镜

- 慢性肝炎、肝硬化、门脉高压、血吸虫、酒精性肝病等病史
- 腹壁静脉曲张、脾大、腹水、肝掌、蜘蛛痣、黄疸等

非静脉曲张

静脉曲张

- 三腔两囊管、胃镜下套扎或硬化、介入下门静脉分流术
- 生长抑素：250μg推注后250μg/h（十四肽）
- 预防性抗生素：喹诺酮或头孢

图 5-14　消化道大出血的治疗流程

（顾思超）

15 重症急性胰腺炎

（一）急性胰腺炎诊断标准

符合以下 3 条中的 2 条，即可诊断为急性胰腺炎。

1. 急性、上腹或左上腹部中～重度持续性疼痛，可有阵发性加重或向腰背部放射。

2. 血清淀粉酶和 / 或脂肪酶活性增高≥正常值上限 3 倍。

3. 影像学提示胰腺有形态改变。

（二）病因分析

常见胆石症、酒精、高脂血症（高甘油三酯血症）；少见于经内镜逆行性胰胆管造影术（ERCP）、药物（呋塞米、激素、四环素等）、腹部外伤、手术、休克、高钙血症、自身免疫性、病毒感染、肿瘤（>40 岁）。病因不能明确者称为特发性。

（三）病情评估

1. 按严重程度分类

（1）轻症 AP（mild acute pancreatitis，MAP）：满足以下情况之一：无脏器衰竭、无局部或全身并发症，Ranson 评分 <3 分，APACHE Ⅱ评分 <8 分，BISAP 评分 <3 分，改良 CT 严重指数（MCTSI）评分 <4 分。通常在 1~2 周内恢复，病死率极低。

（2）中度重症 AP（moderately severe acute pancreatitis，MSAP）：急性期满足下列情况之一：Ranson 评分≥ 3 分，APACHE II 评分≥ 8 分，BISAP 评分≥ 3 分，MCTSI 评分≥ 4 分，可有一过性

(<48 小时)的器官功能障碍。恢复期出现需要干预的假性囊肿、胰瘘或胰周脓肿等。

(3) 重症 AP(severe acute pancreatitis,SAP):满足下列情况之一:持续(>48 小时)的器官功能衰竭,改良 Marshall 评分≥ 2 分。如后期合并感染则病死率极高。

2. 常用评分系统(表 5-27~ 表 5-29)

表 5-27 MCTSI(modified CT severe index)

项目	评分
胰腺炎症反应分级	
正常胰腺	0
胰腺和 / 或胰周炎性改变	2
单发或多个积液区或胰周脂肪坏死	4
胰腺坏死分级	
无胰腺坏死	0
坏死范围≤ 30%	2
坏死范围 >30%	4
胰腺外并发症	
胸腔积液、腹水、血管或胃肠道等	2

注:MCTSI 评分为炎性反应 + 坏死 + 胰腺外并发症评分之和。

Ranson 急性胰腺炎评分(每项 1 分,共 11 分。总分越高,死亡率越高):

(1) 入院时指标:①年龄 >55 岁;②血糖 >11.1mmol/L;③AST>250U/L;④LDH>350U/L;⑤白细胞数 $>16\times10^9$/L。

(2) 入院后 48 小时指标:①血钙浓度 <2mmol/L;②PaO_2<

第5章 常见危重症诊治常规

60mmHg；③碱缺失 >4mmol/L；④血 BUN 上升 >1mmol/L；⑤Hct 下降 >10%；⑥体液丢失量（入量 - 出量）>6L。

表 5-28 改良 Marshall 评分

项目	0 分	1 分	2 分	3 分	4 分
呼吸（PaO_2/FiO_2）	>400	301~400	201~300	101~200	<101
循环（收缩压 / mmHg）	>90	<90，补液后可纠正	<90，补液不能纠正	<90，pH<7.3	<90，pH<7.2
肾脏［肌酐 /（$\mu mol \cdot L^{-1}$）］	<134	134~169	170~310	311~439	>439

表 5-29 BISAP 评分（bedside index for severity in AP）

参数	0 分	1 分
血尿素氮 /（$mg \cdot dl^{-1}$）	≤ 25	>25
意识障碍（GCS 评分）	15	<15
SIRS	无	有
年龄 / 岁	≤ 60	>60
胸腔积液	无	有

（四）重症急性胰腺炎监测

1. 脏器功能监测

（1）常规化验检查：血常规、血糖、肝肾功能、血淀粉酶和脂肪酶、血气分析、凝血功能、心梗四项；胸部 X 线片 / 胸部 CT、ECG。

（2）血容量监测：容量不足是 SAP 早期最突出的病理生理变化。

血容量监测需要依靠血流动力学(CVP、心脏超声、PiCCO等评价容量状态和心功能)、监测生命体征、体格检查、尿量、酸碱状态。

(3)毛细血管渗漏综合征(capillary leakage syndrome,CLS):典型表现是在大量液体复苏过程中,迅速出现低蛋白血症、进行性全身水肿和低容量性低血压等表现。还可出现血液浓缩和间质水肿,最常见于间质性肺水肿、间质性脑水肿、肠功能障碍和腹腔间隔室综合征。

(4)间质性肺水肿:①临床表现:突发喘息性呼吸困难和低氧血症;两肺散在高调的干性啰音和/或哮鸣音(为间质水肿液压迫小支气管使其管腔变窄所致)。②胸部X线:肺纹理增多变粗,边缘模糊不清、支气管袖口征(即支气管轴位投影可见到的管壁环厚度增宽,边缘模糊)、肺野透光度低而模糊,肺小叶间隔增宽,形成Kerley B线。当患者出现呼吸困难和低氧血症时需要排除喘息性支气管炎急性发作、心源性肺水肿和容量过负荷。

(5)腹内压增高和腹腔间隔室综合征(abdominal compartment syndrome,ACS):ACS定义为腹内压持续>20mmHg,并伴有新发的器官功能衰竭。SAP腹腔内高压的原因包括:积极复苏引起的组织水肿、腹膜大量渗出、组织水肿、肠梗阻。ICU患者应接受连续的膀胱压力测定(具体方法见相关章节)。

(6)全身炎症反应综合征(systemic inflammatory response syndrome,SIRS):SIRS是AP最常见的全身并发症,多发生于MSAP和SAP。AP时符合以下中2项及以上,可以诊断为SIRS:①心率>90次/min;②体温<36℃或>38℃;③WBC<4×10^9/L或>12×10^9/L;④呼吸频率>20次/min或PCO_2<32mmHg。SIRS持续存在将会增加AP发生MODS的风险。

(7)多器官功能障碍综合征(multiple organ dysfunction

syndrome, MODS): 目前尚无诊断金标准，多器官功能障碍及衰竭评估（Marshall 评分）、序贯器官衰竭评估（SOFA 评分）、qSOFA、Logistic 脏器功能不全评分（LODS 评分）可用于辅助诊断。

（8）脓毒症（sepsis）：脓毒症主要以革兰氏阴性杆菌感染为主。

2. 局部并发症的监测

（1）腹部 CT：胰腺 CT 平扫有助于 AP 起病初期明确诊断。在 MSAP 或 SAP 的病程中，建议每 1~2 周随访 CT 检查。评估胰腺进展及局部并发症（急性胰周液体积聚、急性坏死物积聚、胰腺假性囊肿、包裹性坏死、胰腺脓肿）。

（2）腹部增强 CT：诊断胰腺坏死的最佳方法。通常建议起病 5~7 天后进行（胰腺炎早期不易坏死）。

（五）重症急性胰腺炎治疗

1. 液体复苏

（1）早期积极大量快速液体复苏，建议使用晶体液动态评价复苏效果（血压、血管活性药用量、尿量、乳酸等），合并胸腔积液及 ARDS 的患者注意肺水肿和氧合情况。第一个 24 小时的液体复苏绝对量并不重要！关键是前负荷和组织灌注指标是否达标。

（2）每隔 4~6 小时评估液体需求，避免补液过度。复苏成功的指标包括：尿量 >0.5~1ml/（kg·h）、平均动脉压（MAP）>65mmHg、心率 <120 次 /min、BUN<7.14mmol/L（如果 BUN>7.14mmol/L，在 24 小时内下降至少 1.79mmol/L）、Hct 在 35%~44%。

2. 抑酸抑酶

（1）生长抑素及其类似物（抑制胰酶分泌）：生长抑素类似物 0.6mg+NS 42ml 持续泵入 2ml/h 或生长抑素 6mg+48ml NS 静脉泵入 2ml/h。

(2) 质子泵抑制剂(抑酸):奥美拉唑 120mg+NS 100ml 持续泵入 24 小时。

(3) 蛋白酶抑制剂(抑制胰酶活性):乌司他丁 30 万 U+100ml NS iv.gtt q.8h.。

3. 脏器功能支持

(1) ARDS/ 呼吸衰竭时考虑机械通气(慎用无创,可能导致胃胀气,加重腹胀和腹腔高压)。

(2) CRRT:指征是肾衰竭或尿量≤ 0.5ml/(kg·h);早期伴 2 个或 2 个以上器官功能障碍;全身炎症反应综合征伴心动过速、呼吸急促,经一般处理效果不明显;伴严重水、电解质紊乱;伴胰性脑病等。

(3) 腹腔间隔室综合征(ACS)的处理:当膀胱压持续或反复≥ 12mmHg 时,推荐采取非手术治疗,包括胃肠减压、腹内减压(引流腹腔积液)、改善腹壁的顺应性,若考虑液体超负荷,可限制液体摄入,利尿或血液超滤,改善腹壁顺应性及循环管理。改善肠道功能,目标是将 IAP 维持在 15mmHg 以下。在经积极的非手术干预治疗后,IAP 仍 >20mmHg 伴其他器官衰竭风险,应采取更积极的外科干预治疗。

4. 对症治疗　定时灌肠(警惕腹腔间隔室综合征)、对症止痛(建议哌替啶、芬太尼,避免吗啡、阿托品、654-2)。

5. 预防感染　常规使用抗生素(抗菌谱为革兰阴性菌和厌氧菌为主、脂溶性强、有效通过血胰屏障三大原则):三 / 四代头孢、喹诺酮类、碳青霉烯类、甲硝唑 / 奥硝唑。

6. 营养支持　患者症状改善后或出现饥饿感、24 小时以内即可经口进食,如不能耐受经口饮食,应在 72 小时内尽早开始肠内营养(EN)。尽量避免全肠外营养。根据腹内压(IAP)决定营养支持方式:① IAP<15mmHg,早期 EN 首选鼻空肠管或鼻胃管。

② IAP>15mmHg 的患者，通过鼻空肠管，速率从 20ml/h 开始，并根据耐受性增加速率。当 IAP 值在 EN 下进一步增加时，应暂时降低喂养速度或中止 EN。③ IAP>20mmHg 或有腹腔间隔室综合征（ACS）或有肠功能衰竭的患者，应停止 EN 并开始肠外营养（PN）。

7. 手术指征　SAP 内科治疗无效者（坏死 + 感染），并发脓肿、假囊肿压迫邻近脏器、肠坏死、胆总管结石引起梗阻性黄疸无 ERCP 条件者、与其他急腹症难以鉴别者、腹腔间隔室综合征。

8. 并发症处理

(1) 合并感染：SAP 后 7~14 天是感染高危时段，建议动态监测局部和全身感染指标，必要时 CT 引导下胰腺细针穿刺获取病原，内科抗感染无效病情恶化的应积极外科干预。

(2) 假性囊肿和包裹性坏死：大多数可自行吸收，少数直径 >6cm 且有压迫征象，或出现感染症状时予以微创引流。胰周脓肿首选穿刺引流，效果差时考虑外科手术。

（李昌龙）

16　急性左心衰竭

急性左心衰竭是指急性的心脏病变引起心肌收缩力明显减低，或心室负荷加重而导致的急性心排血量显著、急剧降低，肺循环压力突然升高导致组织器官灌注不足和急性肺淤血的临床表现。

（一）急性左心衰竭的病因和诱因

1. 血流动力学角度分析病因　急性心肌收缩功能障碍（急性冠脉综合征、重症心肌炎、突发恶性心律失常等）；急性心脏前负荷过重（急性瓣膜关闭不全、快速大量输液或液体正平衡过多）；急性心脏后负荷过重（高血压危象）。

2. 诱因（FAILURE）

（1）Forget medication：治疗依从性差。

（2）Arrhythmia/Anemia：心律失常 / 贫血。

（3）Ischemia/Infection：心肌缺血 / 感染。

（4）Life style：饮食控制差、入量过多。

（5）Upregulation：心排血量增加（劳累、激动、妊娠）。

（6）Renal failure：容量过多、高血压。

（7）Embolus/Endocrine：肺栓塞 / 甲亢。

（二）急性左心衰竭诊断

1. 临床表现　病史、症状及体征：具有心血管病基础及其危险因素。突发严重呼吸困难、端坐呼吸、烦躁不安及伴恐惧感。咳嗽、咳粉红色泡沫痰。查体：心脏增大，舒张早、中期奔马律、肺底为主的肺部干湿啰音。出现血压下降需警惕心源性休克（cardiogenic shock）。

心源性休克是血容量充足的情况下出现持续（>30 分钟）低血压（收缩压 <90mmHg 或 MAP<65mmHg 或需要应用血管活性药物和 / 或循环辅助装置支持下收缩压维持 >90mmHg），伴有组织低灌注的表现[尿量 <0.5ml/（kg·h）、四肢湿冷、意识状态改变、血乳酸 >2mmol/L、代谢性酸中毒等]。

2. 辅助检查　心电图、胸部 X 线片、超声心动图、血常规、生化、BNP/NT-proBNP、肌钙蛋白 T/I、血气分析、冠脉造影（怀疑急性冠脉综合征时）。

急性左心衰竭严重程度分级评估：主要有临床严重程度分级法（表 5-30）、Killip 法（表 5-31）和 Forrester 法（表 5-32）三种分级方法。

表 5-30　基于是否存在淤血及组织低灌注的临床分型

分型	淤血	组织低灌注
干暖	无	无
干冷	无	有
湿暖	有	无
湿冷	有	有

淤血相关表现指肺淤血、夜间阵发性呼吸困难、周围(双侧)水肿、颈静脉扩张、肝淤血、肠淤血、腹水、肝颈静脉回流征阳性。

低灌注相关表现指四肢湿冷、少尿、意识障碍、头晕、脉压减小。

表 5-31　Killip 分级：急性心肌梗死患者病情分级

分级	症状与体征
Ⅰ级	无心力衰竭
Ⅱ级	有心力衰竭，两肺中下部有湿啰音，占肺野下 1/2，可闻及奔马律，X 线胸部 X 线片有肺淤血
Ⅲ级	严重心力衰竭，有肺水肿，细湿啰音遍布两肺(超过肺野下 1/2)
Ⅳ级	心源性休克、低血压(收缩压≤ 90 mmHg)、发绀、出汗、少尿

表 5-32　Forrester 分级：适用于 CCU、ICU 等监护病房、手术室

分级	PCWP/mmHg	CI/(ml·s^{-1}·m^{-2})	组织灌注状态
Ⅰ级	≤ 18	>2.2	无肺淤血，无组织灌注不良
Ⅱ级	>18	>2.2	有肺淤血
Ⅲ级	<18	≤ 2.2	无肺淤血，有组织灌注不良
Ⅳ级	>18	≤ 2.2	有肺淤血，有组织灌注不良

（三）处理

治疗原则：①去除或控制诱因；②降低左室充盈压；③增加左心排血量；④减少肺泡内液体渗出，保证气体交换。

初始治疗：监测及脏器支持，确定需紧急处理的病因（图5-15）。应根据心力衰竭的临床分型确定治疗方案（图5-16）。

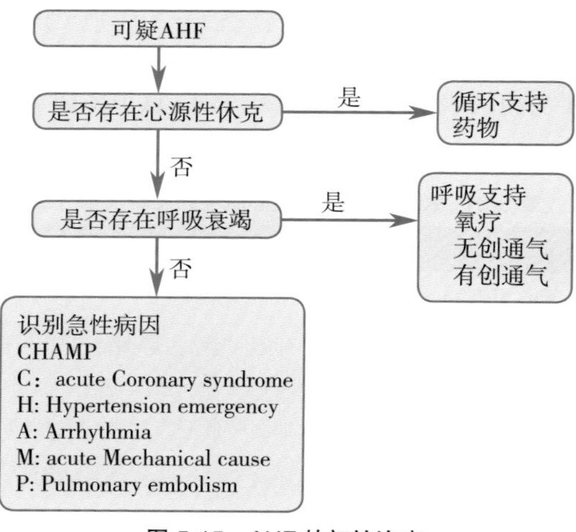

图 5-15　AHF 的初始治疗

1. 监测

（1）无创监测：心率、心律、血压、呼吸频率、氧饱和度、出入量、体重、组织灌注情况（意识状态、每小时尿量、皮温、毛细血管再充盈时间）。

（2）有创血流动力学监测：有创动脉血压、肺动脉导管、脉搏波指示连续心排血量（PiCCO）等，见表5-33。

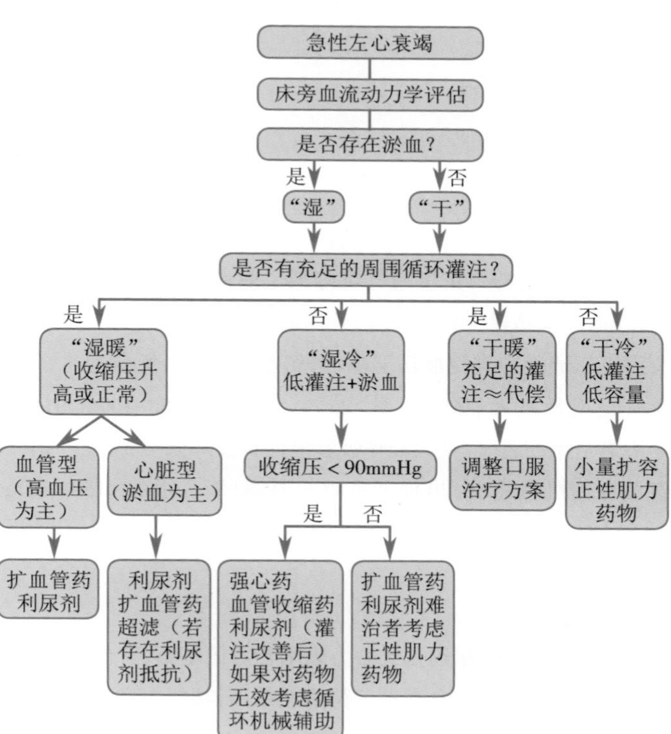

图 5-16　急性左心衰竭药物治疗

表 5-33 急性左心衰竭时有创血流动力学监测结果

HR	↑
BP	早期↑，出现心源性休克时↓
CO/CI	↓
SV	↓
GEDI	↑
CVP	↑
ELWI	↑
dPmx	↓

2. 呼吸支持 正压通气可降低心脏前后负荷，减少肺泡渗出，降低呼吸功耗，当急性左心衰竭时应积极考虑机械通气治疗。应用正压通气应可使血压下降，密切监测血压。无创通气：有呼吸窘迫或低氧者（呼吸频率 >25 次 /min，PFR 150~300mmHg）应尽快给予无创通气，可减轻呼吸窘迫症状及降低插管率。气管插管及有创机械通气：出现严重呼吸衰竭（氧合指数 <150mmHg、$PaCO_2$>50mmHg 伴酸中毒及无创通气病情无改善者），应予以有创机械通气治疗。

3. 限液利尿

（1）利尿剂：利尿剂是抗心力衰竭治疗的基石，有低灌注表现者应在纠正后再应用利尿剂。初始剂量：肾功能正常者可静脉推注呋塞米 20~40mg 或托拉塞米 10~20mg。效果不明显或肾功能不全者可加大剂量或 5~40mg/h 持续静脉泵入给药。静脉泵入较静脉推注给药更容易精确控制出量。出现利尿剂抵抗，可同时给予噻嗪类或醛固酮受体拮抗剂。托伐普坦为血管升压素 V_2 受体拮抗剂，用于治疗心力衰竭合并高容或等容低钠血症。使用利尿剂时应密切监测电解质、肾功能及脏器灌注情况。

(2)肾脏替代治疗：高容量负荷如肺水肿或严重外周水肿，且存在利尿剂抵抗的患者可考虑床旁肾脏替代治疗。

(3)降低后负荷：降低心脏前后负荷可缓解心力衰竭症状。SBP<90mmHg以及二尖瓣、主动脉瓣狭窄时慎用。

1)硝酸甘油：以5~10μg/min开始，维持量为50~100μg/min。

2)硝普钠：初始剂量0.2~0.3μg/(kg·min)，最大剂量5μg/(kg·min)。每5~10分钟增加5μg/min，疗程≤72小时。

3)硝酸异山梨酯：初始剂量1mg/h，最大剂量5~10mg/h。

4)重组人利钠肽：通过扩张静脉和动脉(包括冠状动脉)，降低心脏前后负荷，同时具有一定的促进钠排泄、利尿及抑制肾素-血管紧张素-醛固酮系统和交感神经系统的作用。当出现利尿剂抵抗时，可提高肾脏灌注、改善利尿效果。最常见的不良反应为低血压，尤其对于基线收缩压<100mmHg的患者，低血压发生率更高。禁用于心源性休克或收缩压<90mmHg的患者。推荐首先以1.5μg/kg静脉推注后，以0.007 5μg/(kg·min)的速度连续静脉滴注。使用过程中应密切监测血压，如果在给药期间发生低血压应降低剂量或停药。

5)乌拉地尔：为α受体阻滞剂，可有效降低血管阻力，增加心排血量，可用于高血压合并急性心力衰竭、主动脉夹层合并急性心力衰竭患者。初始泵入速度为6~10mg/h，根据目标血压调整泵速，每次调整2~4mg，每15~30分钟调整一次。

4. 正性肌力药物　适用于低血压(收缩压<90mmHg)和/或组织器官低灌注的患者。短期静脉应用正性肌力药物可增加心排血量，升高血压，改善组织低灌注，维持重要脏器的功能。需从小剂量起始，谨慎加量，密切监护有无心律失常发生。

(1) 多巴胺：3~5μg/(kg·min) 静脉泵入具有正性肌力作用，>10μg/(kg·min)外周血管收缩明显，增加脏器缺血风险。

(2) 多巴酚丁胺：β_1 受体激动剂，2~20μg/(kg·min)静脉滴注。

(3) 米力农：磷酸二酯酶抑制剂，负荷量 25~75μg/kg 静脉注射(>10 分钟)，继以 0.375~0.75μg/(kg·min)静脉泵入。

(4) 左西孟旦：钙离子增敏剂，具有扩张血管作用，SBP<85mmHg 或心源性休克时慎用。负荷量 6~12μg/kg 静脉注射(>10 分钟)，继以 0.05~0.2μg/(kg·min)静脉滴注维持 24 小时。

(5) 洋地黄类药物：可轻度增加心排血量、降低左心室充盈压和改善症状。主要适应证是房颤伴快速心室率(>110 次 /min)的急性心力衰竭患者。急性心肌梗死后 24 小时内应尽量避免使用。毛花苷丙 0.2~0.4mg 缓慢静脉注射，2~4 小时后可再用 0.2mg。

5. 血管收缩药　升高血压，改善冠脉灌注压，维持心脏和其他脏器灌注。适用于应用正性肌力药物后仍存在心源性休克或明显低血压的患者。

去甲肾上腺素：心源性休克首选，0.2~1.0μg/(kg·min)持续静脉泵入。

6. 抗凝治疗　建议用于深静脉血栓和肺栓塞发生风险较高且无抗凝治疗禁忌证的患者。

7. 非药物治疗

(1) 主动脉内球囊反搏：可有效改善心肌灌注，降低心肌耗氧量，增加心排血量。适用于重症急性心肌炎、心肌缺血或梗死血运重建围术期辅助。

(2) 机械循环辅助装置：对于药物治疗无效的急性心力衰竭或心源性休克患者，可短期(数天至数周)应用机械循环辅助治疗，包括经皮心室辅助装置和静脉 - 动脉体外膜肺氧合装置（VA-ECMO）。

（崔晓阳）

17 急性右心衰竭

急性右心衰竭是由多种病因导致的复杂的临床综合征，右心室后负荷急剧升高时，如果右心室的代偿机制不足以维持右心排血量则会迅速出现右心室衰竭。右心室衰竭过程中左右心室的收缩功能相互影响：右心室压力增高使室间隔左移，且右心室扩张挤压左心室，导致左室充盈受限，心排血量下降。左心室舒张末压和肺小动脉楔压升高则进一步使右心室功能恶化。右心衰竭的过程中发生右心室室内和室间运动不同步；而右心室扩张和室间隔左移出现后常发生室间运动不同步，即左室进入充盈期时右心室仍处于射血期。不同步运动会进一步加重左右心室的功能障碍。急性右心衰竭时体循环淤血常见。

（一）急性右心衰竭的治疗

1. 前负荷（容量）管理　右心室容量超负荷可导致或加重右心室衰竭，在有体循环淤血表现且血压正常的患者中应用利尿剂往往能使临床症状迅速改善。

右心功能对前负荷有明显依赖性，有时也需行扩容治疗。但扩容不当可能使右心室过度扩张从而导致室壁紧张、收缩力下降、三尖瓣反流加重、左室充盈受损，最终导致心排血量降低。因此，当右心衰竭患者出现低血压时，应在心脏超声、中心静脉压甚至 Swan-Ganz 导管监测下谨慎扩容。

2. 降低后负荷　重点去除加重肺阻力升高的因素，如低氧血症、高碳酸血症和酸中毒。维持 $SpO_2 \geqslant 92\%$，维持二氧化碳分压和 pH 在正常水平是基本目标。选择合适的扩张肺动脉的药物。

3. 使用血管活性药物和增加心肌收缩力，见表 5-34。

表 5-34　急性右心衰竭治疗常用的血管活性药物和正性肌力药

	指征及地位	原理	副作用
去甲肾上腺素	首选	增强心肌收缩力且在不增加肺血管阻力的情况下提高冠脉灌注	组织低灌注
多巴酚丁胺	血压正常	强心	血压下降
磷酸二酯酶Ⅲ抑制剂	左心衰竭导致的肺动脉高压	强心，增强右心室收缩力但不增加肺血管阻力	血压下降
左西孟旦	左心衰竭导致的肺动脉高压	强心，增强右心室收缩力和扩张肺血管	血压下降
米力农	血压正常	强心，扩张肺血管	血压下降

4. 机械循环支持　急性心梗、急性肺栓塞、左室辅助装置植入术后或心脏移植后原发性移植器官衰竭等情况下可能需要进行右心室机械循环支持。机械循环支持方式的选择取决于需要循环支持的时间长短。与其他辅助装置相比，ECMO 可以快速植入甚至经皮植入，花费相对较少。为避免 ECMO 的典型并发症（如感染、血栓、四肢低灌注等），应用 5~10 天后应考虑是否撤除 ECMO 或换用其他中长期辅助装置。

右心室辅助装置（right ventricular assist devices，RVADs）可经皮或经手术植入。体外右心室辅助装置能够应用数周甚至数月，但现有证据建议最多应用 4 周。出血和血栓形成是 RVADs 最常见的并发症。对于顽固性右心室衰竭，心脏移植仍是最终选择。

总结见表 5-35。

表 5-35　急性右心衰竭的治疗策略

治疗策略	特点	注意事项
容量优化		
扩容：应用生理盐水或乳酸林格液，>200ml/15~30min	在中心静脉压正常、动脉血压降低的失代偿右心衰竭患者中可考虑应用	扩容可能使右心室扩张，加重左右心室功能障碍，降低心排血量
利尿：未口服利尿药物的患者初始利尿剂量应为 20~40mg，静脉推注；对长期口服利尿药物的患者，呋塞米初始剂量至少应与口服剂量相等	建议在所有伴有容量超负荷体征 / 症状的患者中静脉应用袢利尿剂以缓解症状；可间断静推或持续静滴；顽固性水肿和症状缓解不明显的患者可考虑袢利尿剂联用噻嗪类利尿剂或螺内酯	可能导致肾功能恶化和低血容量
血管活性药物和正性肌力药		
去甲肾上腺素 0.2~1.0μg/(kg·min)	增强右心室收缩力，升高血压，维持冠状动脉灌注梯度	血管收缩过度，加重组织低灌注
多巴酚丁胺 2~20μg/(kg·min)	增强右心室收缩力，降低充盈压	如果单用可能加重低血压，尤其是伴随左心衰竭时；可能加重心律失常
左西孟旦 0.1~0.2μg/(kg·min)（6~12μg/kg 于 10min 内静推，收缩压 <90mmHg 时不建议应用）	同时具有右心室正性肌力和肺血管扩张作用，可改善右心室 - 肺动脉脱耦联	可能加重低血压；可能加重心律失常
机械循环支持		
体外膜肺氧合 / 持续体外生命支持	短期支持，起效快	长期应用（>5~10 天）出现并发症
体外右心室辅助装置	适合更长时间应用（数周或数月）；必要时可连接氧合器	

（二）导致急性右心衰竭的具体疾病管理原则

1. 急性肺栓塞

(1) 引起急性右心室衰竭最常见的原因之一。

(2) 严密的临床和血流动力学监测下的扩容治疗。

(3) 如果右心室功能障碍导致血流动力学失代偿则有必要进行补救性溶栓。

(4) 血流动力学不稳定但有溶栓禁忌证或溶栓失败的高危患者可接受外科血栓清除。

2. 肺动脉高压(PAH)

(1) 常见诱因为感染、室上性心律失常、治疗依从性差或停药。

(2) 缺氧和高碳酸血症会促进肺血管收缩并导致肺动脉高压及急性右心衰竭。

(3) 利尿剂是存在体循环淤血的 PAH 患者的首选。

(4) 肾脏替代治疗可应用于利尿剂抵抗的患者。

(5) 静脉应用前列环素类似物能有效降低右心室后负荷。

(6) 依前列醇是目前唯一有证据表明能改善 WHO 心肺功能Ⅳ级患者预后的靶向药物。

(7) 经皮球囊房间隔造口术能够缓解右心室压力，可作为不适合应用机械循环辅助装置患者的过渡治疗。但需严格掌握手术适应证。

3. 右心室梗死

(1) 实施血运重建治疗。谨慎进行容量管理，慎用降低右心室前负荷的药物，如利尿剂。

(2) 顽固性低血压的患者可使用正性肌力药物(如左西孟旦)。

(3) 应积极治疗各种心律失常。

4. 心脏压塞

(1) 血管活性药物纠正低血压。

(2) 急诊心包引流。

5. 重度 ARDS

(1) 右心室衰竭的发生比例为 25%~50%。

(2) 保护性肺通气策略。

(3) 避免严重缺氧和高碳酸血症，并根据右心室功能调整呼气末正压。

(4) 吸入一氧化氮（NO）或前列环素。

(5) ECMO 治疗，根据右心功能障碍严重程度，选择 VV 或 VA 模式。

（张 祎）

18 常见心律失常

（一）成人缓慢性心律失常

1. 识别

(1) 定义：心率 <60 次 /min 的心律失常，但症状性缓慢性心律失常一般心率 <50 次 /min，当存在缓慢心率导致组织灌注不足的证据时，需给予干预。

(2) 血流动力学不稳定的临床症状和体征：低血压、神志改变、休克体征、持续缺血性胸痛和急性肺水肿等。ICU 患者心电监护显示心动过缓并伴有血流动力学不稳定时需紧急处理。

2. 常见病因 病理性窦性心动过缓、窦性停搏、窦房传导阻滞、房室传导阻滞、病态窦房结综合征、急性心肌梗死、甲状腺功能减退、颅压增高、药物等。

3. 处理流程(图 5-17)

(1)关键点:寻找并处理心动过缓的病因。

(2)决策点:血流动力学是否稳定?

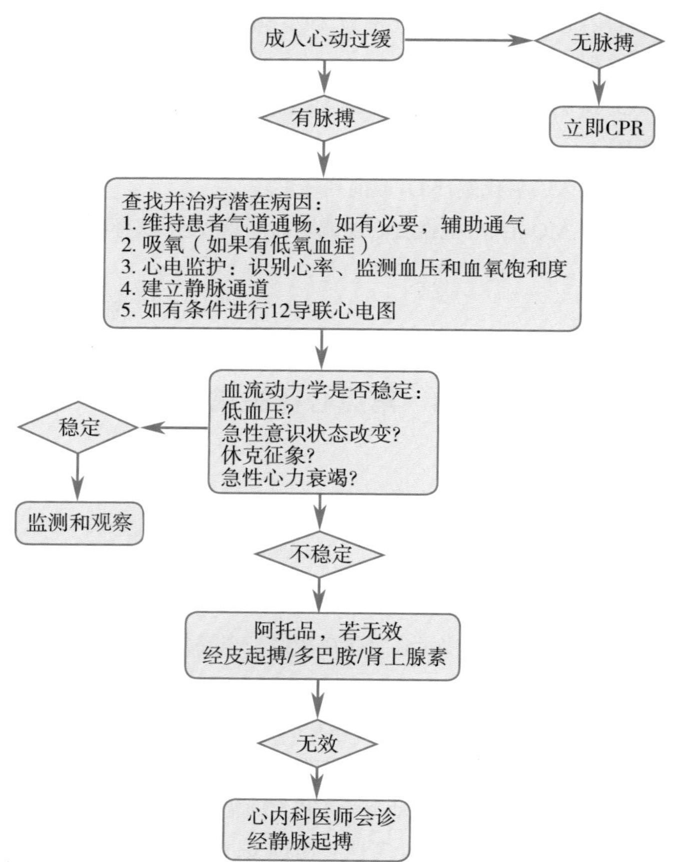

图 5-17　成人心动过缓 ICU 紧急处理流程

第5章 常见危重症诊治常规

4. 治疗

(1)一线治疗：阿托品：首剂推注 0.5mg，每 3~5 分钟重复推注 1 次，总剂量不超过 3mg。对于已给予 2~3 剂阿托品后仍有症状的患者，进入 2)。

备注：如果心动过缓是希氏束或以下传导障碍所致(完全性心脏传导阻滞时的宽 QRS 波，或莫氏二度Ⅱ型房室传导阻滞)，应避免给予阿托品，并直接开始心脏起搏和 / 或给予二线药物。

(2)二线治疗

1)药物：若不能立马行临时心脏起搏或起搏未能成功缓解症状，需要连续输注变时药物，每种药物均应根据患者反应逐步调整剂量。

A. 多巴胺：2~20μg/(kg·min)静脉泵入。

B. 肾上腺素：2~10μg/min 静脉泵入。

2)起搏治疗：经皮起搏(transcutaneous pacing，TCP)治疗是使用起搏电极经皮肤起搏，大多数除颤器均能提供。

经静脉心脏起搏治疗：经药物治疗或经皮起搏治疗仅能获得暂时的灌注改善，应寻求心脏科专家指导并准备行经静脉心脏起搏，并评估是否可放置永久性起搏器。

5. 评估对治疗的反应　目标是确保临床症状的改善，而非准确的心率。由心动过缓导致的症状，通常在心率提高到 60~70 次 /min 后得到改善。

(二) 成人快速性心律失常

1. 识别

(1)定义：心率 >100 次 /min，但症状性心动过速的心率一般超过 150 次 /min，除非存在基础心脏功能不全。成人快速性心律失常包括心房颤动（Af）、心房扑动（AF）、室上性心动过速（SVT）、室性心动过速（VT）及宽 QRS 快速心律等。

(2) 临床症状和体征：血流动力学不稳定者可伴有低血压、急性意识状态改变、休克、缺血性胸部不适、急性心力衰竭等表现。ICU 患者心电监护示心动过速，呈窦性或其他快速心律，当伴有血流动力学不稳定时需紧急处理。

2. 常见原因　心脏原发基础疾病、低氧血症、疼痛、容量不足、电解质失衡（特别是钾 / 镁）、药物（抗心律失常药物、血管活性药物等）等。

3. 成人快速性心律失常的处理流程（图 5-18）

(1) 关键点：寻找并处理心动过速的病因。

(2) 决策点 1：血流动力学是否稳定？

(3) 决策点 2：是否有宽 QRS 波型（即 QRS ≥ 0.12 秒）？

4. 治疗

(1) 血流动力学不稳定：血流动力学不稳定的患者需要立即进行电复律，除非节律为窦性心动过速；部分室上性心动过速可能对立即静脉推注腺苷有反应。

1) 心脏电除颤 / 电复律适应证

A. 同步电复律适用于：不稳定型 SVT、不稳定型房颤、不稳定型房扑、有脉搏的不稳定型规则单形性心动过速。

B. 非同步电除颤仅推荐用于：室颤和无脉室速。

2) 心脏电除颤 / 电复律关键问题：施以电击的潜在风险：电击后有时可再现频发性期前收缩，甚至室颤；电击后，偶可出现肺循环及大循环的栓塞；约有 3% 的患者于电击后出现心肌损伤，甚至再现心肌梗死图形；偶可发生心脏停搏。

3) 心脏电除颤 / 电复律注意事项

A. 同步或非同步电击一旦引起室颤，立即进行电除颤。

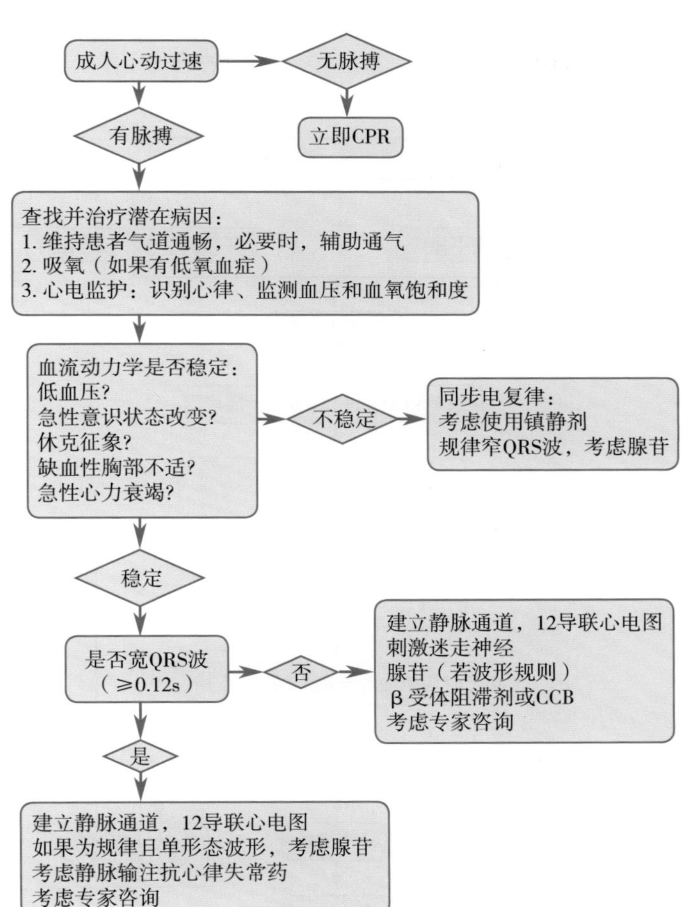

图 5-18 成人心动过速 ICU 紧急处理流程

B. 注意除颤仪是单相还是双相电流，以确定能量的选择。

C. 除颤仪充电后放电前务必确认无人接触患者及床单元，以免误击。

4）心脏电复律基本步骤（图 5-19）

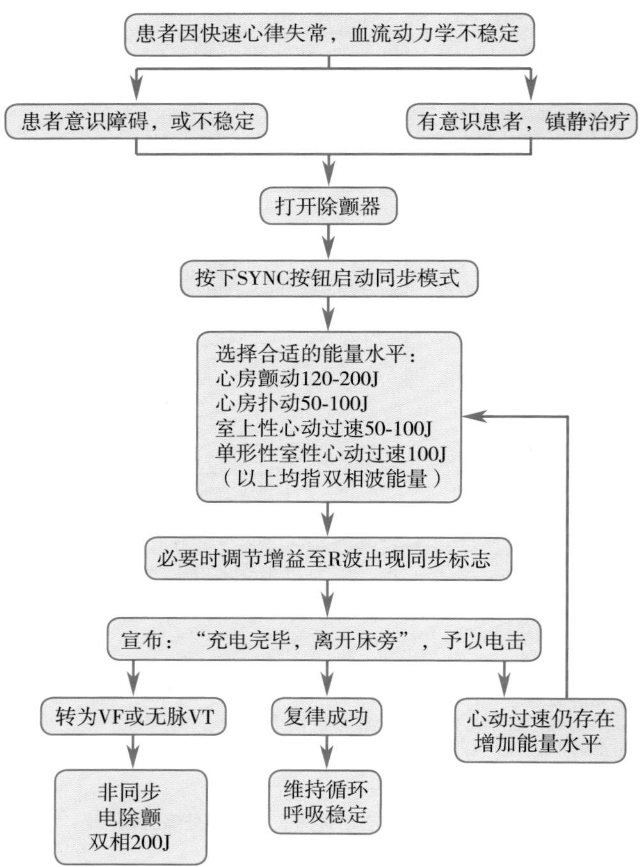

图 5-19　电复律操作流程

（2）血流动力学稳定患者，应行心电图以明确心律失常类型。可从以下 3 点指导心电图的评估：①是否为窦性节律；②判断是否有宽 QRS 波形（决策点 2）；③节律是否规则。

1）规则窄 QRS 心律失常：规则窄 QRS 心律失常多为窦性心动过速和室上性心动过速（SVT）。

窦性心动过速是对发热、休克或其他任何生理性应激的常见反应，无须药物治疗，治疗重点在于处理基础病因。

SVT 可采用迷走神经刺激法（Valsalva 动作或联合仰卧及被动抬腿），若无效，可采用腺苷治疗。如果转复尝试失败，可采用静脉给予非二氢吡啶类钙通道阻滞剂或 β 受体阻滞剂来控制心率。可选择的药物包括：地尔硫䓬、维拉帕米和多种 β 受体阻滞剂，包括美托洛尔、阿替洛尔、艾司洛尔和拉贝洛尔。

2）不规则窄 QRS 心律失常：不规则窄 QRS 心律失常包括房颤、房扑伴房室结传导不固定、多源性房性心动过速或窦性心动过速伴频发房性期前收缩等，其中房颤最为常见。

初始治疗目标为控制心室率，药物包括非二氢吡啶类钙通道阻滞剂（地尔硫䓬或维拉帕米）或 β 受体阻滞剂。

对于病情稳定伴不规则的窄 QRS 心动过速患者（主要指房颤），进行心脏复律时必须考虑到栓塞性脑卒中风险，需根据卒中风险 CHA2DS2-VASc 评分、出血风险评估 HAS-BLED 评分，给予抗凝治疗。如果已知房颤的持续时间少于 48 小时，则栓塞性脑卒中的风险较低，可考虑心脏电复律或化学复律。化学复律可考虑使用胺碘酮、普罗帕酮等。

注：合并器质性心脏病、心力衰竭或严重的 COPD 患者应慎用或不用普罗帕酮。

3）规则宽 QRS 心律失常：规则宽 QRS 心动过速的病因通常

为室性，但也可能为SVT伴差异性传导。

对于室性心动过速患者可考虑使用普鲁卡因胺、胺碘酮或索他洛尔。如果药物治疗后宽QRS波心动过速持续存在，则可能需要心脏电复律。

注：QT间期延长的患者应避免使用普鲁卡因胺、索他洛尔和胺碘酮。

如果已确诊SVT伴差异性传导，例如，既往心电图证实存在束支传导阻滞，可采用与窄QRS波SVT相同的方式治疗，采用迷走神经刺激法、腺苷或心率控制。

4）不规则宽QRS心律失常：宽QRS波、不规则心动过速可能出现于房颤伴预激（例如，WPW综合征）、房颤伴差异性传导（束支传导阻滞）或多形性VT/尖端扭转型室性心动过速。

房颤伴预激需要立即开始心脏电复律。若无效，可给予普鲁卡因胺、胺碘酮或索他洛尔抗心律失常治疗。

多形性VT的治疗方式是立即电复律。

对于明确起源于既存束支传导阻滞（即，既往心电图证明存在阻滞）的宽QRS波伴房颤的临床稳定患者，治疗方式与窄QRS波房颤相同。

5. 评估对治疗的反应　目标是确保临床症状的改善，血流动力学稳定，而非准确的心率。

（蔡　莹）

19 心肺复苏(脑保护)

(一) 心搏骤停定义

心搏骤停(cardiac arrest,CA)是指各种原因引起的、在未能预计的情况和时间内心脏突然停止搏动,从而导致有效心泵功能和有效循环突然中止,引起全身组织细胞严重缺血、缺氧和代谢障碍,如不及时抢救可迅速死亡。

(二) 生存链(图 5-20)

及早识别
与预防
启动应急
反应系统
高质量
CPR
除颤
心脏骤停恢
复自主循环
后治疗
康复

图 5-20 成人心搏骤停生存链(2020 年更新)

(三) CPR-基础生命支持(BLS)具体流程

见图 5-21 所示。

1. 确认现场安全。

2. 判断意识 拍患者双肩,大声呼唤。

3. 启动应急反应系统 如患者无反应,若无旁人且无法通过移动通信设备联络,需自己离开患者启动应急反应系统,并取得 AED 或除颤仪。如有其他人员在场,可让其他人员呼救 120 或急救人员。

4. 判断呼吸及脉搏 解开患者衣服,暴露胸部,观察胸廓起

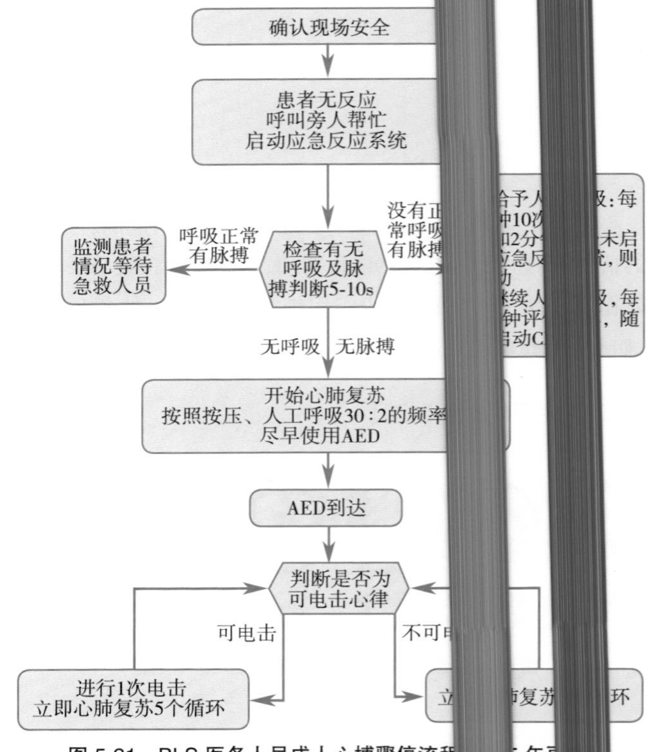

图 5-21 BLS 医务人员成人心搏骤停流程 5 年更

伏，同时摸患者同侧颈动脉搏动。

5. CPR 如患者以上全无，或仅有喘息，开始实 高质量 CPR（持续关注胸外按压质量和通气频率，尽可 减少 中断），患者必须躺在硬质平面上（在患者背部垫硬板

(1) 从胸外按压开始，按压位置：胸骨下半 按压 100~120 次 /min；按压深度 5~6cm；每次按压后使胸 分回 每次按压后双手不要倚靠在患者胸壁上；按压中断时间 在 1 内。

[illegible]通气：每次通气[illegible] 1 秒左右，单人通气建议口对口或口对[illegible]面罩人工通气，[illegible]为平静呼气的潮气量。避免力度过大导[illegible]过度通气。双人[illegible]复苏时应使用球囊面罩人工通气，通气[illegible]为挤压球囊的[illegible]或 1/2。按压通气比例为 30∶2。心搏骤[illegible]已建立高级气[illegible]患者，连续实施高质量胸外按压，并按 10[illegible]in 的频率给予[illegible]面罩人工通气，通气水平同前。

[illegible]AED 或除颤仪[illegible]后应立即评估应用。AED/ 除颤仪充电的[illegible]持续进行高质[illegible]外按压，直至马上将给予一次电击并且应[illegible]击后立即恢复[illegible]按压，直至 2 分钟或 5 个心肺复苏周期后[illegible]评估。停止胸外[illegible]与电击之间不能超过 3~5 秒。

[illegible]）CPR- 高级[illegible]支持（ACLS）具体步骤

[illegible]程图见图 5-22[illegible]

[illegible]患者已进行胸[illegible]压和球囊辅助呼吸（接 15L/min 流量的氧[illegible]确保心电监护和[illegible]通路已建立。

[illegible]一旦连接心电[illegible]，立即停止胸外按压，查看心电监护，如为[illegible]颤动或无脉室[illegible]到室速并摸颈动脉搏动 5~10 秒发现无搏[illegible]则继续胸外按[illegible]给予双相 200J（或单相 360J）电除颤，除颤[illegible]即胸外按压和[illegible]辅助呼吸；如为心脏停搏或无脉电活动（无[illegible]何种心律，触摸[illegible]脉搏动 5~10 秒发现无搏动），则立即胸外按[illegible]球囊辅助呼吸（[illegible]），并给予肾上腺素 1mg 静脉推注。

[illegible]2 分钟后停止[illegible]，交换按压人员，观察监护仪，步骤如 2，两[illegible]除颤后给予第[illegible]肾上腺素 1mg 静脉推注，此后肾上腺素每[illegible]分钟给予 1 次[illegible] 1mg 静脉推注。

[illegible]如已除颤 3[illegible]上腺素已应用 1 次，考虑为顽固性室颤[illegible]脉性室速，可[illegible]胺碘酮 300mg 快速静脉推注或利多卡因

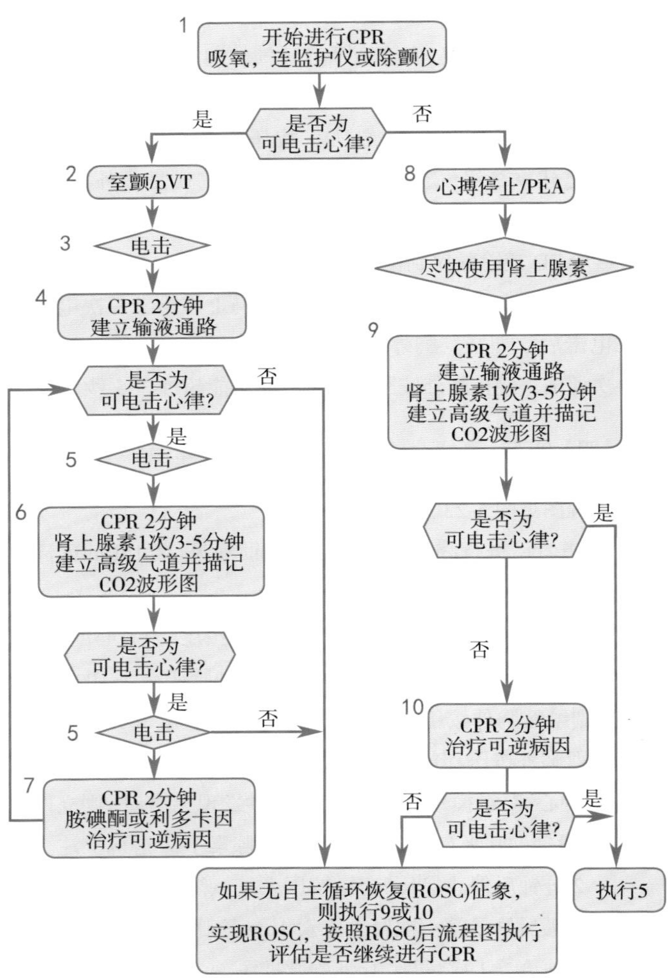

图 5-22　成人心搏骤停流程（2020 年更新）

1~1[illegible]kg 静脉注射。

[illegible]如患者胸廓起伏[illegible]、呕吐、通气阻力大或心肺复苏 3 轮后仍未[illegible]自主循环，可[illegible]建立高级气道。建立后可应用呼末二氧化[illegible]波形图确认高级[illegible]的位置（通常 $P_{ET}CO_2$ 10~15mmHg），此后每[illegible]给予一次人工[illegible]。

[illegible]复苏同时应考虑[illegible]心搏骤停可能的病因并及时处理。

[illegible]）自主循环恢[illegible]

[illegible]患者自主心率[illegible]恢复、有创动脉压力波形监测出现自主[illegible]压或有 $P_{ET}CO_2$ [illegible]增加 ≥ 40mmHg，考虑自主循环恢复（ret[illegible]f spontaneous c[illegible]tion，ROSC）。

[illegible]）体外 CPR

[illegible]充分证据建议心[illegible]停患者常规使用体外 CPR。熟练的提供[illegible]速实施并支持[illegible]况下，如果常规 CPR 努力失败，可考虑将[illegible]CPR 作为某些[illegible]的抢救治疗。ECPR 的 ECMO 回路组件[illegible]见图 5-23。

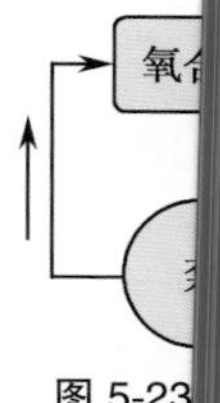

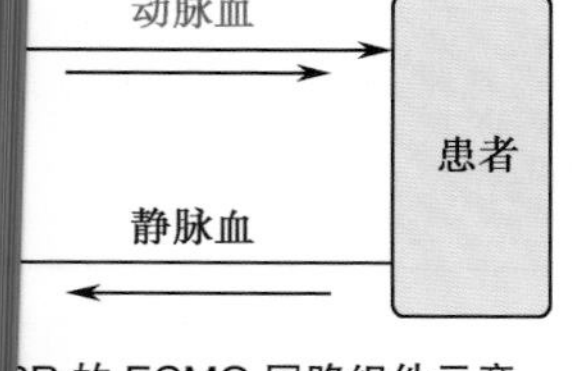

图 5-23 [illegible]PR 的 ECMO 回路组件示意

[illegible]七）心搏骤停[illegible]疗

[illegible]体见图 5-24。

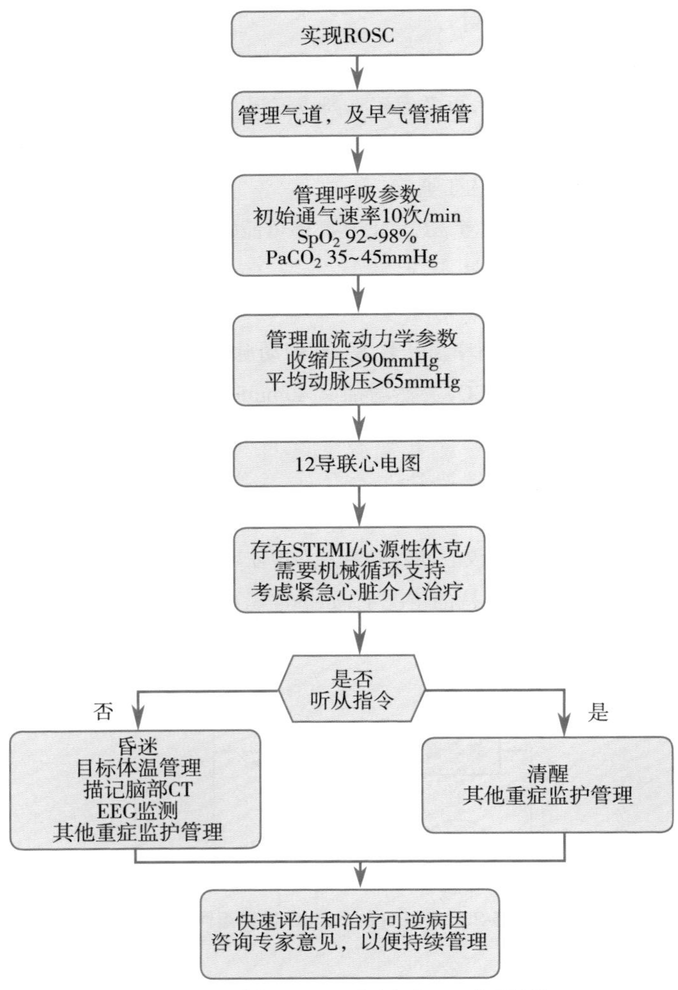

图 5-24　恢复 ROSC 后流程（2020 年更新）

[illegible]转移到有救治条[illegible]病房。

[illegible]明确并纠正心搏[illegible]的病因　如识别有无 ACS 或其他可逆病[illegible]并实施相应治疗[illegible]

[illegible]尽量减轻脑损[illegible]如意识未恢复，建议低温（目标体温 33~[illegible]）脑保护以促[illegible]经功能恢复（唯一循证医学证明 CPR 后有[illegible]保护作用的措施[illegible]原则为快速降至目标体温（冰毯冰帽等[illegible]降温装置），维持[illegible]小时，之后缓慢复温（0.25℃ /h）。

[illegible]疗性低体温的[illegible]症：①增加感染风险；②轻度凝血病；③[illegible]利尿”，进而引起[illegible]容量、低钾血症、低镁血症和低磷血症。

[illegible]持心、肺、脑等重[illegible]脏器的灌注（处理可能继发于全身性缺血[illegible]灌注损伤的问题[illegible]治多器官功能障碍。

[illegible]避免过度通气[illegible]氧中毒（目标 SpO_2 ≥ 94% 即可），维持 Pa[illegible]不低于 35~45m[illegible]对于接受治疗性低体温的患者，可轻微[illegible] $PaCO_2$ 目标值。

（蔡　莹）

[illegible]0　少　尿

[illegible]尿的鉴别及处[illegible]图 5-25。

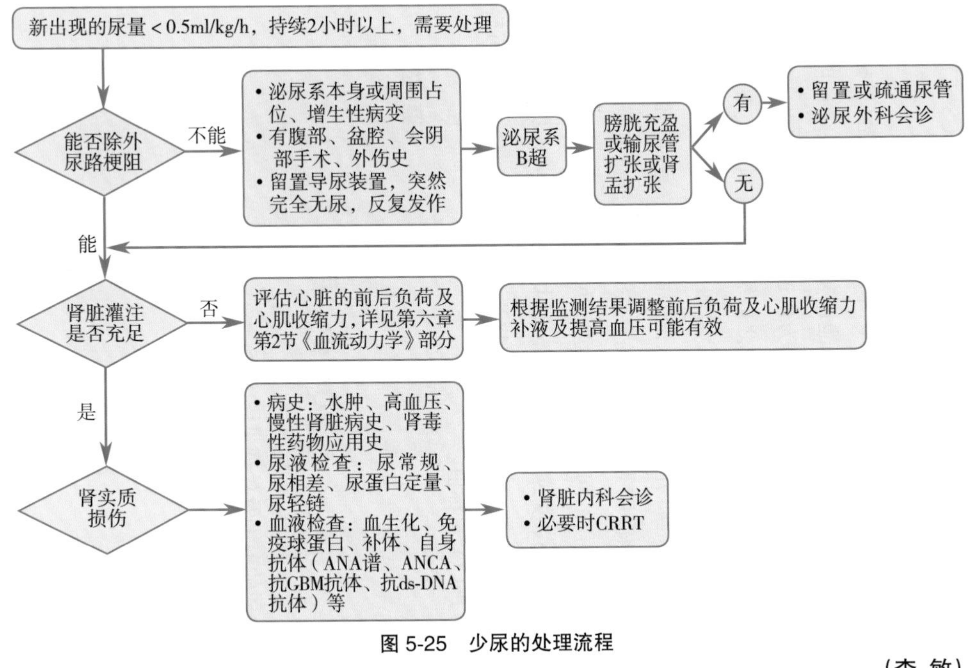

图 5-25　少尿的处理流程

（李　敏）

21 [illegible]静脉血栓形成

[illegible]静脉血栓形成[illegible] venous thrombosis，DVT）是血液在深[illegible]内不正常凝结[illegible]的静脉回流障碍性疾病，多发生于下肢[illegible]栓脱落可引起肺[illegible]栓塞（PE），DVT 与 PE 统称为静脉血栓[illegible]症（VTE）。DV[illegible]主要不良反应是 PE 和血栓后综合征（P[illegible]

[illegible]）病因和危险[illegible]素

[illegible]下肢 DVT 患者[illegible]，上肢 DVT 患者血栓发生在中心静脉置[illegible]的可能性明显[illegible]

[illegible]静脉血栓形成[illegible]险可通过 Caprini 血栓风险评估量表（表 5-[illegible]评价，根据得到[illegible]积分数将患者的 VTE 发生风险分级：低危[illegible]分）、中危（2 分[illegible]危（3~4 分）和极高危（≥5 分）。

[illegible]于抗凝预防本[illegible]在的出血并发症，应对患者出血风险（表 5[illegible]进行评估。评估[illegible]患者因素、基础疾病、合并用药和侵入性[illegible]。针对每一位[illegible]患者在住院期间应动态评估 DVT 风险和[illegible]血风险。

表 5-36 VTE 风险评估表（Caprini 模型）

以下每项风险因素记 1 分	以下每项风险因素记 2 分
□ 年龄 40~59 岁　□ 急性心肌梗死 □ 计划小手术　□ 充血性心力衰竭（<1 个月） □ 下肢水肿（现患）　□ 卧床内科患者 □ 静脉曲张　□ 炎症性肠病史 □ 肥胖（BMI ≥ 25）　□ 大手术史（<1 个月） □ 计划小手术　□ 肺功能异常（COPO） □ 严重肺部疾病、含肺炎（<1 个月） □ 服避孕药或雌激素补充治疗 □ 妊娠期或产后（<1 个月） □ 不明原因死产，习惯性流产（≥ 3 次），早产伴有新生儿毒血症或发育受限 □ 其他风险因素 小计：	□ 年龄 60~74 岁 □ 大手术（>45min）* □ 腹腔镜手术（>45min）* □ 关节镜手术 * □ 既往或现患恶性肿瘤 □ 患者需要卧床（>72 小时） □ 石膏固定（<1 个月） □ 中心静脉置管 小计：
以下每项风险因素记 5 分	**以下每项风险记 3 分**
□ 脑卒中（<1 个月） □ 多发性创伤（<1 个月） □ 选择性下肢关节置换术 □ 髋关节、骨盆或下肢骨折 □ 急性脊髓损伤（瘫痪）（<1 个月） 小计：	□ 年龄 ≥ 75 岁 □ 血栓家族史 □ DVT/PE 患病史 □ 因子 V Leiden 阳性 □ 凝血酶原 20120A 阳性 □ 狼疮抗凝物阳性 □ 血清同型半胱氨酸升高 □ 肝素引起的血小板减少（HIT）（不可使用肝素或者任何低分子肝素） □ 抗性磷脂抗体升高 □ 其他先天或后天血栓形成 小计：

风险因素总分　风险等级：低度□　中度□　高度□　极高度□

注：①每个危险因素的权重取决于引起血栓事件的可能性，如癌症的评分是 3 分，卧床的评分是 1 分，后者更易引起血栓。② * 只能选择 1 个手术因素。

表[illegible]7　出血风险评估

[illegible]素	[illegible]出疾病	合并用药	侵入型操作
年[illegible]5岁 凝[illegible]能障碍 血[illegible]100×10[illegible]	活动性出[illegible]未控制的消化性溃疡,出血性[illegible]或出血倾向等 既往颅内[illegible]或其他大出血史 未控制的[illegible],收缩压>180mmHg或舒张压[illegible]mmHg 可能导致[illegible]出血的颅内疾病,如急性脑卒[illegible]个月内),严重颅脑或急性脊髓[illegible] 糖尿病 恶性肿瘤[illegible] 严重的肾[illegible] 肝功能衰[illegible]	正在使用抗凝药物、抗血小板药物或溶栓药物	接受手术、腰穿和硬膜外脊髓麻醉之前4h和之后12h

[illegible]二）临床预防[illegible]

[illegible]议根据DVT风[illegible]行分级预防(表5-38)。

表5-38　DVT[illegible]分级评估及预防建议(Caprini评分)

[illegible]险因素总分	风险等级	DVT发生风险	预防措施
[illegible]~1分	低[illegible]	<10%	尽早活动,物理预防
[illegible]2分	中[illegible]	10%~20%	药物预防或物理预防
[illegible]~4分	高[illegible]	20%~40%	药物预防和/或物理预防
[illegible]≥5分	极高[illegible]	40%~80% 死亡率1%~5%	药物预防和物理预防

1. 一般措施　下肢主动或被动活动；尽早下床活动；避免脱水；手术者操作精细、微创。

2. 药物预防　对出血风险低的 VTE 高危患者，可根据患者 VTE 风险分级、病因、体重、肾功能选择药物，确定剂量、药物预防开始和持续时间。对长期药物预防的患者，应评估预防的收益和潜在的出血风险，并征求患者和 / 或家属的意见。

3. 物理预防　对出血或有大出血高风险及一旦出血后果特别严重的 DVT 高危患者可给予物理预防：间歇充气加压装置（intermittent pneumatic compression，IPC）、抗栓弹力袜（anti-embolism stockings，AES）、足底静脉泵（venous foot pumps，VFPs）。

4. 下腔静脉滤器　不建议常规置入下腔静脉滤器作为 VTE 医院内预防措施。对存在抗凝禁忌证、抗凝治疗并发症的高危 VTE 风险患者，或髂静脉、下腔静脉血栓，存在发生高危 PTE 风险的患者，可考虑置入可回收下腔静脉滤器。

5. 特殊问题　对因其他疾病（如急性冠状动脉综合征、心房颤动或其他血栓栓塞性疾病等）已充分抗凝治疗的患者，应结合患者合并疾病的治疗情况进行权衡，尽量避免抗栓药物联合应用，以免增加出血风险；择期手术的女性患者应在术前 4 周停用含雌激素类药物；采取各种预防措施前，应参考药物及医疗器械生产厂提供的产品说明书。

6. 出血并发症早期识别及处理　出现下列一种或以上情况为主要出血事件：血红蛋白下降至少 20g/L；为纠正失血需要输血至少 2 U（红细胞悬液或全血）；腹膜后、颅内、椎管内、心包内或眼底出血；导致严重或致命临床后果（如脏器衰竭、休克或死亡）；需内科抢救或外科止血。

有关出血并发症的处理：明确出血原因与部位以及患者

出 状态；延迟抗 给药时间或中止药物治疗；应用相应的 药物，如鱼精 维生素 K；一般止血药物；输注新鲜血 凝血酶原浓缩 进行血浆置换；局部加压包扎或外科干

三）DVT 临床

根据发病时间，D 分为急性期、亚急性期和慢性期。

急性期是指发病 以内；亚急性期是指发病 15~30 天；发病 天以后进入慢性 早期 DVT 包括急性期和亚急性期。

急性 DVT 主要 为患肢的突然肿胀、疼痛等，患肢呈凹陷 肿、软组织张力 皮肤温度增高。发病 1~2 周后，患肢可 浅静脉显露或扩 血栓位于小腿肌肉静脉丛时，Homans 征 euhof 征阳性。

严重的下肢 DV 者可出现下肢青肿。临床表现为下肢极 胀、剧痛，全身 烈，皮温升高。如不及时处理，可发生休 静脉性坏疽。

静脉血栓一旦 可随血流漂流、堵塞肺动脉主干或分支，肺循环障碍的 程度引起相应 PE 的临床表现。

慢性期可发展 S，指急性下肢 DVT6 个月后，出现慢性下 脉功能不全的 表现。在诊断为下肢 DVT 的最初 2 年内，经过规范的抗 疗，仍有约 20%~55% 的患者发展为 PTS，中 5%~10% 的患 展为严重的 PTS，从而严重影响患者的生 质量。

（四）诊断

对于 DVT 的 无论临床表现典型与否，均需进一步的实

验室检查和影像学检查，明确诊断，以免漏诊和误诊。

1. 辅助检查

(1) 血浆 D- 二聚体测定：D- 二聚体测定检查的敏感性较高、特异性差。可用于急性 VTE 的筛查、特殊情况下 DVT 的诊断、疗效评估和 VTE 复发的危险程度评估。

(2) 彩色多普勒超声检查：临床应用广泛，是 DVT 诊断的首选方法。

(3) CT 静脉成像：主要用于下肢主干静脉或下腔静脉血栓的诊断，联合应用 CTV 及 CT 肺动脉造影检查，可增加 VTE 的确诊率。

(4) 磁共振静脉成像：能准确显示髂、股、腘静脉血栓。

(5) 静脉造影：准确性高，目前仍是诊断下肢 DVT 的金标准。目前，临床上已逐步用超声检查来替代静脉造影。

2. 临床可能性评估和诊断流程

(1) DVT 的临床可能性评估：采用 Wells 评分表（表 5-39）。

表 5-39 Wells 肺栓塞评分表

项目	评分
深静脉血栓的临床症状和体征（下肢肿胀和深静脉触痛）	3
肺栓塞的可能性大于其他疾病	3
HR>100 次 /min	1.5
最近 4 周内有手术史或制动史	1.5
既往有深静脉血栓史或肺栓塞史	1.5
咯血	1

续表

目	评分
瘤史(正在治疗或 个月内治疗过或姑息治疗)	1

Wells 评分法:<2 度临床可能;2~6 分中度临床可能;>6 分高度能。两分类 Wells 法:<4 分,不大可能;>4 分,很可能。

)DVT 诊断流 于血栓发病因素明显、症状体征典型的首选超声检查。 者无明显血栓发生的诱因、症状体征不 Wells 评分为低 能时,行 D- 二聚体检测,阴性者排除血 性者进一步完 检查。

五)治疗

. DVT 的早期

1)抗凝治疗:抗 DVT 的基本治疗。可抑制血栓蔓延、利栓自溶和管腔 降低 PE 发生率和病死率。但是,单纯抗能有效消除血 低 PTS 发生率。抗凝药物包括普通肝素、子肝素、维生素 抗剂和新型口服抗凝剂,后者包括直接凝抑制剂、Xa 因 制剂等。药物选择和剂量同“中高危肺栓诊治流程”。

(2)溶栓治疗

1)溶栓药物: 选择和剂量同“中高危肺栓塞的诊治程”。

2)降纤药物: 巴曲酶,通过降低血中纤维蛋白原的水平、制血栓的形成, VT 的安全性高。

3）溶栓治疗的适应证：急性近端DVT（髂、股、腘静脉）；全身状况好；预期生命>1年和低出血并发症的危险。

4）溶栓治疗的禁忌证：①溶栓药物过敏；②近期（2~4周）有活动性出血，包括严重的颅内、胃肠、泌尿道出血；③近期接受过大手术、活检、心肺复苏、不能实施压迫的穿刺；④近期有严重的外伤；⑤严重难以控制的高血压（>180/110mmHg）；⑥严重的肝肾功能不全；⑦细菌性心内膜炎；⑧出血性或缺血性脑卒中病史者；⑨动脉瘤、主动脉夹层、动静脉畸形患者；⑩年龄>75岁和妊娠者慎用。

5）溶栓方法：包括导管接触性溶栓和系统溶栓。导管接触性溶栓（CDT）优势明显，能显著提高血栓的溶解率，降低PTS的发生率。

6）溶栓治疗的并发症：①出血；②肺动脉栓塞；③过敏反应（溶栓药物相关）。

（3）手术取栓：是清除血栓的有效治疗方法，可迅速解除静脉梗阻。

（4）机械血栓清除术：经皮机械性血栓清除术（percutaneous mechanical thrombectomy，PMT）主要是采用旋转涡轮或流体动力的原理打碎或抽吸血栓。

推荐：对于急性期中央型或混合型DVT，对全身情况好、预期生存期≥1年、出血风险较小的患者，可首选CDT。如条件允许，可行PMT与CDT联合清除血栓。出现下肢青肿时，应立即行手术取栓或PMT、CDT等治疗。对于病史7天以内的中央型或混合型DVT患者，全身情况良好，无重要脏器功能障碍，也可用手术取栓。

（5）合并髂静脉狭窄或闭塞的处理：推荐：成功行CDT或切开

取[illegible]造影发现髂静[illegible]窄 >50%，建议首选球囊扩张、支架置入术[illegible]要时采用外科手[illegible]除髂静脉阻塞。

[illegible]）下腔静脉滤器[illegible]荐：对单纯抗凝治疗的 DVT 患者，不推[illegible]规应用下腔静[illegible]器，对于抗凝治疗有禁忌或有并发症，或[illegible]分抗凝治疗的[illegible]下仍发生 PE 者，建议置入下腔静脉滤[illegible]

[illegible]于下列情况可[illegible]虑置入下腔静脉滤器：髂、股静脉或下腔静[illegible]有漂浮血栓；[illegible]VT 拟行 CDT、PMT 或手术取栓等血栓[illegible]术者；具有急性[illegible]PE 高危因素的行腹部、盆腔或下肢手术的[illegible]者。

[illegible]7）压力治疗：血[illegible]除后，患肢可使用间歇加压充气治疗或[illegible]袜，以预防血栓[illegible]

[illegible]2. DVT 的慢性[illegible]疗　患者需长期抗凝等治疗以防止血栓[illegible]和 / 或血栓复发[illegible]于慢性期患者，建议使用抗凝药物，有条[illegible]可使用肢体循环[illegible]治疗。

（六）血栓后[illegible]征的诊断、治疗

[illegible]血栓后综合征[illegible]疗：压力治疗、运动训练、药物治疗（静脉活[illegible]如黄酮或七叶[illegible]类）、血管腔内治疗等。

（张　祎）

[illegible]2　电解质紊乱

[illegible]机体内主要[illegible]电解质为 Na^+、K^+、Ca^{2+}、Mg^{2+}、Cl^-、HCO_3^-、[illegible]O_4^{2-}、SO_4^{2-} 及有[illegible]蛋白质。细胞外液中主要阳离子为 Na^+，[illegible]离子为 Cl^-；细[illegible]液中主要阳离子为 K^+，主要阴离子为 HPO_4^{2-}

和蛋白质。电解质的主要功能包括：维持体液的渗透压和血容量平衡；参与神经、肌肉细胞的静息电位与动作电位的形成；参与新陈代谢和生理功能活动。电解质紊乱可见于约40%的ICU患者，其中最常见的是 Na^+ 及 K^+ 失衡。

（一）低钠血症

1. 诊断标准　静脉血清 Na^+<135mmol/L。

2. 临床表现

（1）非特异性：与血钠改变的程度、速度均有关。

（2）急性低钠血症（数小时到几天内）：急性脑水肿表现（头痛、恶心、嗜睡、癫痫、逐步意识下降，出现脑疝、大脑缺血、昏迷甚至死亡）。

（3）慢性低钠血症：渗透压逐步适应，即使是严重低钠血症（血浆钠<120mmol/L）症状也不明显。

3. 诊治流程

见图5-26。

4. 治疗

（1）分次完成（2~3天）。

（2）总补钠量(g)=［135－血钠实测值(mmol/L)］× 体重(kg)×0.6（女性0.5）/17

（3）配液：NS 100ml+ 10% NaCl 30ml =3% NaCl

（4）补钠速度：血清Na升高速度 ≤每小时0.5mmol/L（第一天<8mmol/L，每天<12mmol/L）。低钠导致严重CNS症状时：血钠升高速度可加快至每小时1~2mmol/L。每2~3小时评价一次，症状缓解后速度减半。

（5）输液速度：3% NaCl以15~50ml/h的速度（不超过1.5g/h）。

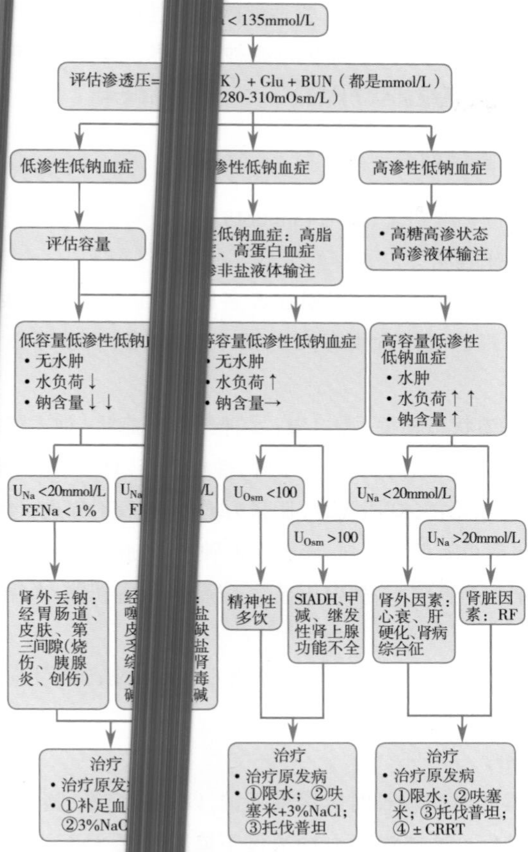

26 低钠血症诊治流程

Glu. 血糖；BUN. 尿 ；U_{Na}. 尿钠浓度（mmol/L）；U_{Osm}. 尿渗透压（m0sm/ FENa. 尿钠排泄分 尿钠 / 血钠）/（尿肌酐 / 血肌酐）×100%。RF. 急 肾衰竭。

容量评估：病史 体征、体位变化时变化（体位性低血压、心率变 颈静脉压力、皮肤 改变、黏膜、水肿、CVP、BUN/Cr、BNP、补液试验 ~1 000ml 生理盐 验性治疗以鉴别诊断是否伴有容量不足）。

(6) 补钠治疗的副作用：慢性低钠纠正过快时易出现脱髓鞘损伤：脑桥髓鞘溶解、垂体损伤、动眼神经麻痹。患者常表现为新发或加重的神经系统症状 / 体征。

（二）高钠血症

1. 诊断标准　血 Na^+>145mmol/L。

2. 临床表现

(1) 基础病因相关：尿崩症者多尿；皮肤失水者有发热；滴注过多高张性液体者则有高血压、呼吸困难、咳嗽等心力衰竭症状。

(2) 高渗状态相关：①口渴；②神经系统症状：神志最初较兴奋，逐渐转为抑郁、淡漠、智力下降、性格改变，直至抽搐、错乱、幻觉、昏迷甚至死亡；③肌无力；肌张力增高，腱反射亢进；④严重高钠血症患者可有颅内出血、硬膜下血肿、大静脉窦血栓形成等，可能是因细胞严重脱水、颅内压显著下降、脑血管扭曲、血循环障碍所致。

(3) 血容量降低相关（严重失水者）：心动过速、血压下降。

3. 诊治流程（图 5-27）

4. 治疗

(1) 发病时间较长时应缓慢降钠，以预防惊厥、脑水肿，甚至脑疝的发生。这些患者血钠浓度下降速度最大不超过每小时 0.5mmol/L，以每 24 小时下降 10~12mmol/L 为宜。

(2) 低容量性高钠血症：对有症状的急性高钠血症，可快速予以纠正，但在血清钠水平已经下降 20~25mmol/L 或血清钠水平已经降至 148mmol/L 以下等情况时应停止快速纠正，然后逐步纠正水的丢失。

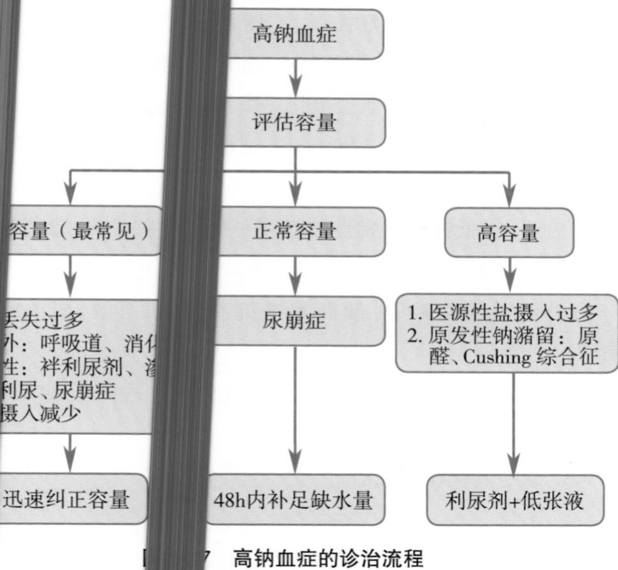

7　高钠血症的诊治流程

(3)高容量性高　症：肾功能正常者很快排出过量的钠、水。　能差者，予呋塞　1/4 张 NaCl 溶液(0.9% 氯化钠 25ml+5%　0% 葡萄糖 75m

(4)等容量性高　症：防治原发病，并且补充水分以降低血　自由水补充量　(Na/140−1) × 体重(kg) ×0.6(女性 0.5)。　日补完。补水　尽量经口 / 胃肠营养管补水，每日 ≥ 1L。　Na 降低速率 <0　ol/(L·h)。警惕补水的副作用(脑水肿)。

(三) 低钾血

1. 诊断标准　浓度 <3.5mmol/L。

2. 临床表现

(1)肌无力：最　现，腱反射减弱或消失。

(2) 神经系统：精神萎靡，冷漠，嗜睡。

(3) 胃肠系统：厌食、恶心呕吐、肠蠕动消失、腹胀。

(4) 心血管系统：心肌去极化。窦性心动过速、心脏传导阻滞、室速、室颤。见于血钾 <3.0mmol/L 或同时伴有缺血、高钙血症、地高辛。

(5) 肾：①低钾→反常性酸性尿→代谢性碱中毒；②继发性肾性尿崩症；③间质性肾炎和肾脏囊肿。

(6) 细胞代谢障碍：胰岛素抵抗、横纹肌溶解、尿浓缩功能障碍。

(7) 心电图：T 波低平、倒置，随后出现 ST 段降低、QT 间期延长、U 波出现。

3. 诊断流程（图 5-28）

4. 治疗

(1) 评估 / 处理致命性并发症

1) ①评估肌力；②心电图，尤其要注意 QT 间期。血清钾 <2.5mmol/L 时，可出现重度肌无力或明显的心电图改变，需要立即治疗。

2) 持续心电监测：用于 QT 间期延长、合并心律失常的风险因素（年龄较大患者、器质性心脏病患者，使用地高辛或抗心律失常药物）的患者。

(2) 补钾前应尽快确定低钾血症的基础病因，警惕低镁血症或重分布性低钾血症时。

1) 钾摄入不足或胃肠道丢失过多所致的低钾血症明确需要补钾。

2) 肾性失钾患者（长期利尿剂或者 Gitelman 或 Bartter 综合征、原发性醛固酮增多症）：保钾利尿剂优于单纯补钾。

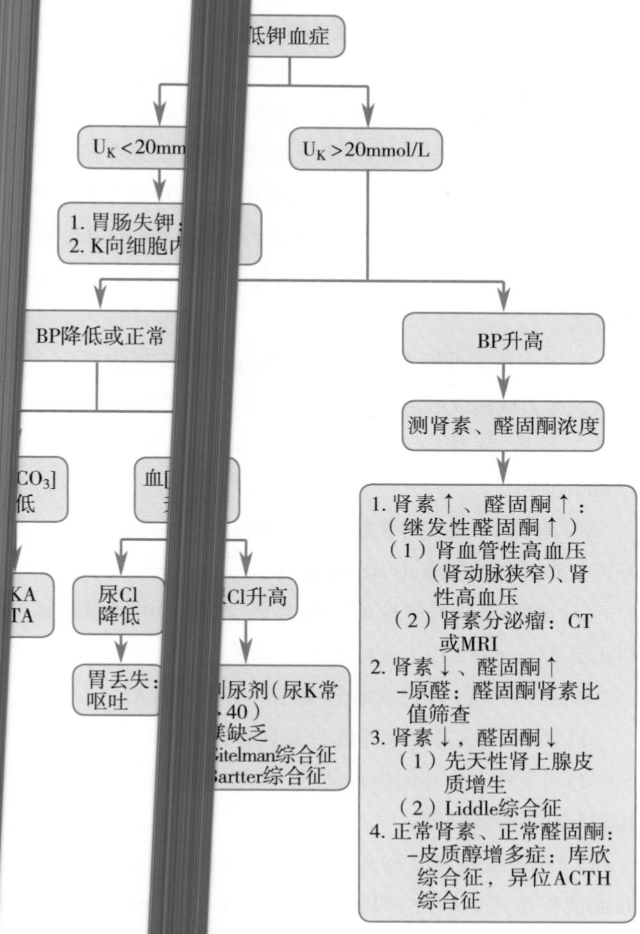

28　低钾血症的诊治思路

注：Uk. 尿钾；糖尿病重症酸中毒；RTA. 肾小管酸中毒。

3）交感过兴奋→钾细胞内移者（如甲状腺毒性周期性麻痹、低钾性周期性麻痹、茶碱过量、头部损伤）：如原发病缓解，在补钾过程中易出现反跳性高钾，并可能出现致死性高钾相关心律失常；大剂量口服或静脉应用非选择性β受体阻断药普萘洛尔（心得安）能够迅速纠正低钾及瘫痪，而不发生反跳性高钾。如果存在或即将出现严重并发症（如麻痹、横纹肌溶解或心律失常），也应考虑补钾。

4）对于轻度～中度低钾血症患者（3.0~3.4mmol/L），通常给予口服治疗。不能采用口服治疗的患者可静脉补钾。需连续监测血钾浓度。

5）对于重度低钾血症（<2.5~3.0mmol/L）或症状性（心律失常、明显肌无力或横纹肌溶解）低钾血症患者，须静脉补钾。

（3）总量：人体每天摄入大约40~80mmol/d（3~6g/d）（1g KCl=13.4mmol钾）。

（4）浓度：常规外周静脉补钾浓度应该不超过0.3%。中心静脉补钾：15%氯化钾20ml+NS 30ml

（5）速度：外周静脉≤0.75g/h（疼痛、静脉炎），中心静脉≤1.5g/h，纠正至3.0mmol/L以上后减速或改口服。

（6）特殊情况：肾功能不全、钾分布异常、DKA。

1）肾功不全：补钾须谨慎，“见尿补钾”。

2）对于伴有休克的患者，应先尽快恢复其血容量，待尿量超过40ml/h后再静脉补钾。

3）DKA或高渗性高血糖状态：启动胰岛素治疗和补液，将降低血清钾浓度。因此，纠酸不忘补钾，K<4.5mmol/L即开始补钾（见代谢性酸中毒）；宜选用磷酸钾（可同时补充磷）。

（7）副作用：钾由外周静脉注入经常引起疼痛，有时甚至产生静脉炎，若渗入软组织可以导致组织坏死。大量补钾最好经中心

静[illegible]需警惕心律失常[illegible]补钾浓度过高，补钾过快，可导致心搏骤[illegible]

[illegible]四）高钾血症

[illegible]诊断标准　血[illegible]度 >5.5mmol/L，除外假性高钾血症（溶血[illegible]凝相关）。

[illegible]临床表现

[illegible]）心血管系统：[illegible]高钾血症（5.5~6.0mmol/L）时心电图表现[illegible]波高尖。血钾继[illegible]高时，PR 间期延长，P 波消失，QRS 波增[illegible]导性、自律性和[illegible]性均明显下降，最终心脏停搏。

[illegible]2）神经肌肉系[illegible]度高钾血症时，肌肉轻度震颤、肢体的刺[illegible]觉异常。随着[illegible]升高，肌无力、腱反射减退或消失，甚至肌[illegible]

[illegible]3）酸中毒：高钾[illegible]常性碱性尿→酸中毒。

3. 诊断流程（图[illegible]）

4. 治疗

（1）拮抗高血钾[illegible]脏作用：中心静脉注射 10% 葡萄糖酸钙溶[illegible]0ml，或 10% 氯[illegible]3~4ml。一般 1~3 分钟起效，维持 30~60[illegible]。如心电图没[illegible]善或改善后有复发，需重复静脉钙剂。葡[illegible]糖酸钙可外周给[illegible]理想给药方式为采用小针头或导管经大静[illegible]给药。

（2）促进钾离[illegible]入细胞内：10%GS 500ml+ 胰岛素 10U [illegible]250~500ml/h [illegible]静脉滴注。或 50%GS 50ml + 胰岛素[illegible]U 以 100ml/h 泵[illegible]此用法平均在 60 分钟内下降钾水平约[illegible]mmol/L。需关[illegible]者的血糖水平（每小时测血糖），尤其是糖[illegible]病患者。

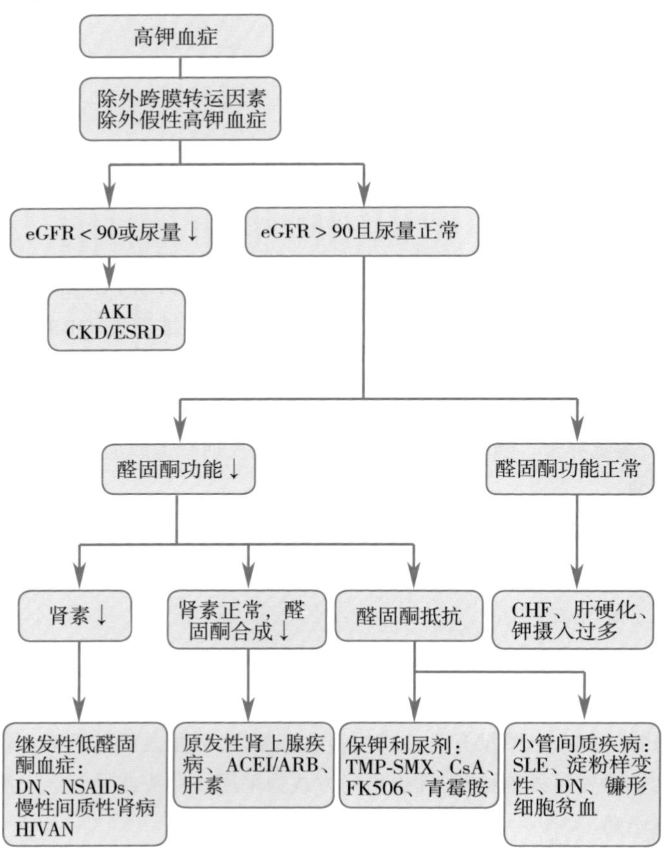

图 5-29　高钾血症的诊治思路

注：AKI. 急性肾损伤。CKD. 慢性肾脏病。ESRD. 终末期肾病。DN. 糖尿病肾病。NSAIDs. 非甾体抗炎药。HIVAN. 艾滋病相关性肾病。TMP-SMX. 复方新诺明。CsA. 环孢素。FK506. 他克莫司。CHF. 慢性心功能衰竭。

[illegible]）促进钾排出：[illegible]利尿剂、口服聚磺苯乙烯、血液透析/血[illegible]过。

[illegible]）特殊情况：地[illegible]中毒所致高钾血症：硫酸镁 2g i.v.，避免使[illegible]剂。

（李昌龙）

第 6 章 [illegible] ICU 监测与治疗常规

1 [illegible] 呼吸监测与治疗

[illegible]一）血气分析

[illegible]. 判断呼吸衰[illegible]型（在海平面、室内、静息、吸空气的条

[illegible]1）Ⅰ型呼衰：Pa[illegible]0mmHg 且 $PaCO_2 \leqslant 50mmHg$。

[illegible]2）Ⅱ型呼衰：Pa[illegible]0mmHg 且 $PaCO_2>50mmHg$。

[illegible]2. 对呼吸功能[illegible]的判定（在不吸氧的情况下）

（1）单纯通气功[illegible]碍：$\triangle PaCO_2\uparrow \approx \triangle PaO_2 \downarrow$。

（2）单纯换气功[illegible]碍：$PaO_2 \downarrow$，$PaCO_2$ 正常或降低。

（3）混合性呼吸[illegible]障碍：$\triangle PaO_2 \downarrow > \triangle PaCO_2 \uparrow$。

3. 酸碱失衡的[illegible]

（1）判断血气结[illegible]否可靠：根据 Henderseon-Hasselbach 公式 [illegible]]=24 ×（$PaCO_2$[illegible]CO_3^-]（表 6-1）。

表 6-1　血气 pH 与 H^+ 对照表

pH	$[H^+]$（mmol/L）
7.00	100
7.05	89
7.10	79
7.15	71
7.20	63
7.25	56
7.30	50
7.35	45
7.40	40
7.45	35
7.50	32
7.55	28
7.60	25
7.65	22

（2）判定酸中毒或碱中毒：以 7.40 为界，根据具体的 pH 值判断该血气为酸中毒或碱中毒。

（3）原发和继发因素的判定：判断呼吸性或代谢性的酸碱失衡。

$PaCO_2$ 与$[HCO_3^-]$任何一项的原发性变化均可引起另一项的同向代偿性变化（表 6-2）。但原发性失衡变化幅度会大于代偿性变化。

表 6-2 [illegible]吸性或代谢性的酸碱失衡

	呼吸性酸中毒	[illegible]吸性碱中毒	代谢性酸中毒	代谢性碱中毒
P[illegible]	↑↑	↓↓	↓	↑
[[illegible]]	↑	↓	↓↓	↑↑

[illegible]确定是否针对[illegible]改变产生代偿：根据代偿公式计算代偿范[illegible]表 6-3)。

[illegible]碱失衡的代偿[illegible]定的限度，当超过了代偿极限，就会存在多[illegible]碱失衡。

表 6-3 [illegible]同类型酸碱失衡的代偿公式

酸碱失衡	代偿公式	校准因子
[illegible]性酸中毒	$PaCO_2 = (1.5 \times [HCO_3^-]) + 8$	±2
[illegible]呼吸酸中毒	$\triangle[HCO_3^-] = \triangle PaCO_2/10$	
[illegible]呼吸性酸中毒(3~5[illegible]	$\triangle[HCO_3^-] = \triangle PaCO_2/3$	
[illegible]性碱中毒	$PaCO_2 = (0.7 \times [HCO_3^-]) + 21$	±1.5
[illegible]呼吸性碱中毒	$[HCO_3^-] = 24 - \triangle PaCO_2/5$	
[illegible]呼吸性碱中毒	$[HCO_3^-] = 14 - \triangle PaCO_2/2$	

(5) 计算阴离子[illegible]AG)，确定有无高 AG 酸中毒

1) AG：血中未[illegible]阴离子(UA)与未测定阳离子(UC)浓度[illegible]。正常值约为[illegible]±4) mmol/L。AG 受血浆白蛋白浓度影[illegible]血浆白蛋白浓度[illegible]降 1mg/dl，阴离子间隙“正常值”下降约[illegible]mol/L。原发代[illegible]酸中毒伴 AG 升高代表体内不可测定酸[illegible]导致的代谢性[illegible]毒，如乳酸酸中毒等。原发代谢性酸中毒[illegible]AG 正常，代表可[illegible]酸增加，如高氯酸中毒。

2) AG 的计算[illegible]体内，因为电荷守恒，机体内阳离子总数[illegible]阴离子总数相[illegible]：

$Na^{+}+UC=(Cl^{-}+HCO_3^{-})+UA$

UA：血中未测定的阴离子

UC：血中未测定的阳离子

因此，$AG = UA-UC = Na^{+}-(Cl^{-}+HCO_3^{-})$

(6)高AG代酸时，需确定是否存在三重酸碱失衡。

为保持体内酸碱平衡，增加的阴离子一定会消耗同等的HCO_3^{-}，因此 $\Delta AG=\Delta[HCO_3^{-}]$。

如果不存在其他酸碱紊乱，则预测[HCO_3^{-}]（实际HCO_3^{-}+消耗的HCO_3^{-}）≈24±2mmol/L；如果预测出的[HCO_3^{-}]高于26mmol/L，则同时存在代谢性碱中毒；低于22mmol/L，则同时存在高氯酸中毒。

（二）吸氧装置

1. 低流量吸氧装置　低于患者吸气初期峰流量的吸氧装置称为低流量吸氧装置。低流量与高流量吸氧装置在氧气流量或混合气流量上并没有明确的区别。

(1)鼻导管（图6-1）：临床最常见的氧输送形式，患者实际吸氧浓度可通过FiO_2=0.21+0.04×氧流量大致估算。

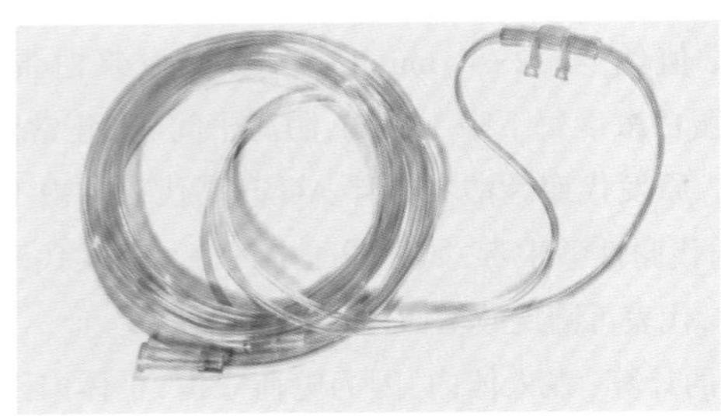

图6-1　鼻导管

优点：①简单、舒 患者易于接受；②不影响患者咳嗽、交谈 食。

缺点：①患者实 氧浓度不稳定；②最大吸氧浓度较低，一 于 0.5；③湿化较 氧流量 >5L/min 时，鼻腔黏膜干燥等不适 显增多。

临床应用：对于 浓度 <0.4，无鼻道完全梗阻的患者可初始 使用鼻导管进 疗，初始氧流量可设置为 2~3L/min。若患 吸频率较快、分 气量较高，患者氧合不能维持时需更换其 疗方式。

）普通面罩：由 管和带呼气孔的面罩组成（图 6-2）。面罩 于储存患者呼吸 吸氧管所输送的氧气。

普通面罩所提供 浓度较鼻导管稍高，大约为 0.35~0.55。

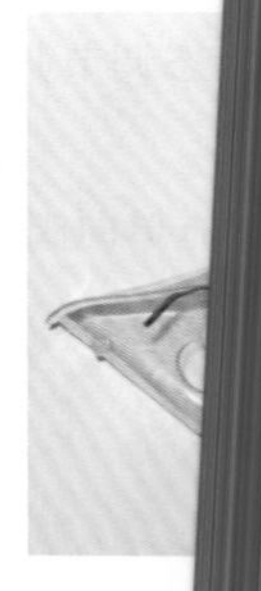
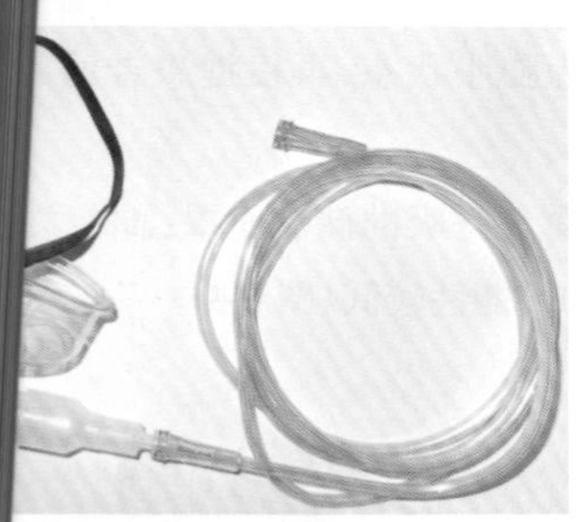

图 6-2 普通面罩

1）优点：提供的 氧浓度较鼻导管略高。

2）缺点：①患 际吸氧浓度不稳定；②有一定无效腔（大约 ~150ml）；③湿 差。

3）临床应用： 于吸氧浓度较低的患者。初始氧流量可设 5L/min 左右，具 根据患者指脉氧饱和度进行调节，通常氧流量的设置不超过 8~10L/min,使用过程中需注意患者口鼻腔干燥的情况。不建议设置氧流量低于 5L/min,因易发生重复呼吸,CO_2 潴留。

(3)重复呼吸的储氧面罩:该面罩设计有储氧袋,于患者呼气期储存氧气。可提供的最大氧浓度较高。

1)优点:①患者吸气不易混入空气;②提供的氧浓度较高,最大可至 0.6 以上;③短期应用效果好。

2)缺点:①面罩需与患者面部较好贴合;②可能对皮肤存在刺激;③影响进食;④湿化较差;⑤存在无效腔,有重复呼吸的风险。

3)临床应用:对于使用鼻导管、普通面罩不能保证氧合的患者可选用储氧面罩。初始氧气流量可设置在 8~10L/min,流量的设置需保证储氧袋至少膨胀至其容积的 2/3,且在患者吸气期储氧袋仍为膨胀状态,再根据患者的氧合状态调节具体的氧气流量。

(4)非重复呼吸的储氧面罩:储氧袋设计有单向阀,患者发生重复呼吸的可能性较低(图 6-3)。

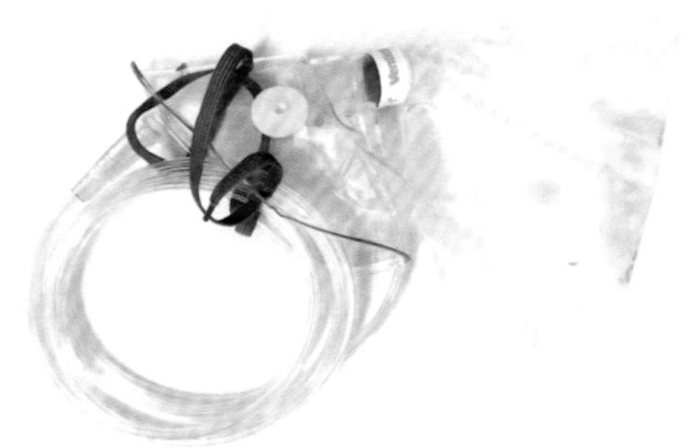

图 6-3 非重复呼吸的储氧面罩

[illegible]优点：①提供的[illegible]度高，理想状态下可提供氧浓度为 1.0 的[illegible]；②重复呼吸的[illegible]性较重复呼吸的储氧面罩小；③短期应用[illegible]好。

[illegible]缺点：①面罩需[illegible]者面部较好贴合；②可能对皮肤存在刺激[illegible]影响进食；④湿[illegible]差；⑤不可长期应用。

[illegible]临床应用：可提[illegible]的氧浓度，对于应用其他低流量吸氧装置[illegible]能很好改善氧合[illegible]者可选用该面罩。具体应用见“重复呼吸[illegible]储氧面罩”部分。[illegible]提供较高吸氧浓度，需保证面罩与患者面[illegible]紧密贴合，避免患[illegible]入气中混入过多空气。

[illegible]. 高流量吸氧[illegible] 文丘里面罩：根据文丘里原理，形成[illegible]量的空氧混合[illegible]送给患者（图 6-4）。射流孔的口径、空[illegible]口口径和氧流量[illegible]影响患者吸入气的气体流量与吸入气氧[illegible]。

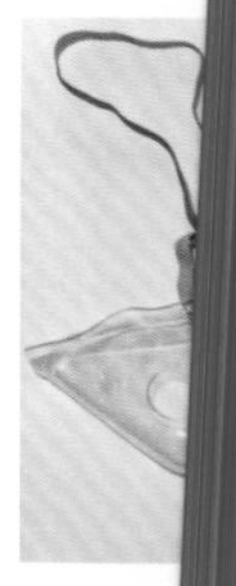
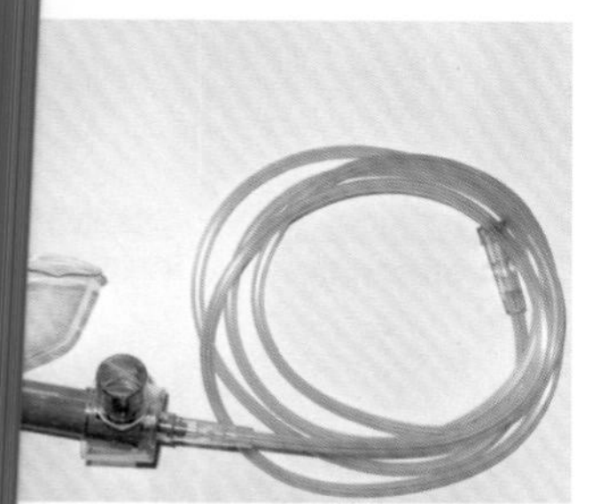

图 6-4　文丘里面罩

(1) 优点：①提[illegible]氧浓度稳定；②基本不存在重复呼吸；③有[illegible]定的 PEEP 效应[illegible]

(2) 缺点：①若[illegible]过良好湿化极易造成患者口鼻干燥；②有[illegible]患者对高速气流[illegible]击不耐受。

(3) 临床应用：对于需要准确控制氧浓度的患者，例如COPD的患者较为合适。确定患者所需的氧浓度后需按照文丘里面罩标识的对应氧流量设置氧气流量，不可随意设置，否则输送给患者的实际氧气浓度将不确定。因文丘里面罩输送的总气体量过高，需经过良好湿化，且需经常观察患者口鼻干燥情况，否则不可给患者长期应用。

（三）经鼻高流量氧疗

经鼻高流量氧疗（high-flow nasal cannula，HFNC）设备主要包括空氧混合装置、湿化治疗仪、高流量鼻塞以及连接呼吸管路，可以为患者提供相对恒定的氧浓度（0.21~1.0）、温度（31~37℃）和湿度的高流量（8~80L/min）气体，具有很好的舒适性（图6-5）。

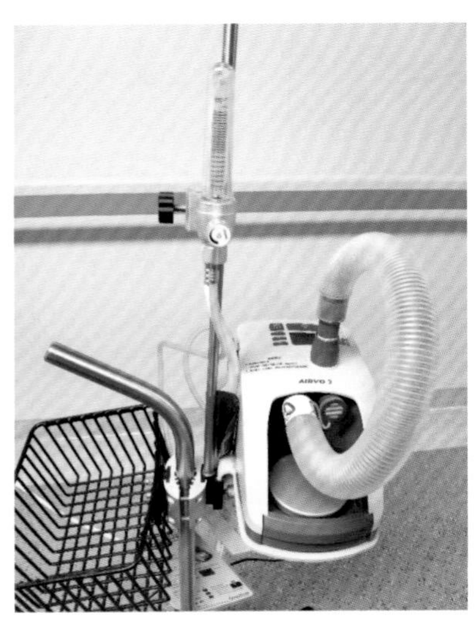

图6-5　经鼻高流量氧疗装置

[illegible]优缺点

[illegible]优点：①恒定的[illegible]度；②呼气末正压效应；③生理无效腔冲[illegible]应；④维持黏液[illegible]转运系统正常功能；⑤降低患者上气道阻[illegible]呼吸功。

[illegible]）缺点：无明显[illegible]助功能。

[illegible]适应证

[illegible]）轻～中度Ⅰ型[illegible]衰竭（100mmHg ≤ PaO_2/FiO_2<300mmHg）。

[illegible]）轻度呼吸窘迫[illegible]吸频率 >24 次 /min）。

[illegible]）轻度通气功能[illegible]（pH ≥ 7.30）。

[illegible]）对传统氧疗或[illegible]正压通气不耐受或有禁忌证者。

[illegible]. 相对禁忌证

[illegible]）重度Ⅰ型呼吸[illegible]（PaO_2/FiO_2<100mmHg）。

[illegible]）通气功能障碍[illegible]<7.30）。

（3）矛盾呼吸。

（4）气道保护能[illegible]有误吸高危风险。

（5）血流动力学[illegible]定，需要应用血管活性药物。

（6）面部或上呼[illegible]手术不能佩戴 HFNC 者。

（7）鼻腔严重堵[illegible]

（8）HFNC 不耐[illegible]

4. 绝对禁忌证

（1）心搏呼吸骤[illegible]需紧急气管插管有创机械通气。

（2）自主呼吸微[illegible]昏迷。

（3）极重度Ⅰ型[illegible]衰竭（PaO_2/FiO_2<60mmHg）。

（4）通气功能障[illegible]pH<7.25）。

5. 操作步骤

（1）选择合适型[illegible]鼻塞导管。

(2)连接呼吸管路。

(3)高流量设备开机,初始流量可设置于35~45L/min,最低不建议低于15L/min;吸氧浓度可与之前氧疗方式的设置相同。

(4)待高流量设备送气正常后为患者佩戴鼻塞导管。

(5)根据患者血气继续调整参数。

(四)气管插管

1. 适应证

(1)上呼吸道梗阻,患者呼吸困难。

(2)气道保护性机制受损。

(3)气道分泌物潴留。

(4)呼吸衰竭需实施有创机械通气

1)经积极治疗后呼吸功能仍继续恶化。

2)意识障碍。

3)呼吸形式严重异常,如呼吸频率>35~40次/min或<6~8次/min。

4)呼吸节律异常,自主呼吸微弱或消失。

5)血气分析提示严重通气和/或氧合障碍 PaO_2/FiO_2<100~120mmHg或传统氧疗后 PaO_2<50~60mmHg;$PaCO_2$ 进行性升高,pH动态下降。

2. 操作前准备

(1)物品准备

1)喉镜:直喉镜或弯喉镜。

2)气管导管(检查套囊是否完好),成年男性选择7.5~8#气管导管,成年女性7~7.5#。

3)其他:导丝、10ml注射器、5ml注射器、液状石蜡、牙垫胶布、

吸　置、吸痰管、简易　器。

　）药品准备

　丙泊酚注射液　g/20ml。

　咪达唑仑注射　g/1ml，稀释至 5ml。

　依托咪酯脂肪　射液 20mg/10ml，适用于心功能不全患者。

　）氯化琥珀酰胆　射液 0.1g/2ml。

　）乳酸钠林格 5

　3）患者准备

　）仰卧，垫肩，头　仰。

　2）充分吸净口　腔中分泌物，检查牙齿是否松动或有无

　。

　3）监测生命体征　。

　4）必要时镇静、　肌松。

3. 操作流程

（1）摆好患者体　口、咽部和气管呈一直线。

（2）将导丝置入　导管。

（3）人工通气使　指尖血氧饱和度在 95% 以上。

（4）右手拇指和　撑开下颌，左手持喉镜自患者右侧口角置

将舌推向左侧，　至咽部，暴露会厌。

（5）稍前进镜片　远端伸入舌根与会厌咽面间的会厌谷，上

喉镜，暴露声门。

（6）右手将气管　从右侧送入口咽，轻轻插入气管内，导管进

声门后将导丝取　轻轻前进数厘米，一般情况下，成年男性插

深度为距门齿 2　cm，成年女性为 20~22cm。

（7）置牙垫于　，退出喉镜，用胶布将气管导管和牙垫一并

定，注意不可将　充气线一并固定。

(8) 将气管导管囊内充气，简易呼吸器辅助呼吸，听诊双上肺、双下肺呼吸音及胃泡鼓音区，判断双肺呼吸音是否对称，判断导管位置。有条件者建议应用呼末二氧化碳分压（$PetCO_2$）判断人工气道位置（一般 $PetCO_2$>35mmHg 代表导管位置正确）。

(9) 固定带妥善固定气管插管及牙垫，接呼吸机辅助通气。

4. 操作后评估　行床旁胸部 X 线片摄影，以确定导管位置（正确位置为气管分叉上 2~3cm）。

5. 操作要求　插管前充分氧疗；选择合适的气管导管；动作轻柔；掌握插管适应证及确定插管后气管导管位置。

（五）机械通气初始参数设置

1. 参数设置和调节的主要原则：

(1) 维持基本通气和氧合。

(2) 避免呼吸机相关并发症的发生。

(3) 提高人机协调性。

2. 根据患者具体情况和所选呼吸机机型设置参数

(1) 确定呼吸机管路种类：成人、儿童、婴儿。

(2) 确定人工气道类型，管径大小。

(3) 模式：A/C。

(4) 相关参数（成人）

1) 呼吸频率：10~20 次 /min。

2) V-A/C 时：潮气量 6~8ml/kg；P-A/C 时：PC 10~15cmH_2O（目标潮气量 6~8ml/kg）。

3) V-A/C 时：峰流量 40~60L/min；P-A/C 时：升压时间 50%。

4) 吸呼比：1∶1.5~1∶3 或吸气时间：0.8~1.2 秒。

5) 氧浓度：初始设置 1.0，此后根据 SpO_2 调节。

PEEP：3~5cmH

触发灵敏度：触发 1~3L/min（首选），压力触发 –2~

H_2O。

）某些特定条件 初始参数需做出相应的调整（详情见相

节）。

六）呼吸治疗 记录表（表 6-4）

（七）吸痰

1. 原则　仅在 指征的情况下吸痰，即“按需吸痰”而不

按时吸痰”。

2. 方式　有创 通气患者的吸痰操作按照所用吸痰管的种

为开放式吸痰 式吸痰。

按照吸痰深度 分为深吸痰和浅吸痰。深吸痰指插入吸

直至遇到阻力 退 1cm 并施加负压；浅吸痰指将吸痰管插

定深度，通常为 气道的末端。

3. 指征

（1）人工气道内 痰液涌出。

（2）患者咳嗽 然发生呼吸窘迫。

（3）机械通气 在容量控制模式下出现气道压力升高报警

在相同设置下 平台压之差增大；流量 - 时间曲线监测示

齿状改变。

（4）肺部听诊 道痰鸣音。

（5）SpO_2 突然 或呼吸频率加快、心率加快。

（6）动脉血气

（7）患者不能 有效的自主咳嗽。

表 6-4 呼吸治疗工作记录表

分类	名称	单位	7	8	9	10	11	12	13	14	15	16	17	18	19	20	21
Temp		℃															
备注																	
机械通气																	
呼吸机型号																	
设置参数	Mode																
	V_T	ml															
	PS	cmH_2O															
	PC	cmH_2O															
	F	次 /min															
	Tinsp	s															
	I:E																
	PEEP	cmH_2O															
	FiO_2	%															
	Ramp																
	IPAP	cmH_2O															
	EPAP	cmH_2O															

分类	名称	单位	7	8	9	10	11	12	13	14							
监测值	Ppeak	cmH_2O															
	Pplat	cmH_2O															
	Pmean	cmH_2O															
	[illegible]	[illegible]															
	[illegible]	[illegible]															
	VTe pbw	ml/kg															
	RR	次 /min															
	MVe	L/min															
	FlowPeak	L/min															
	Vleak	L/min															
	FiO_2	%															
并发症																	
备注																	
呼吸力学监测																	

(8) 怀疑胃内容物或上气道分泌物误吸。

4. 具体操作

(1) 气道内分泌物的吸引(气管插管 / 气管切开 + 呼吸机)

1) 封闭式吸痰操作步骤

A. 戴手套,若患者意识清醒需向患者说明该操作,获得患者配合。

B. 呼吸机 2 分钟纯氧呼吸,按下报警静音消除报警。

C. 封闭式吸痰管与负压相连接。

D. 缓慢插入吸痰管,直至患者有呛咳反应后后退 1~2cm。

* 此阶段均不带负压。

E. 带负压,缓慢退出吸痰管并不断旋转吸痰管。

* 此步骤只可退吸痰管,不可再带负压重新深入气道内。

* 分泌物多的部位可多做停留。

* 退吸痰管过程整体不超过 15 秒。

* 单次吸痰完毕需将吸痰管彻底从人工气道内拔出。

F. 若分泌物量大可再次按步骤 C、D、E 进行气道内分泌物的吸引。

G. 冲管。

* 开始:先带负压,后打开冲管水。

* 结束:先关闭冲管水,后关闭负压。

H. 盖上封闭式吸痰管接口帽子。

2) 开放式吸痰操作步骤

A. 戴手套,若患者意识清醒需向患者说明该操作,获得患者配合。

B. 呼吸机 2 分钟纯氧呼吸。

C. 打开一次性吸痰管,将一次性吸痰管与负压连接。

. 呼吸机待机并 呼吸机回路。

. 带负压,缓慢退 痰管并不断旋转吸痰管。

间断吸引,勿于 长时间持续吸引。

边退转边吸,切 负压伸入患者气道深处。

. 吸引完毕冲管 痰管缠绕于手上脱下手套。

G. 连接呼吸机回 呼吸机开机,确认参数为原先参数。

H. 将垃圾分类丢

2)气道内分泌 吸引(气管插管 / 气管切开 +T 管)

操作步骤:类似 道内分泌物的吸引(气管插管 / 气管切 呼吸机)。

* 不需断开 T 管 工气道的连接。吸痰管通过 T 管的吸引 入人工气道。

5. 注意事项

(1)负压的选 用尽可能小的负压吸引,新生儿 –100~ mmHg(–13.3~ –1 a),成人 –150~ –100mmHg(–20.0~ –13.3kPa)。

(2)吸痰管型号 径不应超过人工气道内径的 1/2。

(3)吸痰过程中 注意对患者的生命体征、心律、呼吸形式、 O_2、口唇和肢端 进行监测,保障患者的生命安全。

(八)气囊上 物清除

建立人工气 别是气管插管后,患者的吞咽受限,口腔 泌物及胃食管 物受气囊阻隔滞留于气囊上方,会形成气 上滞留物。气 滞留物是呼吸机相关性肺炎(ventilator sociated pneum , VAP)病原的重要来源。手法清除囊上滞 物或使用带声 滞留物吸引(SSD)的导管可降低 VAP 的 生率、延迟 VA 发生时间,减少抗生素的使用,缩短机械通气时间。

1. 手法清除囊上滞留物

(1)物品准备

1)手套。

2)20ml 空针。

3)简易呼吸球囊(带储氧袋、吸氧管)。

4)减压表(带湿化水)。

5)气囊压力监测表。

6)一次性吸痰管。

(2)操作步骤

1)患者停鼻饲,回抽胃内容物。

2)清除口腔分泌物。

3)清除气道内分泌物。

4)调整体位,患者平卧。

5)打开一次性吸痰管,连接负压。

* 吸痰管不从包装内拿出,放置于患者腹部待用。

6)呼吸机待机、断开呼吸机回路。

7)将简易呼吸球囊与人工气道连接。

8)操作者 1 按患者呼吸深度、跟随患者的呼吸按压球囊;操作者 2 将空针连接于患者人工气道气囊充气管上待命。

9)平静呼吸 5~8 个呼吸周期,操作者 1 给予提示操作即将开始。

10)操作者 1 接下来 3 次通气需在通气前依次喊出 1、2、3。

* 通气 1:正常潮气量。

* 通气 2:稍大通气量。

* 通气 3:绝对大潮气量(送气量约为患者潮气量的 2~3 倍)。

通气 1 与通气 2 间距正常。

通气 2 与通气 3 间距缩短(通气 3 需在患者通气 2 吸气末 初开始送气)。

1)操作者 2 在操 1 喊“3”时需完全释放气囊内气体,在通 结束后气囊回 需为气囊完全充气。

2)操作者 1 继续 者正常潮气量,跟随患者呼吸频率进行

3)操作者 2 吸引 口腔内分泌物。

4)若患者囊上 泌物较多,可重复步骤 8 至步骤 13,次。

15)将人工气道 吸机回路连接,呼吸机开机,调节呼吸机参数。

16)监测人工气 囊压力于 25~30cmH$_2$O。

17)恢复患者体 半卧位。

(3)操作要求:两 合协调,操作时无明显对抗。

2. 使用声门下 物吸引导管清除

(1)SSD 的使用

1)吸引形式: 可分为持续声门下滞留物引流(CASS)间断声门下滞 引流(IASS),CASS 和 IASS 的临床效果似。

2)负压水平:C 为 –20mmHg,IASS 为 –150~ –100mmHg。

3)气囊压力: 在 25~30cmH$_2$O 并定期监测。

4)患者体位: 取半卧位,滞留物积聚在引流管路开口处,流较为彻底。

5)引流导管堵 可快速推注 5ml 空气清除堵塞,不推荐注射理盐水。

(2) SSD的局限性

1) SSD可造成气道黏膜损伤，特别是持续使用时。

2) SSD的引流导管较细，容易发生堵塞。

3) 外径相同时，带SSD人工气道内径更小，气道阻力增大。

4) SSD人工气道更为昂贵。

(九) 人工气道的温湿化

气道湿化是人工气道管理的重要环节，充分的湿化有利于维持呼吸道的生理功能，稀释痰液，使痰液易于排出体外，有效预防相关并发症。相关指南建议所有人工气道患者都应接受持续的吸入气体湿化。

1. 机械通气患者

(1) 应用主动型加热湿化器，尽可能选用伺服型加热湿化器并配备相应管路。

1) 伺服型（如Fisher MR850）：管路内安装有加热导丝，湿化罐内无须安装铝芯及湿化纸。

2) 非伺服型（如Fisher MR810）：管路内无加热导丝，湿化罐内需安装铝芯及湿化纸，将简易温度计或温度探头连接于Y形接头吸气端。

(2) 温度调节：通过监测温度反馈调节湿化器加热程度，使人工气道开口温度维持于37℃。

(3) 添加湿化水

1) 以一次性输液器连接500ml灭菌水向湿化罐内输注蒸馏水。

2) 液面不得超过刻度最高限、不得低于最低限。

3) 定时查看并及时添加湿化水。

)每日更换一次器并作标签记录更换时间。

4)湿化罐污染时时更换。

脱机未拔管患

1)人工鼻(HME

)禁忌证:①分泌物多(≥25ml/d)或黏稠(≥Ⅱ

②潮气量较小的者;③体温较高(≥39℃)或体温较低

5℃);④撤机困⑤氧浓度需求高(≥0.4);⑥每分钟通气

0L。

2)不同类型HI的选择:①若患者需要吸氧,选择带吸

的HME;②若需要呼吸道隔离,选择带过滤功能的

。

3)操作流程:①者脱机无须气囊充气,充分清除气囊上滞

后予气囊完全放②将HME与人工气道相连,若需吸氧,

接氧源;③询问主观感受;④监测生命体征及氧合变化;

旦有气道分泌物HME,应立即更换;⑥更换后的HME不

复使用,按照医级处理。

(2)文丘里装置温湿化器吸氧

1)物品准备:①里装置;②加热湿化器;③一次性呼吸管

④一次性输液器00ml蒸馏水。

2)连接方式的①气切面罩:适用于金属及普通气切套管

者;②T管:适气管插管和普通气切套管患者。

3)操作流程:接文丘里装置、湿化器与一次性管路;

湿化器内加入蒸;③安装氧流量瓶,选择合适吸氧浓度及

量;④若患者脱须气囊充气,充分清除气囊上滞留物后予

囊完全放气;⑤气切面罩或T管连接人工气道与一次性

路。

4）使用过程中的监测：①患者主观感受；②气道开口端温度：维持温度至37℃（伺服型加热湿化器可以直接读出；使用非伺服型加热湿化器需用简易温度计监测）；③痰液性状与量；④湿化效果：湿化罐、管路内是否有冷凝水及积水量。

5）暂停使用时的处理：①关闭加热湿化器；②处理管路及积水杯内冷凝水；③清除湿化罐内湿化水；④以无菌纱布包裹管路开口及T管或气切面罩；⑤干净塑料袋包装，置于床旁备用，并作标签记录；⑥若连续48小时停用，则将其消毒。

6）感染控制：①可重复使用的HH用于下一患者之前应进行高水平的消毒。②手动加水时应遵循清洁操作，使用无菌水。③当使用封闭式自动给水系统时，吊瓶中未使用的水应保持无菌状态，更换呼吸回路时无须丢弃。④患者回路中的冷凝水应视为感染性废物，并按规定处置。不应将其排回HH中。⑤HME无须每日更换，至少可以安全使用48小时。

（十）肺复张（RM）

1. 定义　在机械通气过程中，一次或多次间断给予高于常规气道压力（35~60cmH_2O），使塌陷的肺泡充分复张，并维持一定的时间（一般不超过2分钟），增加复张肺泡的稳定性，然后再恢复到RM以前的通气模式。

2. 适应证和禁忌证

（1）适应证

1）顽固低氧血症（PFR ≤ 150mmHg）且双肺病变均匀的早期ARDS患者。

2）术后出现肺不张的患者。

3）长期卧床致重力依赖区肺泡塌陷。

[illegible])相对禁忌证

[illegible]血流动力学不稳[illegible]

[illegible]肺大疱、气胸或[illegible]气压伤。

[illegible])肺部严重局灶性[illegible]变。

[illegible])严重颅脑损伤[illegible]

[illegible] RM 前准备

[illegible])实施 RM 之前[illegible]分镇静镇痛(RASS 评分 –5~ –4 分),必要[illegible]给予肌松剂。

[illegible]2)充分吸出气道[illegible]口鼻腔分泌物。

[illegible]3)气囊内适当充[illegible]气囊压力维持在 40~45cmH_2O。

[illegible]4)维持适当的血[illegible]。

[illegible]. 常用方法(图[illegible]

[illegible]1)控制性肺膨[illegible]):呼气末气道正压(CPAP)模式,CPAP [illegible]5cmH_2O,维持 4[illegible]秒;或双相气道正压通气(BIPAP):高压[illegible]压均为 30~45cm[illegible]持续 40~45 秒。

[illegible]2)PEEP 递增法[illegible]置气道压力目标 35~40cmH_2O;调节 PCV [illegible],PEEP 由基础[illegible]每 30 秒递增 2~3cmH_2O,当气道峰压达[illegible]道压力目标后[illegible]增 PEEP 同时,逐渐同等降低 PC 水平,[illegible] PEEP 达到目标[illegible]道压力:维持 PEEP 在目标压力水平 30s [illegible]PEEP 每 30s 递[illegible]3cmH_2O,直到下调 PEEP 导致 SpO_2 下[illegible]3%;再次肺复张[illegible] PEEP 调整至 SpO_2 下降前水平。

[illegible]3)压控法(PCV[illegible]力控制通气模式,PC 10~15cmH_2O,PEEP 25~[illegible]cmH_2O,使峰压达[illegible]~45cmH_2O,维持 1~2min。如呼吸机通气[illegible]式调为 BIPAP,高[illegible]为 40~45cmH_2O,低压 15~20cmH_2O,维持[illegible]间 90~120 秒,之[illegible]30 秒将 PEEP 下调 2cmH_2O 直至 SpO_2 下[illegible]3%,此时再次肺[illegible]并将 PEEP 调整至 SpO_2 下降前水平。

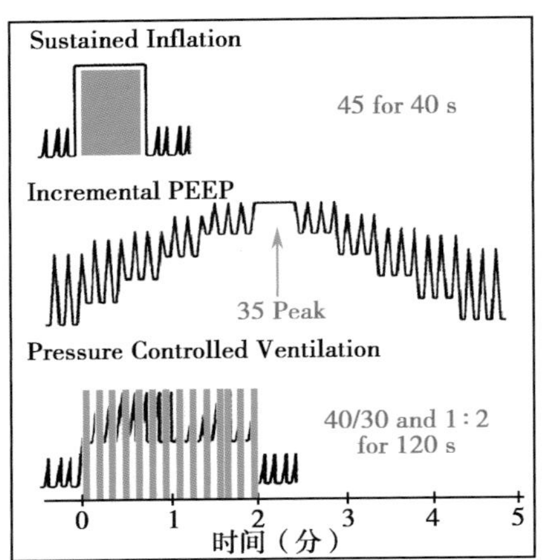

Sustained inflation
45 for 40 s

Incremental PEEP
PIP 35，PEEP 8-35

PCV
PIP 40，PEEP 30
I : E 1 : 2，2 min

图 6-6　常用的肺复张方法

5. 并发症

(1) 收缩压降低到 90mmHg 或较基础下降 30mmHg。

(2) 发生心律失常，致血压下降。

(3) 气压伤：包括气胸、纵隔气肿等。

6. 注意事项

(1) 肺复张过程中和肺复张后严密监测血流动力学和氧合改变，防止并发症。

(2) 根据肺复张效果评估肺可复张性，对于高可复张性的患者可积极行 RM。

(3) 肺复张后设置适当的 PEEP 维持肺泡的复张。

(4) 肺复张效果不佳者，需寻找原因并尝试其他治疗方法，如俯卧位通气等。

（十一）俯卧位通气（prone position ventilation，PPV）

评估

（1）意识状态，镇静评分。

（2）管路（胃管、输液管道、动静脉导管、胸腔 / 腹腔引流管、……）。

（3）适应证

1）ARDS：严重低氧血症（PFR<150mmHg），常规机械通气不能纠正。

2）肺不张或实变：促进塌陷肺泡复张、促进气道分泌物引流。

（4）相对禁忌证

1）严重的血流动力学不稳定。

2）颅内压增高。

3）急性出血性疾病或严重凝血功能障碍。

4）颈椎脊柱损伤。

5）骨科手术。

6）近期腹部手术需要限制体位。

7）妊娠不能耐受俯卧位的姿势等情况。

8）腹腔高压。

2. 操作前准备

（1）实施俯卧位通气前，使用镇静药物使患者处于充分镇静状态（建议 RASS 评分 -5 分）。

（2）实施俯卧位通气过程中，保持患者呼吸道通畅，防止在治疗过程中发生窒息。

（3）操作前先

(4) 暂停饮食，回抽胃内容物，撕开电极贴，并准备新电极。

(5) 用物准备：凹形枕、软枕 2~3 个、床单、泡沫敷料 10 片。

(6) 人员准备：建议 3~6 人以上。

3. 实施

(1) 位置与分工

1) 第一人位于床头，负责呼吸机管道和人工气道的固定、头部的安置和发口令。

2) 第二人位于左侧床头，负责固定该侧管道、胃管。

3) 第三人位于左侧床尾，负责尿管及该侧管道。

4) 第四人位于右侧床头，负责固定该侧管道。

5) 第五人位于右侧床尾，负责其他。

6) 第六人位于患者稍后侧卧转俯卧的方向，负责放软枕。

(2) 操作步骤（以患者向左翻转为例）

1) 将患者抬至床的右侧（如果患者该侧置管较多）。

2) 去除患者电极片。

3) 患者身体突出部位贴泡沫敷料，如患者脸颊、肩、胸、髂骨、膝部、小腿等。

4) 将患者左手压至身体下。

5) 铺床单。

6) 将患者向左翻转。

7) 调整患者姿势、整理管路、整理床单位。

(3) 翻身后处理：把头部垫高 20°~30°，头下垫凹形枕或马蹄形枕，使颜面部悬空，可避免人工气道受压，患者的双手可平行置于身体的两侧或头的两侧。检查管道通畅及保证换能器位置正确。

并发症及注意事

)人工气道、动静 管道及各种引流管的压迫、扭曲、移位、

脱

)注意患者气道 物的引流,防止气道阻塞。

)皮肤黏膜压迫 颜面部水肿、眼部充血 / 出血。

)手臂位置不正 致神经麻痹。

俯卧位通气结

普通监护床俯卧 操作步骤:

)俯卧位结束后 由第一人安排管理好患者的管路,并发出

其余人员同时 者托起,先移向床的一侧,将患者转为侧

出床垫上的软 敷料,整理好床铺,然后将患者摆放至需

体位。

2)俯卧位治疗结 ,积极做好气道管理,加强气道引流。

6. 俯卧位时间

(1)ARDS:俯卧 间越长,对改善氧合越有益,建议至少

6h/d。

(2)肺不张或痰 流:一般 2~3 小时,每天 2 次即可。

(十二)高频 通气(high-frequency oscillation tilation,HFO

1. 适应证和禁

(1)适应证

1)主要应用 统通气治疗方式效果差的重症 ARDS 者:当 FiO_2 ≥ 同时 PEEP >14cmH_2O,或平均气道压 AP)≥ 24cmH_2 平台压≥ 30cmH_2O 时,PaO_2<60mmHg。

2)严重气压伤 下气肿、纵隔气肿和气胸等。

3）对合并一定程度肺纤维化的患者可以试用。

（2）禁忌证

1）严重气道阻塞。

2）大量气道分泌物。

3）颅内高压、急性脑血管意外。

2. HFOV 使用前患者的准备

（1）保证气道通畅：使用前吸净气道内痰液或血痂，确保气道通畅。

（2）镇静剂和肌松剂

1）开始 HFOV 时，患者需深度镇静。

2）尽量不使用肌松剂，若患者出现氧合下降或 MAP 波动较大（>5cmH_2O），可间断使用肌松剂。

3）在 HFOV 时，若未出现氧合下降或 MAP 波动较大（<5cmH_2O），可允许患者少量的自主呼吸。

（3）保证患者在上机前有充足的血容量。

3. 初始参数设置（适用于 ARDS）

（1）肺泡复张手法（RM）：开始 HFOV 前，可利用高频振荡呼吸机行 RM：在 10 秒内将 MAP 调至 40cmH_2O，维持 45 秒。

1）此时需关闭振荡器。

2）气压伤患者不宜行 RM。

3）操作过程中出现不良反应须立即停止。

（2）平均气道压（MAP）：在传统通气方式的 MAP 基础上加 5cmH_2O。若血流动力学不稳定，在传统通气方式的 MAP 基础上加 2~3cmH_2O。

（3）振荡压力幅度（△ P）：初始 90cmH_2O。

（4）呼吸频率（f）：根据初始的 pH 设置见表 6-5。

表[illegible] pH、呼吸频率对照表

pH	f(Hz)
<7.10	4
7.10~7.[illegible]	5
7.20~7.[illegible]	6
>7.35	7

[illegible]5)吸气时间百分[illegible]Ti%):初始 33%。

[illegible]6)偏流(bias flo[illegible]初始 40L/min。

[illegible]7)吸氧浓度(Fi[illegible]初始 1.0。

[illegible]4. 参数的调节([illegible]于 ARDS)

(1)氧合状态的[illegible]见表 6-6。

1)氧合目标:Sp[illegible]%~95%,PaO_2 55~80mmHg。

2)初始参数调[illegible]若 SpO_2> 氧合目标,逐渐降低 FiO_2(每 5[illegible]降低 5%)直到[illegible]达到目标范围内,然后观察 4 小时。

3)若 4 小时内[illegible]氧合下降,可适当增加 FiO_2。

4)4 小时后,若[illegible]

A. 氧合大于目[illegible]范围,降低 FiO_2/MAP,使两者数值接近表[illegible]中相对应的值。[illegible]小时调节 1 次。

B. 氧合小于目[illegible]围,升高 FiO_2/MAP,使两者数值接近表 6-6[illegible]相对应的值。每[illegible]钟调节一次。

C. 氧合等于[illegible]范围,可按表 6-6 适当地降低或升高 FiO_2/[illegible]AP。

(2)通气状态[illegible]

1)通气目标:[illegible]25~7.35。

2)若上机后[illegible] $PaCO_2$ 升高,将 f 每 2 小时降低 1Hz,直到[illegible]H 达到目标范围[illegible]出现 $PaCO_2$ 下降,逐渐增加 f(最大 15Hz)。

表 6-6　FiO_2、MAP 对照表

步骤	FiO_2	MAP	步骤	FiO_2	MAP
1	0.4	22	10	0.7	34
2	0.4	24	11	0.8	34
3	0.5	24	12	0.8	36
4	0.5	26	13	0.8	38
5	0.5	28	14	0.9	38
6	0.5	30	15	1.0	38
7	0.6	30	16	1.0	40
8	0.6	32	17	1.0	42
9	0.7	32	18	1.0	45

注:MAP 可在目标值的基础上 ± 1cmH_2O

3)若在最大通气支持力度条件下(f=3Hz,△ P=90cmH_2O),仍未能改善氧合,可采用气囊漏气方法:

A. 吸净口腔内分泌物。

B. 压力上下报警线调至 55 和 10cmH_2O。

C. 先增加偏流,使 MAP 增加 5cmH_2O。

D. 然后慢慢松开气囊,使 MAP 降到以前水平。

E. 若出现 pH<7.10,需使用 $NaHCO_3$ 纠正。

5. 临床评估

(1)胸廓振荡幅度:可帮助判断:

1)导管阻塞。

2)导管位置。

3)气胸。

[illegible])胸部 X 线片：[illegible]肺容积的改变。

[illegible])血气指标：根[illegible]表按时复查血气指标。

[illegible] HFOV 的撤离[illegible]

[illegible])病情好转后[illegible]当 MAP 和 FiO_2 分别降至 $22cmH_2O$ 和

[illegible]维持此参数 12[illegible]以上未出现氧合通气状态的恶化，可考

[illegible]离 HFOV 改传统[illegible]方式。

[illegible]2)病情恶化后[illegible]若上机后出现下列情况，须立即转换为

[illegible]呼吸支持方式：

[illegible]1)通气恶化：在[illegible]ΔP 和最小 f 条件下，pH<7.15，$PaCO_2$>

[illegible]mHg。

[illegible]2)氧合恶化：在[illegible]MAP 和 FiO_2 条件下，SpO_2<88%。

[illegible]3)明显的血流动[illegible]改变。

7. 其他需注意[illegible]题

(1)上述操作仅[illegible]成人呼吸衰竭患者，且循证医学证据提示

[illegible]OV 不能改善 A[illegible]预后。

(2)只限于对 S[illegible]Medics 3100B 成人高频振荡呼吸机操作。

(3)HFOV 治疗[illegible]至少 12 小时。

(4)保持患者床[illegible]高 30°。

(5)尽量减少开[illegible]道的次数。

(6)选用密闭式[illegible]管，尽量减少吸痰次数。

(7)勿折呼吸管[illegible]

(8)避免使用[illegible]

(十三) 呼吸[illegible]监测

1. 呼吸力学[illegible]的原理　呼吸力学监测，是指在呼吸运动过[illegible]中，用压力、容[illegible]流量三要素及其相关的顺应性、阻力等相互

关系，来解释呼吸运动相关的力学参数的特性。

呼吸运动方程：$P=Vt/Crs+Flow\times R+PEEP_{总}$

（P 驱动压力；Vt 潮气量；Crs 呼吸系统顺应性；R 气道阻力；Flow 流量；$PEEP_{总}$总呼气末正压）

2. 呼吸力学监测的内容及其意义

(1) 气道压（Paw）：是指气道开口处的压力。包括：

1) 气道峰压（Ppeak）：吸气过程中气道压的最高值。

2) 平台压（Pplat）：吸气末暂停、气道内气体停止流动时的气道压，近似于肺泡内压。

3) 呼气末正压（PEEP）：呼气末的气道压。

(2) 呼吸系统顺应性（Crs）：指单位压力改变所引起的呼吸系统容积的改变，临床中主要测定静态顺应性，反应呼吸系统的弹性阻力。

(3) 气道阻力（R）：指气体在气道内流动所产生的摩擦力。

(4) 内源性呼气末正压（PEEPi）：病理情况下，呼气末肺容量位高于功能残气容量位，肺泡压升高，这种升高的肺泡压称为 PEEPi。

3. 呼吸力学各参数计算公式及测量方法见图 6-7 和图 6-8。

$Ppeak=Flow\times R+Vt/Crs+PEEPi$，表示克服气道阻力、弹性阻力和 PEEP 总的压力。

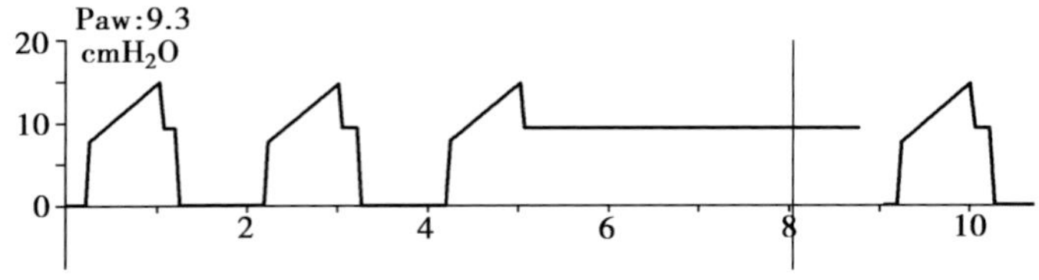

图 6-7 吸气末阻断时的呼吸机压力 - 时间曲线

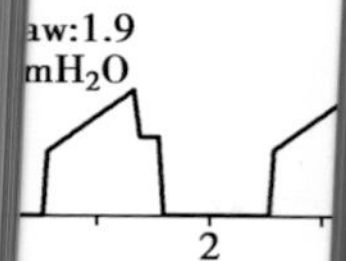

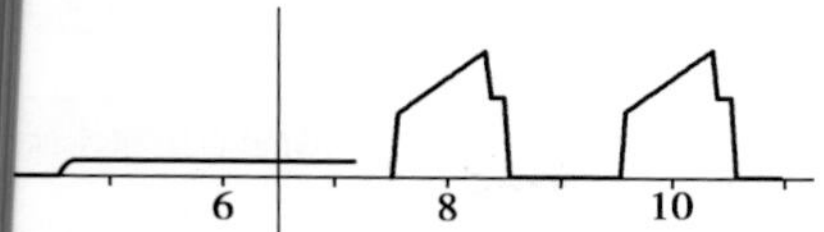

图 6-8 呼 阻断时的呼吸机压力 - 时间曲线

Pplat=Vt/Crs + P ,表示克服弹性阻力和 $PEEP_{总}$的压力。

Ppeak−Pplat = Fl R,表示克服气道阻力的压力。

当外源性 PEEP 0 时,PEEPi=$PEEP_{总}$。

因此:R=(Ppeak t)/Flow,Crs=Vt/(Pplat−PEEPi)。

4. 呼吸力学监测 施

(1)患者充分镇 要时肌松。

(2)完全控制通 容通气,方波。

(3)设置 Vt、吸 间、PEEP 设置为 0,可由呼吸机直接测得 k、流量。

(4)采用吸气末 法(3~5 秒)可测得 Pplat,采用呼气末阻断 3~5 秒)可测得 。

(5)计算呼吸系 应性及气道阻力。

(6)恢复呼吸机 设置。

注:若患者呼 所需参数较高,例如 PEEP>10cmH_2O 时,测 吸力学时不建议 EEP 降为 0cmH_2O,而是维持原有 PEEP 水 其余步骤不变

(十四)气道 报警的处理(图 6-9)

临床意义:V 峰压报警相当于 PC 的低潮气量报警。

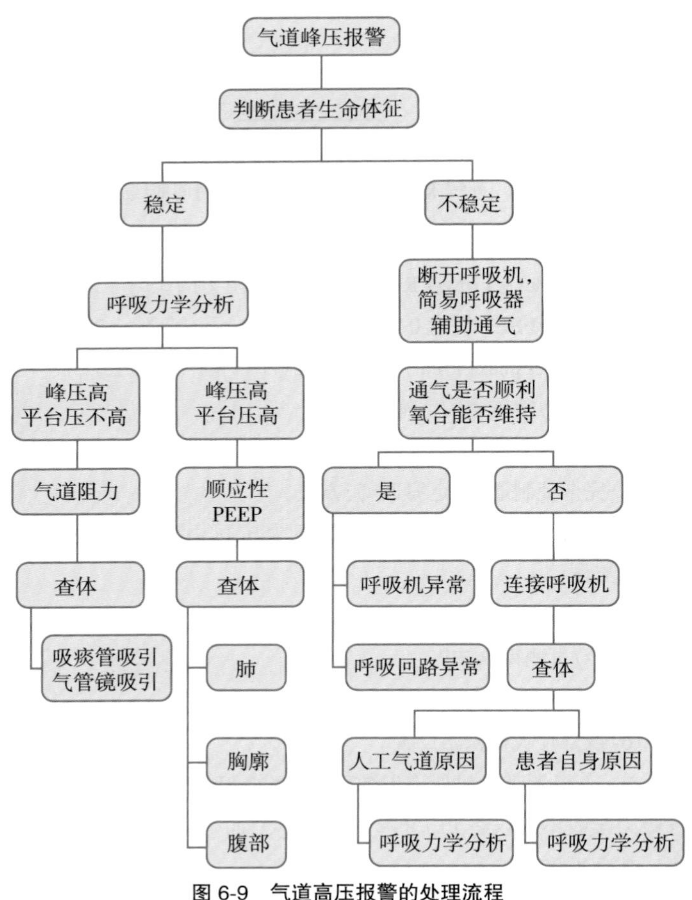

图 6-9　气道高压报警的处理流程

（十五）严重低氧的处理（图 6-10，见文后折页）

1. 定义　严重低氧血症是指患者呼吸出现失代偿，血氧水平显著下降。需及时正确识别此类患者，避免耽误诊治时间。

处理原则

）选择合适的体 便进行气道管理，有心源性因素时考虑

位。

）解除气道梗阻 ：一般采用仰头抬颌法，清除口腔及气

泌物。

）选择合适的吸 式，增加吸入氧浓度，评估无创正压通气

性。

）短时间内无法 的低氧血症，考虑建立人工气道。

）寻找病因证据 动脉血气、床旁胸部 X 线片、心电图等

十六）严重 CO 留的处理（图 6-11、图 6-12）

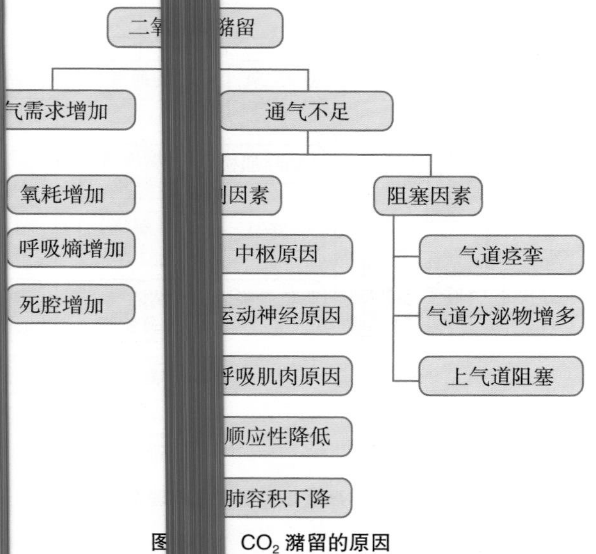

图 CO_2 潴留的原因

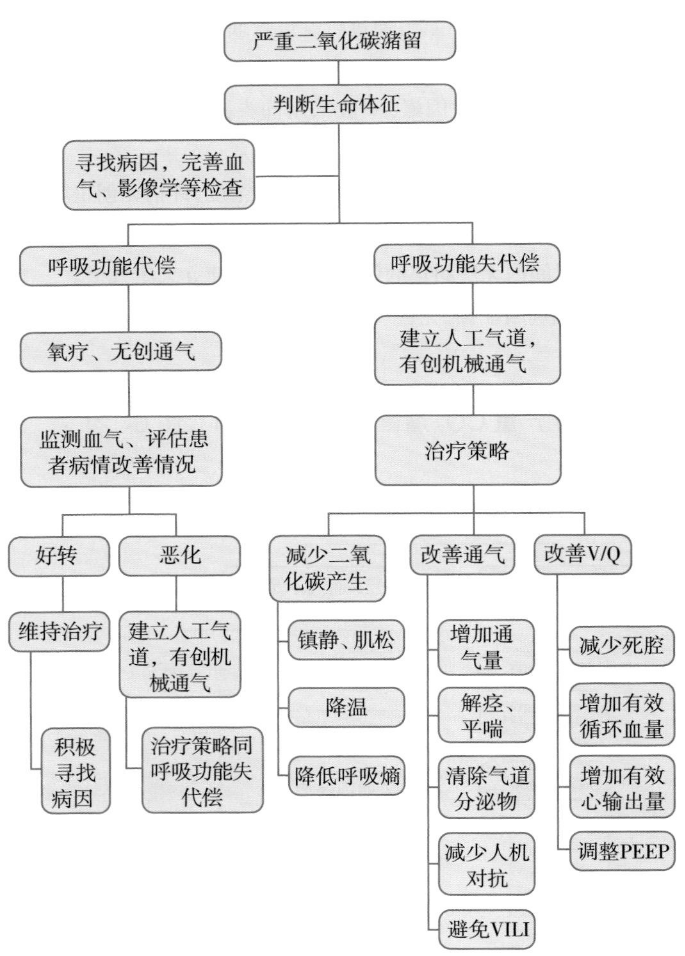

图 6-12　严重 CO_2 潴留的处理流程

一七）意外脱管 理

气管插管患者意 管的处理

判断是否为完 出：①脱出 ≥ 6~8cm；②呼吸机流量 - 时 线呼气流量显著 ；③患者 SpO_2 明显恶化。

若为部分脱出， 患者气道及口腔分泌物，抽空气囊，尝试 ，有条件可在气 引导下操作。如回纳失败按完全脱出处

若为完全脱出， 抽空气囊并拔除气管导管。评估患者的 ，选择普通吸氧 呼吸机或重新气管插管有创呼吸机辅助 （具体指征见前

告：不得私自回 管插管！

气管切开使用 机患者 判断气切时间：当患者切开时间 一周窦道已形 更换套管重新置入，连接呼吸机，氧浓度 1.0，然后根据 调整。如切开时间在一周以内，若有条 在气管镜引导 气切口重新放置气切套管；若无条件，则 行气管插管，连 吸机，通知耳鼻喉科医师重新置入气切

预防措施

每班交接气管 深度。

对于颈部粗短 用加长型气管套管，并牢固固定。

对于烦躁不 给予必要的肢体约束或根据医嘱镇

为患者实施各 疗护理（如翻身、俯卧位、拍背、吸痰等）时 固定管路。

更换固定系带 两人操作，一人固定套管，一人更换。

（十八）气囊漏气的处理（图 6-13、图 6-14）

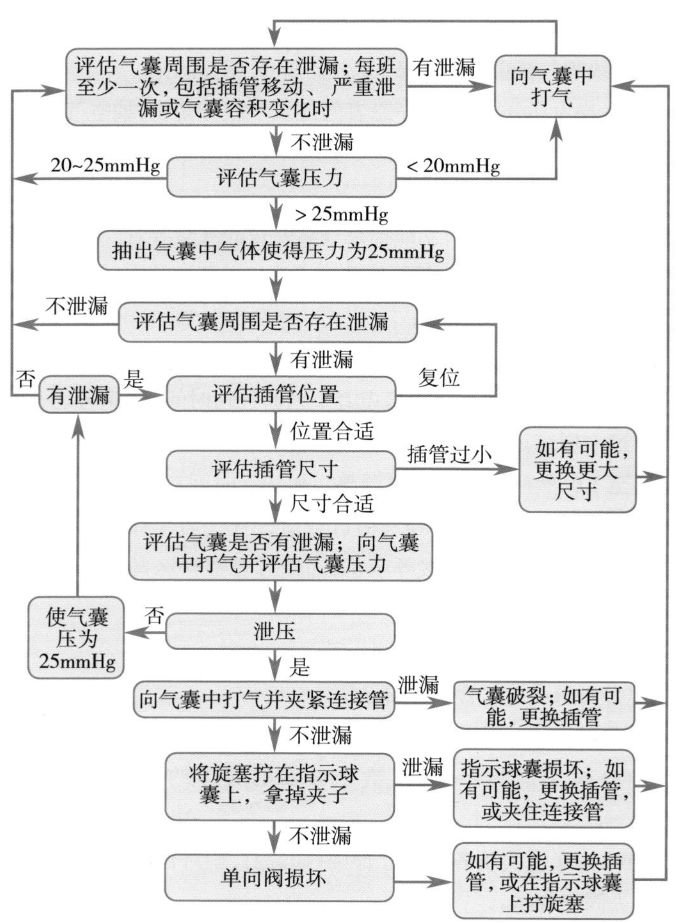

图 6-13 气囊漏气的原因分析流程

图 6-14 气囊漏气的临床处理流程

是否需要机械通气

是 → IPPV → 立即更换气管插管/气切套管

→ 评估病情（如至床旁检查）（神志、血气、咳嗽、气道分泌物等等）
- 更换气管插管/气切套管
- 拔除人工气道

否 → 监测SpO₂、血气
- 无气道保护能力 预防返流 需清除声门下滞留物 需人工排痰 → 更换气管插管/气切套管
- 神志清楚 气道保护能力好 气道分泌物少 误吸风险低 → 可暂不更换 更换金属套管

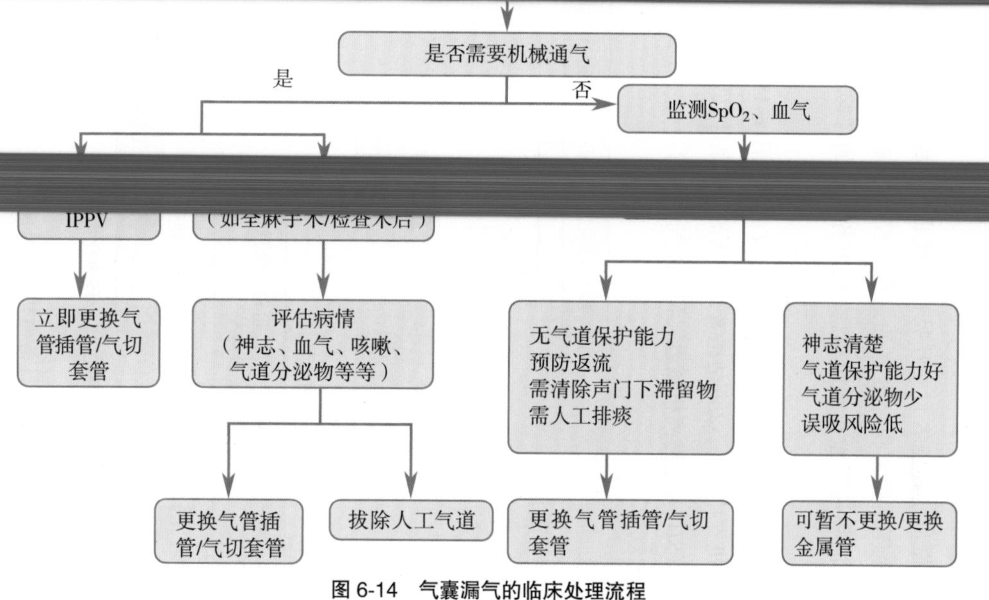

（十九）程序化撤机

撤机是指患者自主呼吸在机械通气过程中的参与度逐渐增加，并逐渐脱离机械通气的过程。程序化撤机是指按照规范的撤机流程逐渐撤离呼吸机，一般由各单位的呼吸治疗师或护士完成。

程序化撤机步骤一般包括（建议流程见图 6-15）：①逐步降低呼吸机支持水平；②评估患者是否具备撤机条件；③实施自主呼吸试验（SBT）；④撤离机械通气和拔除气管插管。

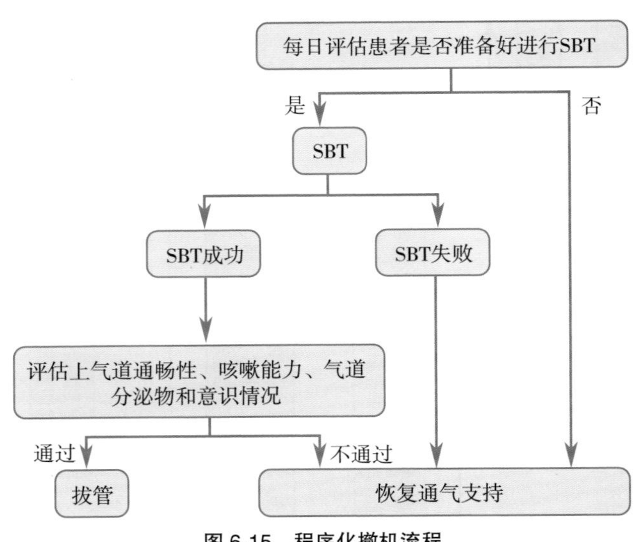

图 6-15　程序化撤机流程

1. 评估患者是否具备撤机条件的标准

(1) 患者原发病得到控制或明显好转。

[illegible]）$FiO_2 \leq 0.4$，氧[illegible]数≥ 150mmHg。

[illegible]）$SpO_2 \geq 94\%$，[illegible]≥ 7.25。

[illegible]）PEEP ≤ 5~8cm[illegible]

[illegible]）呼吸频率 <35 [illegible]n。

[illegible]）心率 <120 次 /[illegible]

[illegible]）浅快呼吸指数 [illegible]<105。

[illegible]）血流动力学稳[illegible]有活动性的心肌缺血，多巴胺或多巴酚丁[illegible]量 <5μg/（kg·m[illegible]甲肾上腺素用量 <5μg/min。

[illegible]）疼痛评分 <4 分[illegible]

（1[illegible]0）患者清醒，能[illegible]人指令。

（1[illegible]1）无高热。

[illegible]全符合上述标[illegible]患者可以进入自主呼吸试验，但应注意一[illegible]列入的指标，[illegible]血红蛋白水平、电解质水平、营养状态等[illegible]能对撤机造成[illegible]如有可能应尽量在撤机前恢复至生理范[illegible]

[illegible] 自主呼吸能力[illegible]估　自主呼吸试验（spontaneous breath-in[illegible]l，SBT）是指通[illegible]时间（30~120 分钟）的密切观察，模拟患者[illegible]有人工气道情[illegible]的自主呼吸情况，判断患者自主呼吸能力[illegible]恢复。

[illegible]作前评估

[illegible]）临床评估

[illegible]. 导致呼吸衰竭[illegible]疾病已稳定或恢复。

[illegible]. 充足的咳嗽能[illegible]

[illegible]. 无大量的气道[illegible]物。

[illegible]）客观指标评估

[illegible]. 临床状态稳定[illegible]

a. 无高热（T<38℃）。

b. 稳定的心血管状态（HR ≤ 140 次 /min，SBP 90~160mmHg，无血管活性药物或最小剂量）。

c. 代谢状态稳定。

B. 氧合功能改善

a. SaO_2>90%，FiO_2 ≤ 0.4（或 PaO_2/FiO_2 ≥ 150mmHg）。

b. PEEP ≤ 8cmH_2O。

C. 肺功能的改善

a. RR ≤ 35 次 /min，MIP ≤ −50~−20cmH_2O，VT>5ml/kg，f/VT<105。

b. 无严重的呼吸性酸中毒。

D. 神志清楚：无镇静或镇静时神志清楚，GCS ≥ 13。

3. 操作流程

（1）试验方法选择

1）T 管试验：①吸痰；②清除气囊上滞留物，根据患者气道保护能力决定是否将气囊完全放气；③断开呼吸机；④人工气道与 T 管相连接；⑤ T 管与高流量设备或文丘里装置相连接。

2）低水平 CPAP：①选择 5cmH_2O 压力；② FiO_2 不变。

3）低水平 PSV：PEEP 5cmH_2O，PS 5~8cmH_2O，具体大小根据人工气道的长度及直径决定，FiO_2 不变。

（2）试验持续时间：30 分钟 ~2 小时。

（3）试验过程评价：在规定 SBT 试验时间内，患者满足下列标准中任何 1 条，且持续一段时间，通常为 3~5 分钟则达到试验终止标准，试验失败，反之试验成功。

试验终止标准：

1）临床情况和主观指标评估

[illegible] 躁动或焦虑。

[illegible] 精神状态恶化[illegible]

[illegible] 出汗。

[illegible] 发绀。

[illegible] 出现呼吸努力[illegible]辅助呼吸肌活动、面部出现呼吸窘迫症状[illegible]吸困难)。

[illegible] 客观监测指标

[illegible] 气体交换功能[illegible]

[illegible] $PaO_2 \leqslant 50\sim60$[illegible], $FiO_2 \geqslant 0.5$ 或 $SaO_2 < 90\%$。

[illegible] $PaCO_2 > 50$mm[illegible]增加幅度 > 8mmHg。

[illegible] pH<7.32,或 pH[illegible]幅度≥ 0.07。

[illegible] 呼吸形式

[illegible] f/VT>105。

[illegible] RR>35 次 /min[illegible]加幅度≥ 50%。

[illegible] 循环状态

[illegible] HR>140 次 /mi[illegible]增加幅度≥ 20%。

[illegible] SBP>180mmH[illegible]增加幅度≥ 20%。

[illegible] SBP<90mmHg[illegible]

[illegible] 心律失常。

[illegible] 注意事项

[illegible])SBT 试验尽量[illegible]日上午进行。

[illegible])SBT 试验每日[illegible]行一次,若不通过,呼吸机调为原参数,[illegible]每次行 SBT 试验[illegible]

[illegible])试验结束后立[illegible]血气分析,将呼吸机恢复原模式及参数[illegible]

（二十）经口气管插管的拔出

通常 SBT 成功后即可评估是否可以拔出患者的人工气道，本节讨论经口气管插管的拔出。

1. 操作前准备

(1) 清除气囊上、气道内、口鼻腔分泌物。

(2) 根据患者呼吸支持情况及 SBT 结果准备合适的拔管后氧疗装置（鼻导管、文丘里面罩、储氧面罩、NPPV）。

(3) 评价患者上气道的通畅程度：气囊漏气试验。

1）操作前准备

A. 用物准备：简易呼吸器、10ml 注射器、吸痰管、测压表。

B. 患者准备：充分清除口鼻腔及气囊上滞留物。

2）操作流程

A. 将模式更换为 V-A/C，根据患者情况设置合理参数，如患者临床状况允许，设置 VT 为 8~10ml/kg（理想体重）；监测吸入和呼出潮气量，保证两者相差 <20ml。

B. 将监测波形更换为容量 - 时间曲线。

C. 将气囊完全放气，待患者稳定后，连续记录 5~6 次呼出潮气量的大小，取其中最小 3 个数的平均值。

D. 计算吸 - 呼潮气量的差值或相差率，并据此判断气囊漏气试验是否阳性。

E. 将气囊充气，测量并维持合适气囊压。

F. 恢复原模式及参数。

3）结果评判：气囊漏气试验阳性标准（成人）：①吸 - 呼潮气量的差值 <110ml；②（吸气潮气量 - 呼气潮气量）/ 吸气潮气量 <15%。

)操作要求：注意 测患者的生命体征、呼吸力学及主观感受 有不适应及时停

)评价患者咳嗽 ——白卡实验

)将一张白色卡 距气管插管开口约 3~5cm 处。

)鼓励患者咳嗽 复 3~4 次，如果分泌物喷到卡片上即为阳

)主观判断患者 嗽能力，分为 0~5 级：

级：无咳痰；

级：气管内可闻 流声但无咳嗽。

级：可闻及的咳 很弱。

级：清晰的咳嗽

级：强有力的咳

级：多次强有力 嗽。

. 操作流程

1)抬高患者体位 60°。

2)松开经口气管 固定带。

3)嘱患者张口深 。

4)于患者深吸气 气囊完全放气同时拔出气管内导管。

5)嘱患者咳嗽咳 给予氧疗。

. 操作后注意事

1)观察患者的生 征、呼吸形式、患者主诉。

2)1 小时后复查 分析，根据血气分析结果调整参数或氧式。

3)2 小时后方可 饮水，观察患者是否呛咳。

(二十一) 有创机械通气患者气管镜检查

1. 常用适应证

(1) 诊断目的

1) 慢性不明原因咳嗽。

2) 不明原因的喘鸣。

3) 咯血及痰中带血。

4) 明确肺部肿块的性质。

5) 肺部感染性疾病。

6) 弥漫性肺部病变。

7) 气管插管或气管切开套管相关问题(气管损伤,气道阻塞或插管位置)。

(2) 引导困难气管插管。

(3) 治疗目的

1) 解除可疑分泌物或黏液栓造成叶或段性肺不张。

2) 钳取异物。

3) 留取痰标本或肺泡灌洗液。

2. 相对禁忌证

(1) 有严重出血倾向及凝血机制障碍者。

(2) 严重的气道阻塞性疾病。

(3) 顽固的低氧血症。

(4) 血流动力学不稳定,包括新近的心肌梗死、心律失常、检查前血压仍高于 160/100mmHg、严重肺动脉高压、主动脉瘤等。

(5) 急性哮喘发作和正在咯血者,可在病情缓解后进行。若情况紧急,须由上级主管医师做出风险 - 效益评价。

[illegible] 检查前准备

[illegible]）向患者 / 家属[illegible]气管镜检查的必要性和存在的风险，签署[illegible]同意书。

[illegible]）禁食 6 小时，禁[illegible]小时，留置胃管患者停用鼻饲至少 1 小时[illegible]在气管镜检查前[illegible]胃液。

[illegible]）检查前 15 分钟[illegible] FiO_2 至 1.0，若 SpO_2 仍低于 90%，则应暂[illegible]查。

[illegible]）若患者仅需接[illegible]痰或支气管肺泡灌洗，可选用吸引通道较[illegible]气管镜；若患者[illegible]接受刷检、活检、高频电烧或冷冻等治疗[illegible]选用治疗镜，此[illegible]检查患者人工气道的内径，若 <7.5mm，最[illegible]换人工气道。

[illegible]）气管插管患者[illegible]材质较硬牙垫并置于上下门牙之间，保留[illegible]外露长度为 6c[illegible]

[illegible]）以三通接头连[illegible]吸机及人工气道。

[illegible]）若无禁忌，将[illegible]于平卧位；充分清除口、鼻腔及气囊上[illegible]物；并将气囊压[illegible]增大。

[illegible]）准备无菌手[illegible]菌纱布、0.9% 盐水、利多卡因凝胶、2%[illegible]卡因；检查负压[illegible]是否通畅，并调节吸引压力至 –300~[illegible]mmHg。

[illegible]）对于气道痉挛[illegible]或存在气道高反应性的患者，在检查前[illegible]分钟进行万托林[illegible]吸入。准备接近体温的温盐水。

[illegible]10）适当镇静，监[illegible]志、血压、心率、呼吸及氧合，根据自主呼[illegible]力决定是否更改[illegible]模式。

[illegible]. 操作流程

[illegible]1）将 PEEP 调[illegible]0cmH$_2$O，若 PEEP ≥ 10cmH$_2$O 或降为[illegible]H$_2$O 不能维持氧[illegible]将 PEEP 设定值减半，调整吸氧浓度，并

设置压力报警限至 40cmH_2O,适当上调呼吸频率和下调潮气量报警限。

(2)利多卡因凝胶涂抹镜身。

(3)气管镜经三通接头进入,操作宜轻柔迅速,每次操作不宜超过 10 分钟;注意监测各项生命体征。

(4)连接培养瓶留取标本。培养瓶的安装顺序应先连接气管镜与培养瓶,再连接培养瓶与负压,减少培养瓶污染风险。留取标本过程中保持培养瓶直立,标本留取完毕应先断开负压,取下培养瓶后立即在瓶身作标志。

(5)操作过程中密切监测患者生命体征,若出现 HR 增加 >20%,RR 增加 >20%,SpO_2<85% 需立即中止检查。

(6)检查结束后先吸引生理盐水和酶洗液冲洗吸引通道,防止分泌物堵塞;酒精纱布擦拭镜身后装入污染转运箱送消。

注:气管镜检查出血时可用下列方法止血:①经纤支镜注入冰盐水;②经纤支镜注入稀释的肾上腺素(肾上腺素 2mg,加入生理盐水 20ml 内,每次可注入 5~10ml);③经纤支镜注入稀释的凝血酶(凝血酶 200μg 加入生理盐水 20ml 内,该制剂禁止注射给药);④必要时同时经全身给止血药物,此外出血量大者尚可进行输血、输液等;⑤患者体位为侧卧位,使出血侧肺在下,保证纤支镜的负压抽吸系统可靠有效,可及时将出血吸出,不使其阻塞气道。

5. 操作后注意事项

(1)恢复患者体位,嘱患者安静休息。

(2)监测生命体征、肺部体征、呼吸力学、气道分泌物,必要时复查血气及胸部 X 线片。

(3)若操作过程中出现气道损伤,须密切关注患者的气道出血以及时处理。

)若肺活检或术 热,可适当应用抗生素。

)氧合稳定后,须 调整通气参数。

)若无禁忌,抬高 至少 30° 以上。

二十二)经皮 气管切开(percutaneous dilational eostomy,PDT 作

. 操作前准备

1)用物准备

)器械:负压吸 、吸痰管、注射器(5ml × 2、10ml × 1)、颈菌手套、无菌衣 菌纱布、气切包、测压表、经皮气切套装 气管切开套管 钳,必要时准备地灯。

2)药品:2% 利 因、无菌液状石蜡、镇静剂(1% 丙泊射液 50ml)、镇 (阿片类药物)、扩容液体(乳酸钠林格 l × 2)。

(2)患者准备

1)与患者沟通, 气切的目的。

2)操作前 30 分 止鼻饲,回抽胃内容物。

3)充分清除口鼻 气囊上滞留物。

4)根据情况使用 剂、镇痛剂。

5)必要时给予纟

(3)呼吸机准备 吸机模式调为控制通气。

(4)将氧浓度调 。

2. 操作流程(条件,可在气管镜直视下进行操作,见图)

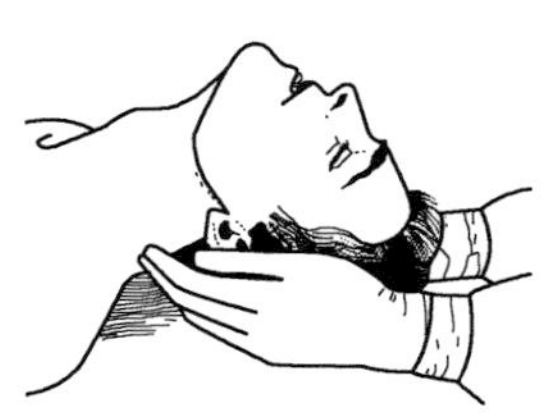

(1) 患者面朝上平卧,颈肩部下方垫物使头后仰成过伸位,下颏、喉结、胸骨上切迹三点一线,充分暴露颈部。

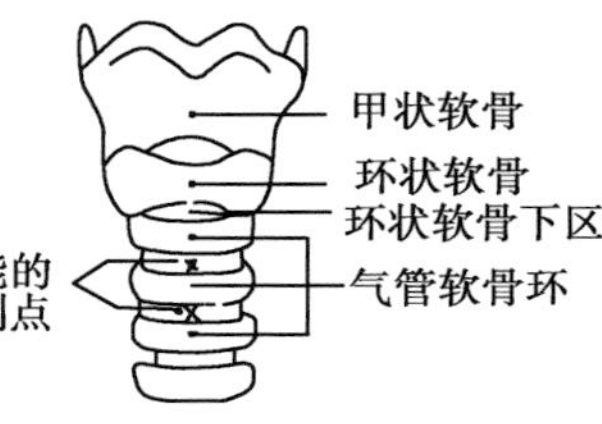

(2) 确认解剖标志和穿刺点,吸痰,气管内有气管插管时,将气囊位置调整到声带上方。建议选用 2~3 软骨环之间为穿刺点。在局部行浸润麻醉。

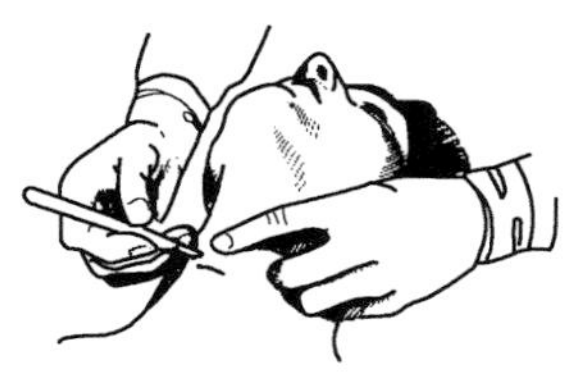

(3) 在选择的穿刺点切一个 1.5~2.0cm 的横切口。

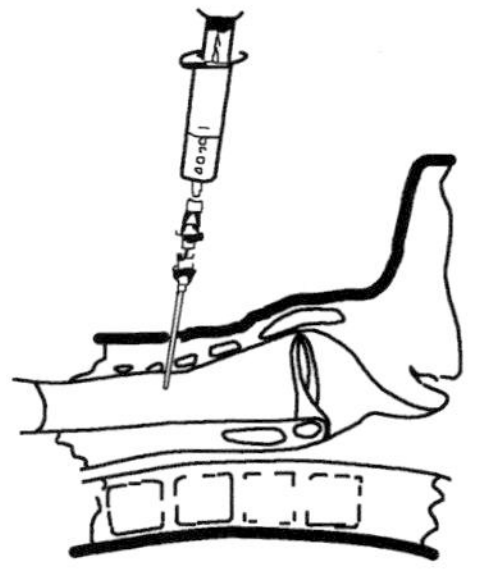

(4) 空针抽半管生理盐水,接穿刺针穿入气道,回抽有气泡。

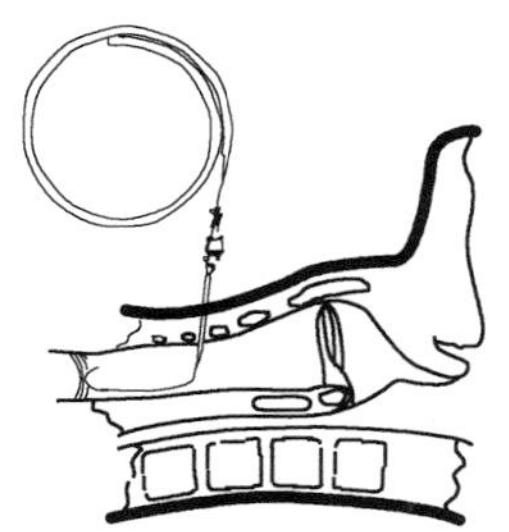

(5) 送入导丝。

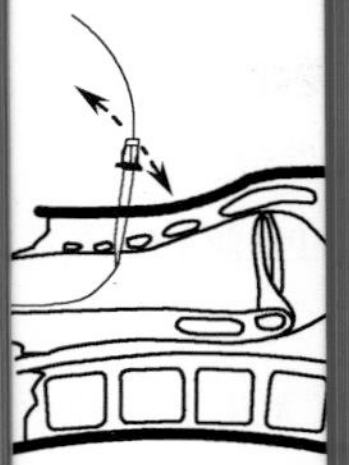

导丝送入扩张器
气管壁。特别注
前应该上下拉动导
顺直，避免导丝曲

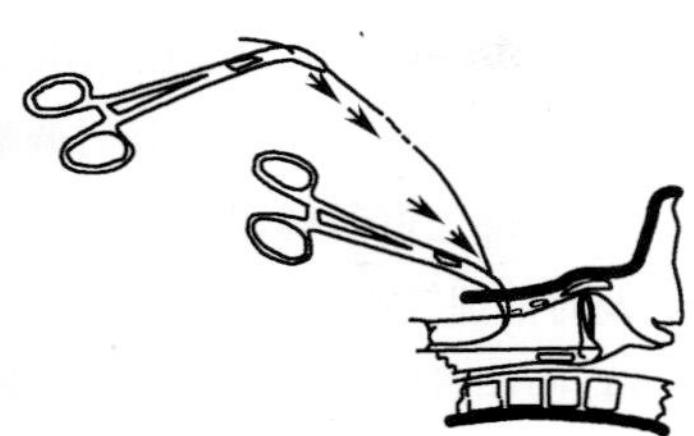

(7)将内侧开槽的扩张钳夹在导丝上，沿导丝将扩张钳滑入气管前壁，张开钳子使气管前壁前方的软组织扩张。

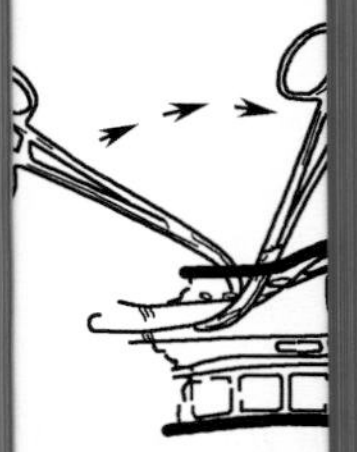

上一步的方法重 入扩张
并穿透气管前壁。 张钳手
患者头部推移，保 张钳纵
患者身体纵轴平行 扩张钳
进一步进入气管 打开扩
扩张气管。在扩 打开的
下移去扩张钳。

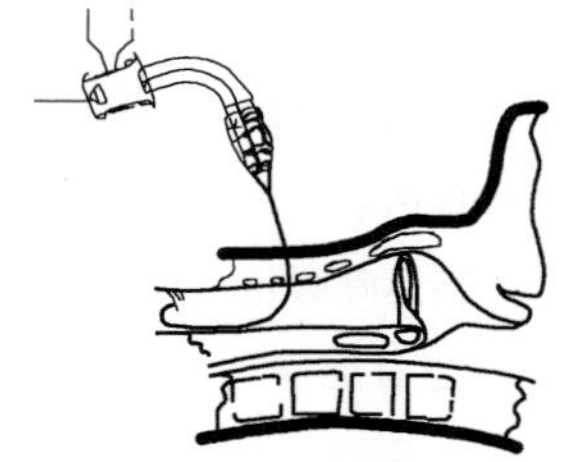

(9)沿导丝放入带内芯的气切套管，拔出内芯和导丝。

图 6- 经皮扩张气管切开流程

3. 注意事项

(1)操作中需密切监测 BP、HR、SpO_2 的变化。

(2)监测呼吸力学参数,随时调整呼吸机参数。

(3)保持气道通畅,及时吸尽口鼻腔内的分泌物;放置气切套管后及时清理气道内分泌物。

(4)操作后应注意观察伤口出血情况、有无皮下气肿及气胸等并发症,拍摄床旁胸片。

(二十三) 机械通气患者的院内转运

1. 转运前的准备

(1)呼吸机准备

1)转运前保证转运呼吸机电量充足。

2)正确安装转运呼吸机管路及相关配件。

3)预估氧气消耗量,检查氧气瓶压力。

4)转运呼吸机自检。

(2)患者准备

1)根据患者病情(生命体征、诊断、呼吸支持条件、血流动力学)评估转运的风险性。

2)充分吸出气道及口鼻腔分泌物,维持合适的气囊压,胃管吸引后接袋。

3)其他用物:便携式心电 / 血氧饱和度监测仪、简易呼吸器、听诊器、50ml 注射器、吸痰管、抢救物品,静脉通道保证通畅并带 250ml/100ml 生理盐水。如有其他泵入药(必须要带),则保证微量泵蓄电工作 30 分钟。

(3)其他准备:提前与检查科室联系(做到尽可能随到随做),提前联系家属、电梯,签署转运风险知情同意书。

. 转运呼吸机的[illegible]

)根据患者的呼[illegible]持条件设置转运呼吸机参数。

)调节合适的通[illegible]数及报警限。

)将转运呼吸机[illegible]人工气道连接，呼吸机正常工作后观察

[illegible]钟，患者生命体[illegible]稳方可转运患者。

. 转运过程中的[illegible]

)生命体征。

)呼吸机设置与[illegible]参数。

)氧气瓶压力大[illegible]转运呼吸机电池状态。

)必要时肺部听[illegible]

. 转运结束

)将患者人工气[illegible]即与床旁呼吸机连接。

)关闭氧气瓶气[illegible]

)关闭转运呼吸[illegible]

)氧气瓶做剩余[illegible]量标志。

)转运呼吸机充[illegible]用。

二十四）有创[illegible]患者的支气管舒张试验

. 操作前准备

)患者准备

)判断患者有无[illegible]呼吸及自主呼吸强弱程度，若自主呼吸

[illegible]影响测量的准确[illegible]若无禁忌可适当使用镇静剂，镇静深度

[illegible]主呼吸受抑为宜。

)充分吸净患者[illegible]及口鼻腔分泌物。

)记录生命体征[illegible]参。

)设置合适的通[illegible]式与参数：容量控制通气模式、方波、合

适流量，测量并记录呼吸力学参数。

1）按“呼气屏气（Expiratory hold）”键测量 $PEEP_{总}$。

2）按“吸气屏气（Inspiratory hold）”键测量 Ppeak、Pplat。

3）计算气道阻力（R）与呼吸系统顺应性（C）：R=（Ppeak–Pplat）/Flow，C=Vt/（Pplat–$PEEP_{总}$）。

2. 操作流程

（1）选择合适的支气管舒张剂（沙丁胺醇，400μg 气雾剂或 2.5~5mg 雾化溶液）与雾化器（小容量喷射雾化器、振动筛空雾化器或 MDI 联合 spacer 均可）。

（2）若呼吸机无雾化功能需根据患者指脉氧饱和度调整患者吸入气氧浓度。

（3）在呼吸机管路中正确连接雾化器（将雾化器放置于距 Y 型接头 15cm 处）。

3. 操作后评估

（1）评价时间：5 分钟、15 分钟、30 分钟、1 小时。

（2）评估生命体征与肺部体征，按上述步骤监测并记录呼吸力学参数。

（3）结果评估：若 R 降低率 >10%，则为阳性，反之为阴性。

（二十五）无创正压通气

1. 优点

（1）无须插管（避免有创通气相关并发症）。

（2）减少镇静剂的使用。

（3）保留正常吞咽、进食、交谈。

（4）保留生理性的咳嗽能力。

（5）痛苦小。

绝对禁忌证

)心跳呼吸停止

)昏迷、无自主呼 患者。

相对禁忌证

)意识障碍。

)气道保护能力

)误吸风险高。

)自主清除气道 物困难。

)经引流的气胸 隔气肿。

)严重上消化道

)血流动力学不

)气道梗阻。

)无法佩戴面罩

0)患者不配合。

适应证

)慢阻肺急性加 H ≤ 7.35)首选。

)急性心源性肺

)免疫功能受损 呼吸衰竭。

)辅助撤机。

)轻中度 ARDS 吸衰竭。

)拒绝插管。

操作步骤

)告知患者即将 作,获得患者配合。

)调整患者体位 者耐受,尽量将床头抬高 30°。

)连接无创呼吸 路、氧源、电源。

)选择合适种类 小的无创面罩。如若选用鼻罩需保证患者能很好配合,可闭口呼吸。

(5)无创呼吸机开机,设置初始参数,初始参数可设置较低。

CPAP 模式:CPAP 4cmH_2O　FiO_2 1.0

S/T 模式:IPAP 8cmH_2O　EPAP 4cmH_2O　FiO_2 1.0

(6)放置好无创面罩头带。

(7)面罩与呼吸机管路连接,保证测压管位于管路上方。打开湿化装置。

(8)无创呼吸机送气并用手将面罩正确扣于患者面部。注意侧孔阀方向,不直吹患者。

(9)调整呼吸机参数,询问患者感受。

(10)将无创面罩与头带连接,需注意两侧同时连接,保证无创面罩位于患者面部正中。头带的松紧度至少可放进两指为宜。

(11)调整额垫。

(12)观察漏气量,尽可能保证漏气量 <25L/min,若漏气量较大,可适当调整面罩位置与松紧度。

(13)告知患者紧急情况摘取面罩的方法。

(14)指导患者闭口、经鼻深慢呼吸,尽量佩戴面罩过程中不说话,自觉有痰时及时摘面罩咳痰。

(15)密切观察患者体温、心率、呼吸、血压、意识等变化,可于使用无创通气后 1 小时左右根据血气调整呼吸机参数。

(16)定时将患者面罩摘下,观察患者面部压疮情况,若出现面部压疮,可适当使用压疮垫保护皮肤。

(17)若患者使用无创通气效果不佳需转为有创通气(详见气管插管部分)。

(二十六) 呼吸

. 患者要求

1)神志清楚。

2)可进行简单交 积极配合。

3)一定自主呼吸 ,某些训练项目需带机的患者可暂时脱

成通气。

. 训练项目

1)深呼吸训练器

)正确连接呼吸 器。

)调整患者体位 处于坐位或站立位,或尽可能摇高患者

)患者手持呼吸 器,使其处于直立位。

)指导患者经口 深吸气。

)若患者为 COP 者,指导患者吸气后缩唇呼气。

)每次呼气后间隔 钟,患者充分休息后再进行下一次训练。

)每日 3~5 次,每 ~5 组,每组 5~10 次。

2)吸气阻力训练

)告知患者,取得 配合。

)调整患者体位 处于坐位或站立位,或尽可能摇高患者

)通过肺功能仪 备测量患者最大吸气压。将患者与肺功

相连接(咬口或连 工气道),嘱患者最大呼气后做最大吸气

可重复 5~8 次, 中 3 次最大测量值的平均值作为患者的

吸气压。

)设置合理的训 荷水平,可以以 50% 最大吸气压作为初

第6章 ICU 监测与治疗常规

始训练负荷。

5）每日 3~5 次，每次 3~5 组，每组 5~10 次。

6）至少每周重新测量患者的最大吸气压，以调整患者的训练负荷。

（3）带机训练

1）将呼吸机调整为 PSV 模式。

2）调整压力支持水平，保证患者潮气量为大约 6~8ml/kg。

3）根据患者表现如患者的主观感受、呼吸频率、呼吸形式的变化确定每日训练时间。

4）每日逐渐增加训练时间。

（4）脱机训练

1）当患者带机训练时间能够 >2~4h/d 时，可开始加入脱机训练。

2）断开患者呼吸机回路。

3）将患者人工气道与 T 管或气切面罩相连接。患者的气体供应则由文丘里装置或高流量装置提供。

4）根据患者吞咽功能与气道保护能力决定是否将人工气道气囊放气。

5）调整文丘里或高流量设备参数，保证患者氧合。

6）根据患者表现例如患者的主观感受、呼吸频率、呼吸形式的变化确定每日训练时间。

7）每日逐渐增加训练时间。

（5）腹式呼吸：指导患者腹式呼吸，吸气时腹部膨隆，呼气时腹部回缩。若患者配合，可于患者腹部加一重物或将手置于腹部，吸气时感受腹部隆起。每日锻炼时间可在 20~30 分钟。

（6）指导咳嗽

1）调整患者体位至坐位。

放松呼吸，尽量　腹式呼吸。

深吸气。

用力咳嗽。

）手法辅助咳痰

）调整患者体位　位或坐位。

）放松呼吸，尽量　腹式呼吸。

）深吸气。

）在患者咳嗽时　者上腹部或胸部。

）哈气技术（主要　慢阻肺患者）

）调整患者体位　位或坐位。

）放松呼吸，尽量　腹式呼吸。

）深吸气。

）嘱患者不要用　嗽，保持声门开放，发出类似“哈”的

）气道廓清

）体位引流：①　者有一定咳嗽能力，或者可通过气管镜

保证气道通畅；②　食间距 2 小时以上，体位引流可导致胃内

返流；③颅内损伤　压升高风险大，高血压或者严重腹胀的

行体位引流需谨　根据患者的耐受性和疗效调整体位引流

）振动排痰仪：　整参数，成人频率初始 20Hz，老人、儿童

初始 15Hz，根据　治疗时的感受调整频率。②震动方向：

由外向内，由下　上肺由外向内，由上向下。总体沿气道

进行。③操作时　一部位先将震荡头垂直于胸壁，再将震

倾斜。

）呼气正压（PE　根据患者肌肉力量选择合适的设备；

②调整阻力大小；③嘱患者深吸气后持续呼气。

注：无论何种呼吸康复锻炼方式，若患者 SpO_2<90%，HR>120 次 /min，SBP>140mmHg 或波动范围超过 20%，RR>30~35 次 /min，则应立即中止锻炼。

（二十七）肥胖患者的呼吸支持要点

临床一般用体质指数（BMI= 体重 / 身高 ^{2}）描述肥胖的程度：BMI>30kg/m^2 定义为肥胖；BMI>40kg/m^2 为病理性肥胖。部分肥胖表现为腹型肥胖，其对呼吸功能的影响类似于腹腔高压对其影响。

1. 肥胖对呼吸系统的影响

(1) 气道高反应性：由于肺组织中瘦素水平的增高，引起气道的炎症反应和氧化应激水平的提高。

(2) 肺容积的降低：由于胸壁皮下脂肪的增厚导致胸腔压力的增加，引起跨肺压的下降和肺泡塌陷。临床主要表现为肺总量、功能残气量和肺活量的下降。

(3) 气道阻力的增高：肺容积的下降会导致小气道阻力的增高；而上呼吸道脂肪的堆积亦会增加上呼吸道狭窄和气道阻力的增高。

(4) 呼吸系统顺应性的下降：胸壁皮下脂肪的增厚、膈肌水平功能下降和腹腔压力增加均会导致胸壁顺应性的下降；此外，肺容积的下降亦会导致肺脏顺应性的降低。

(5) 气体交换功能的下降：肺泡塌陷会导致通气血流比失调，氧合功能下降。

(6) 呼吸功耗增加。

2. 机械通气策略　主要采用肺保护性通气策略和维持肺泡开放。

)通气模式：容量 通气或压力控制通气。

)潮气量：6ml/kg

)呼气末正压：建 M 后根据呼吸系统顺应性滴定高水平 P 10~15cmH_2O)；有 件单位可以进行食管压力监测，维持呼 肺压（PEEP- 呼 食管压）>0。

)吸氧浓度：维持 O_2>90%。

体位　建议保 者坐位，改善呼吸系统力学和气体交换 对于严重低氧性 衰竭，可考虑早期俯卧位通气。

. 无创正压通气 除气管插管后早期应用无创正压通气能 者降低再插管的 建议使用高水平的 EPAP（8~10cmH_2O) AP（15~20cmH_2O 善呼吸力学和通气功能；对于肥胖低通 者需要考虑长期 正压通气治疗。

二十八）腹腔 的呼吸支持要点

. 定义

1）腹腔高压（i bdominal hypertension，IAH）：腹腔压力 >12mmHg。

2）腹腔间隔室 合征（abdominal compartment syndrome，）：IAP ≥ 20mm 出现一个或多个新发的脏器功能衰竭。

(3) IAP 为 15mm 持续 24 小时即可能会发现了肺脏、肝脏、和肠道的形态学 的损害。

(4) 临床表现：腹 心排血量（CO）下降；肺顺应性下降，气道 急剧升高；少尿 尿。

(5) IAH/ACS 是 由 IAP 增高导致多器官功能损害的临床 征，IAP 越高死 越高。

2. IAH/ACS 对 系统的影响　腹腔压力增高会导致膈肌

升高和胸腔压力的增高，进而出现肺泡的塌陷，引起呼吸力学和气体交换功能的异常，主要表现为肺容积的降低；呼吸系统顺应性降低；氧合功能障碍和高碳酸血症的发生。此外，亦会导致肺脏中性粒细胞的激活和炎性渗出的增加。

3. 机械通气策略　与肥胖患者机械通气策略相似；主要采用肺保护性通气策略和维持肺泡开放。

（1）通气模式：容量控制通气或压力控制通气。

（2）潮气量：6ml/kg。

（3）呼气末正压：建议 RM 后根据呼吸系统顺应性滴定高水平 PEEP（10~15cmH_2O）；有条件单位可以进行食管压力监测，维持呼气末跨肺压（PEEP－呼气末食管压）>0。

（4）吸氧浓度：维持 SpO_2>90%。

（5）不建议俯卧位通气，以免进一步增加腹腔压力。

4. IAH/ACS 的治疗主要以预防为主；IAP ≥ 30cmH_2O 并伴有其他病理生理学改变（如 Ppeak ↑和 / 或少尿等）时，应行腹腔减压性手术治疗。

（夏金根　巴文天　陶　程）

2　血流动力学监测与治疗

（一）常用血流动力学监测设备及其应用

1. 深静脉置管

（1）适应证：经中心静脉置管给药或胃肠外营养；测量右心充盈压力以及中心静脉血氧饱和度并指导容量复苏；外周血管通路建立困难者。

)禁忌证：穿刺部 皮肤感染或穿刺血管内血栓形成为绝对禁 证；相对禁忌证主 凝血功能异常。

)操作前准备

)患者准备：向患 家属充分解释操作过程及相关风险并 知情同意。清醒 可适当镇痛、镇静，容量不足者行颈内静 则可尝试头低脚高

)物品准备：深静 套盒(内含穿刺针、导丝、扩皮器、深静脉 导管固定装置) 包、颈单、手术衣、肝素盐水、利多卡因、 注射器等。

)测压系统准备 测量中心静脉压(central venous pressure, 需准备导管和 连接管；压力传感器；持续冲管装置；压 测仪。

4)置管途径：首 骨下静脉，次选颈内静脉，股静脉亦可作 选。不同中心静 管通路的风险及舒适度见表6-7。

表6-7 心静脉置管通路的风险及优点

管部位	感染	[illegible]	血栓	气胸	舒适度	说明
内静脉	++	[illegible]	++	++	++	即刻并发症最少，可压迫止血
骨下静脉	+	[illegible]	+	+++	+++	感染风险最小，气胸风险高，出血难压迫
股静脉	+++	[illegible]	+++	—	++	急诊情况下最易放置，感染风险高

注：+，低风险(或舒)；++，较高风险(或舒适度)；+++，最高风险(或 度)；–，无风险。

(5)置管：首选超声引导下穿刺，研究证实超声引导可以提高首次置管的成功率并降低机械并发症的风险。若无超声引导条件可根据解剖定位进行 Seldinger 法穿刺。颈内静脉入路解剖标志为胸锁乳突肌和锁骨头形成的三角顶点，针尖指向同侧乳头；锁骨下静脉入路标志为锁骨体中外 1/3~1/2 与锁骨体下 2cm 交汇点，针尖指向喉结；股静脉入路解剖标志为腹股沟韧带下方 3cm 与股动脉博动最强点内侧 1cm 交汇点，针尖指向脐。操作后常规拍胸部 X 线片确认导管位置及评估相关并发症。

(6)并发症

1)机械并发症：包括穿刺到动脉、血肿、气胸、血胸、心律失常以及导管位置不当。颈内和锁骨下相对股静脉穿刺的机械并发症发生率更低，但发生血胸和气胸的风险更高，应用超声引导置入中心静脉导管可以减少插管的次数和相关机械并发症。

2)感染并发症：穿刺点皮肤表面微生物沿导管迁移并定植于导管尖端；手或其他污染源直接接触导管；由其他感染灶经血播定植于导管尖端；输液污染是导致导管相关血行感染（catheter related blood stream infection，CRBSI）最常见的途径。预防深静脉导管相关感染的措施包括加强手卫生、严格无菌操作、氯己定消毒、选择最佳穿刺部位（尽量避免股静脉穿刺）、尽早拔除非必需导管等。上述措施被证实可以降低 CRBSI 的发生率。

3)血栓并发症：深静脉置管增加深静脉血栓风险，血栓并发症风险最低的部位是锁骨下静脉。及时拔除导管可降低导管相关性血栓形成的风险。

（田　野）

肺动脉漂浮导管(Swan-Ganz)置管术

)适应证

明确诊断:病因的血流动力学不稳定,如鉴别左右心功能、休克类型的鉴断。

指导治疗:液体,测定 SvO_2 及心排血量(CO)。

)禁忌证:穿刺部皮肤感染或穿刺血管内血栓形成为绝对禁证,以下情况需慎

)肝素过敏。

)严重出血性疾栓或使用大剂量肝素抗凝。

)完全性左束支阻滞。置入肺动脉(PA)导管的过程中伤及右束支,引起性房室传导阻滞,心脏骤停。

)心脏及大血管附壁血栓。

3)操作前准备

)患者准备:向或家属充分解释操作过程及相关风险。患者应适当镇痛 准备好急救设备及药品。

2)穿刺物品准备刺套包(穿刺针、导丝、扩张器、导管鞘)、管、静切包或缝、手术衣、颈单、碘伏、利多卡因、肝素盐。

3)测压系统准括:①导管和测压连接管;②压力传感③冲洗装置;④压测仪。

4)导管准备:①管保护套;②检查气囊;③排除导管内。

(4)置管途径:颈内静脉,锁骨下静脉、颈外静脉可作为。

(5)置管

1)超声引导下Seldinger方法将鞘管插入颈内静脉内,妥

善固定后把 Swan-Ganz 导管穿过保护套后经鞘管小心送至中心静脉内。

2）根据监测仪上的压力波形变化判断导管顶端的位置，图 6-17 显示了 PA 导管依次通过心脏各个结构时典型的压力波形特征。首先将 PA 导管送入约 20cm，此时监护仪应当显示典型的 CVP 波形，压力波动幅度大约 0~8mmHg。

3）将气囊充气 1~1.5ml，继续送入 PA 导管，导管顶端通过三尖瓣，压力波形突然改变，即收缩压明显升高，舒张压不变或略有下降，脉压增大。此时显示右室压力波形，PA 导管深度约为 30~35cm。

4）在确保气囊充气的条件下，轻柔地向前送入导管，让导管在气囊的引导下随血流返折向上经过右心室流出道到达肺动脉。此时压力波形的收缩压基本保持不变，舒张压明显升高，平均压升高，压力曲线的下降支出现顿挫，即为肺动脉压力波形。

5）继续缓慢送入导管，压力波形再次发生改变，出现收缩压下降，舒张压下降，脉压明显减小。出现这种波形后，应停止移动导管，立即放开气囊，压力波形会马上变为肺动脉压力波形。再次将气囊充气 1~1.5ml，之后排空气囊，压力波形重复出现由肺动脉嵌顿压力波形到肺动脉压力波形的转换，提示肺动脉导管位置良好。

6）如果放开气囊后肺动脉嵌顿压波形不能立即转变为肺动脉压力波形，或气囊未充气完全即出现肺动脉嵌顿压波形，即提示导管位置过深。如气囊充气 1.2ml 以上才出现肺动脉嵌顿压波形，则提示导管位置过浅。可据此对导管的位置做适当调整。

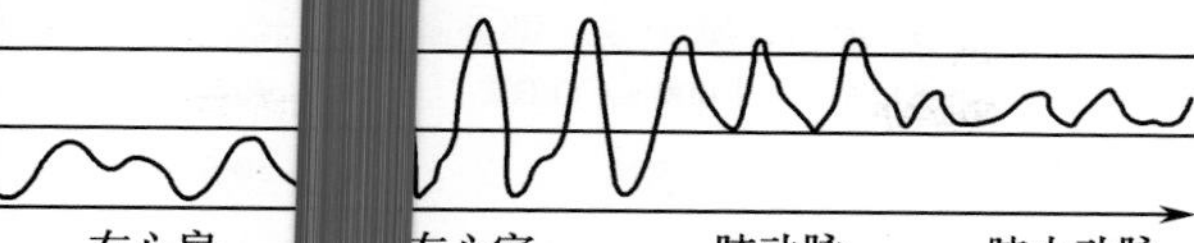

6-17 PA 导管依 过心脏各个结构时典型的压力波形特征

)并发症(表 6-8

表 6- 动脉漂浮导管相关并发症

插管并发症	导管留置并发症
、血胸	穿刺局部感染或导管相关血流感染
形成	肺栓塞
性心律失常,心脏 滞	心律失常
脉破裂	瓣膜损伤、心内膜炎
打结	肺动脉破裂
损伤	血小板减少

7)参数的监测(9)

表 6-9 肺动 血流动力学监测指标及参考正常值

指标	缩写	计算方法	参考正常值
压	RAP	接测量	0~8mmHg
右室压	MRVP	接测量	10~18mmHg
肺动脉	MPAP	接测量	9~16mmHg
脉楔压	PAWP	接测量	2~10mmHg
血量	CO	接测量	4~6L/min
指数	CI	/BSA	2.5~4.2L/min·m^2

续表

指标	缩写	计算方法	参考正常值
每搏输出量	SV	1 000 × CO/HR	60~90ml
每博指数	SVI	SV/BSA	30~50ml/m^2
体循环阻力	SVR	80 ×（MAP–CVP）/CO	900~1 500 dyn·s·cm^{-5}
体循环阻力指数	SVRI	80 ×（MAP–CVP）/CI	1 760~2 600 dyn·s·m^2·cm^{-5}
肺循环阻力	PVR	80 ×（PAP–PAWP）/CO	20~130dyn·s·cm^{-5}
肺循环阻力指数	PVRI	80 ×（PAP–PAWP）/CI	45~225dyn·s·m^2·cm^{-5}
左室每搏功指数	LVSWI	SVI ×（MAP–PAWP）× 0.013 6	45~60g·m/m^2
右室每搏功指数	RVSWI	SVI ×（PAP–CVP）× 0.013 6	5~10g·m/m^2
混合血氧饱和度	SvO_2	SaO_2 × VO_2/（CO × 1.39 × Hb）	60~80%
氧输送	DO_2	CI × CaO_2 × 10	520~720ml（min·m^2）
氧耗量	VO_2	CI ×（CaO_2–CvO_2）× 10	100~180ml（min·m^2）
氧摄取量	O_2ER	（CaO_2–CvO_2）/CaO_2	22~30%

注：BSA 体表面积；SaO_2 动脉血氧饱和度；Hb 血红蛋白；CaO_2 动脉血氧含量；CvO_2 静脉血氧含量。

（8）注意事项

1）大多数肺动脉导管是附有肝素涂层的，可减少血栓形成及微生物的黏附。

[illegible]为避免增加导管[illegible]性血流感染的风险，建议安装导管保护套[illegible]管放置时间不建[illegible]过 72 小时。

（田 野）

[illegible]脉搏指示连续[illegible]排血量监测（pulse indicator continuous c[illegible] output，PiCCO）

[illegible]）技术原理：PiC[illegible]是近年来逐渐得到广泛运用的血流动力学[illegible]测技术。操作需[illegible]时放置大动脉（如股动脉、肱动脉）及中心[illegible]脉导管，通过跨肺[illegible]稀释法和脉搏轮廓分析持续监测心排血量[illegible]）、全心舒张末[illegible]指数（GEDI）和血管外肺水指数（EVLI）等[illegible]标，全面评价患者[illegible]流动力学状态（图 6-18）。

[illegible]）适应证及禁忌[illegible]

[illegible]）适应证：任何原[illegible]引起的血流动力学不稳定，如休克；任何原[illegible]引起的血管外肺[illegible]加，或存在可能引起血管外肺水增加的[illegible]因素，如 ARDS、[illegible]衰竭、严重感染、重症胰腺炎等；PiCCO [illegible]不经过心脏，尤其[illegible]于肺动脉导管禁忌的部分患者，如完全[illegible]支传导阻滞、心脏[illegible]血栓、严重心律失常者。

[illegible]）相对禁忌证：[illegible]对禁忌证，下列情况应谨慎使用：肝素过[illegible]刺局部疑有感染[illegible]重出血性疾病或溶栓及使用大剂量肝素[illegible]主动脉内球囊反[illegible]（intra-aortic balloon pump，IABP）；出血性[illegible]大动脉炎、主动[illegible]；肺叶切除、肺栓塞、胸内巨大占位性病[illegible]体温或血压短时[illegible]化过大。严重心律失常、心腔内肿瘤、心[illegible]流等情况不建议[illegible]脉搏轮廓分析方式进行监测。

[illegible]（3）操作步骤：连[illegible]后见图 6-19。

[illegible]1）超声引导下应[illegible]eldinger 法插入上腔静脉导管（首选锁骨[illegible]脉）及动脉导管[illegible]置于股动脉）。

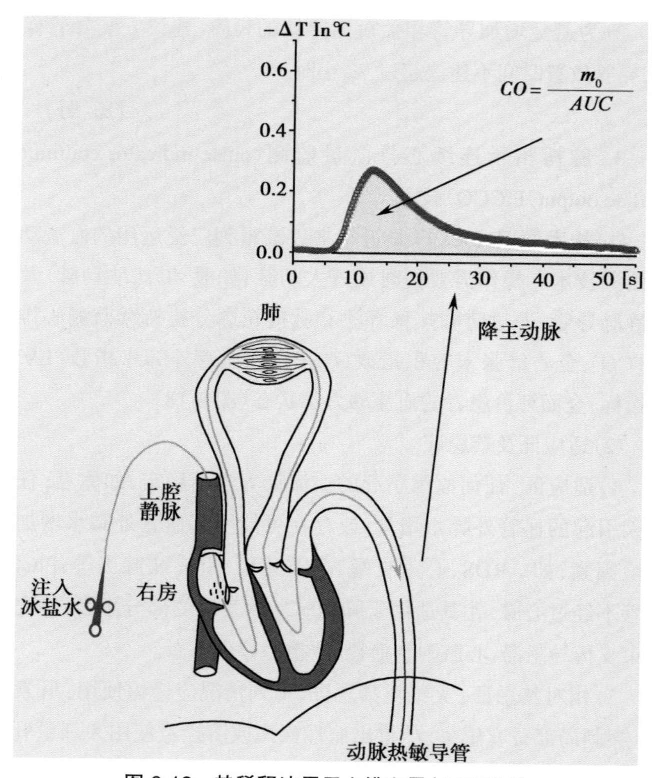

图 6-18　热稀释法用于心排血量(CO)测量

2）连接电源线，温度探头与中心静脉导管主腔连接。

3）准备好 PULSION 压力传感器套装，并将其与 PiCCO 机器连接。

4）连接动脉压力电线，打开机器电源开关，输入患者参数。

5）换能器压力“调零”，并将换能器参考点置于腋中线第 4 肋间心房水平。

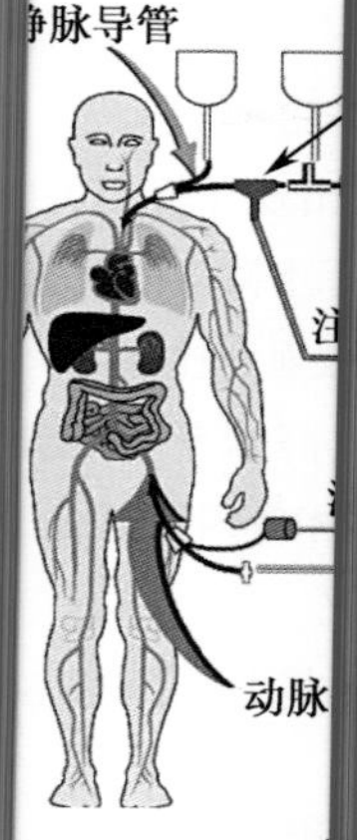
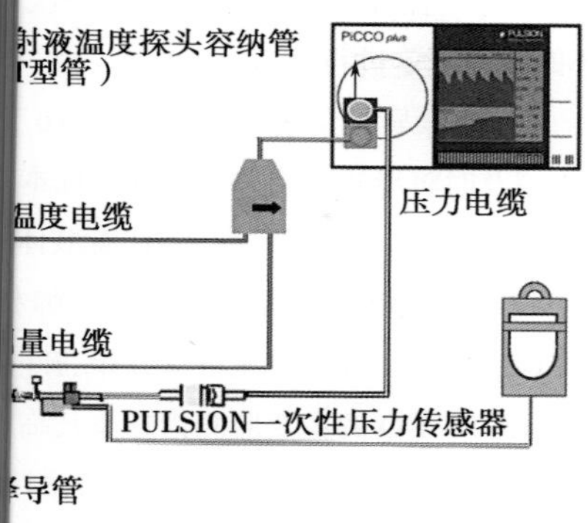

9　PiCCO 连接示意

）根据 PiCCO 仪　示，从中心静脉导管注射 0~8℃生理盐　ml，连续 3 次，注　度应均匀快速，以 5 秒为佳，PiCCO 监　会显示每次的 C　三次结果的平均值，三次结果之间的差　要 <10%。

）切换到脉搏轮　量法的显示页，记录所需参数。

经中心静脉导管　盐水注入右心房后，可在降主动脉获取合　热稀释曲线（经肺　释）。AUC 代表热稀释曲线下面积，m_0 =　时注入冰盐水的　血液温度 − 注射液温度）×（注射液体积 −　的无效腔容积），　血液温度的下降值，℃ = 摄氏度。

4）注意事项

1）PiCCO 导管有　4F、3F 三种型号可选，可置于股动脉、腋　，一般多选择股动　3F 导管用于儿科患者，置于股动脉。

2）导管尖端不能　主动脉。

3）置管和留管过　注意无菌操作，保持管路通畅。

4) 换能器每 6~8 小时需进行一次“调零”校正。CO 应每 6~8 小时重复测定进行校正。

5) 动脉导管留置一般不超过 10 天，如出现导管相关感染征象，应及时将导管拔出并留取管头标本和血标本微生物学培养。

6) 长时间动脉导管留置，注意肢体局部缺血和栓塞。

7) 热稀释法受血流梗阻（如肺栓塞）、高水平呼气末正压（PEEP）、肺损伤致肺血流重新分布、肺叶切除术等因素影响。

(5) PiCCO 的主要监测指标及其临床意义

1) PiCCO 的主要血流动力学监测指标及其正常值（表 6-10）

表 6-10　PiCCO 的主要血流动力学监测指标及其正常值

主要参数	单位	正常值范围
心排血量（PCCO）	L/min	4.0~8.0
心脏指数（CI）	L/(min·m^2)	3.0~5.0
每搏输出量（SV）	ml	60~100
每搏输出量指数（SVI）	ml/m^2	40~60
体循环阻力指数（SVRI）	dyn·sec·m^2·cm^{-5}	1 200~2 000
全心射血分数（GEF）		25%~35%
心功能指数（CFI）	L/min	4.5~6.5
全心舒张末容积指数（GEDI）	ml/m^2	680~800
胸腔内血容积指数（ITBI）	ml/m^2	850~1 000
每搏输出量变异（SVV）		≤ 10%
脉压变异（PVV）		≤ 10%
血管外肺水指数（ELWI）	ml/kg	3.0~7.0
肺血管通透性指数（PVPI）		1.0~3.0
左心收缩力指数（dPmx）	mmHg/s	1 200~2 000

血流动力学监测 临床意义：结合 PiCCO 测量结果及治疗 决定液体治疗 如：液体复苏，利尿，应用血管活性药物 6-20)。

3.0~5.0L/(min· I 低于 3.0L/(min·m^2) 提示心力衰竭可能 ，低于 2.2L/(min 并伴有微循环障碍时为心源性休克。

BI 850~1 000ml/ GEDI 680~800ml/m^2：低于下限提示前 不足，高于上限 前负荷过多。

LWI 3~7ml/kg：高 上限为肺水过多，提示肺水肿。

VPI 1~3：反映肺 性，结合 ELWI 判断肺水来源。1~3 提示 水压性肺水肿， 示高渗透性肺水肿。

VV ≤ 10%/PPV %：反映容量复苏的反应性，超过 10% 有 反应性。

VRI 1 200~2 000 ec·m^2·cm^{-5}：反映左心室后负荷大小。 中小动脉病变 神经体液等因素所致的血管收缩与舒张 ，均可影响结果

Pmax 1 200~2 00 Hg/s：反映心肌收缩力大小。

（田 野）

二）容量状态 量反应性

容量状态和容量 性评估是 ICU 患者容量管理的核心。容 态代表机体有效 血量，也代表心脏前负荷，容量状态评估 机体循环容量的 而容量反应性为机体前负荷对容量（补 反应潜能，即增 脏前负荷是否会引起心排血量（CO）的 需强调，机体循 量不足多存在容量反应性，但存在容量 性并不等同于存 量不足（例如大多数健康人群是具有容 应性的）。

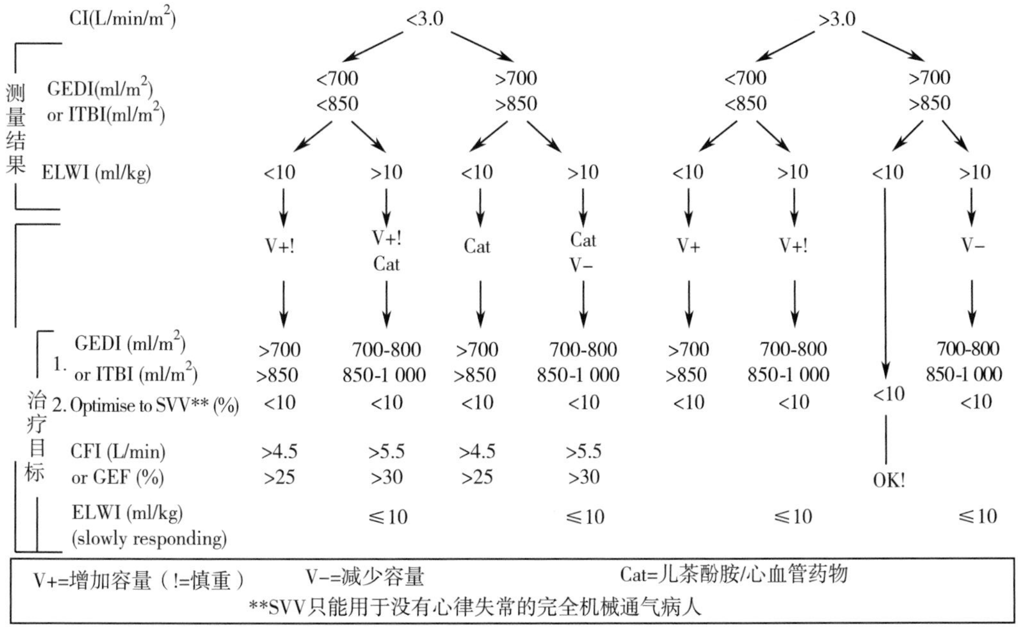

CI(L/min/m²)	<3.0				>3.0			
测量结果 GEDI(ml/m²) or ITBI(ml/m²)	<700 <850		>700 >850		<700 <850		>700 >850	
ELWI (ml/kg)	<10	>10	<10	>10	<10	>10	<10	>10
	V+!	V+! Cat	Cat	Cat V−	V+	V+!		V−
治疗目标 1. GEDI (ml/m²) or ITBI (ml/m²)	>700 >850	700-800 850-1 000	>700 >850	700-800 850-1 000	>700 >850	700-800 850-1 000		700-800 850-1 000
2. Optimise to SVV** (%)	<10	<10	<10	<10	<10	<10	<10	<10
CFI (L/min) or GEF (%)	>4.5 >25	>5.5 >30	>4.5 >25	>5.5 >30			OK!	
ELWI (ml/kg) (slowly responding)		≤10		≤10		≤10		≤10

V+=增加容量（!=慎重） V−=减少容量 Cat=儿茶酚胺/心血管药物

**SVV只能用于没有心律失常的完全机械通气病人

图 6-20 血流动力学监测指标临床意义及处理流程

[illegible]容量状态评估

[illegible])病史：明确患者[illegible]明液体出入量。有无大量失血失液，有无[illegible]摄入不足；基础[illegible]及肾脏功能。需注意，显性失血失液无法[illegible]真实的容量状[illegible]急性重症胰腺炎大量液体积聚在腹腔[illegible]而可能会低估[illegible]的容量状态，因此需结合心脏前负荷指标[illegible]评估。

[illegible])临床表现：前[illegible]，临床表现为容量不足，如低血压状态[illegible]。前负荷高，右[illegible]统会有体循环淤血表现，如颈静脉怒张[illegible]大等；左心系统[illegible]为肺淤血，如端坐呼吸、咳粉红泡沫痰[illegible]注意重症患者可[illegible]在看似矛盾的表现，如 ARDS 患者存在[illegible]透性肺水肿导致[illegible]吸困难，但同时循环容量可能是不足的。[illegible]水肿严重的患者[illegible]容量也可能是不足的。心力衰竭的患者[illegible]主诉口渴，但补液[illegible]适得其反。因此，仍需结合血流动力学[illegible]来进一步判断容[illegible]态。

[illegible])血流动力学指[illegible]可通过静态心脏前负荷指标、功能血流[illegible]学指标、重症心[illegible]声等血流动力学监测进一步准确判断机[illegible]量状态，从而明确[illegible]治疗终点。

[illegible])静态心脏前负[illegible]标

[illegible]A. 中心静脉压（[illegible]：CVP 是反映右心前负荷的一项重要指[illegible]常值为 6~12m[illegible] 通常有效血容量不足时 CVP 降低，高[illegible]状态时 CVP 往[illegible]高。但 CVP 除了受容量影响外，还受到[illegible]因素影响，如测[illegible]确性、血管和胸腔的顺应性、胸腔内压、心[illegible]膜病变等。因此[illegible] CVP 的绝对值很难明确患者的容量状[illegible]PAWP 的临床意[illegible]相关影响因素与 CVP 类似。

[illegible]B. 全心舒张末[illegible]GEDV）和胸腔内血容积（ITBV）：ITBV、[illegible]V 是 PiCCO 中[illegible]心脏容量负荷的较好指标。其敏感性和

特异性不仅优于常规使用的 CVP/PCWP，而且也优于右心室舒张末期容积，且不受机械通气和腹腔压力的影响。

2）超声评估容量状态：见下章。

在临床上需要警惕单个容量指标评价容量状态的局限性，因为很难知道该指标处于心功能曲线的上升支还是平台支，因此建议结合病史和临床表现，使用多种指标综合评价患者的容量状态。

2. 容量反应性评估　液体复苏是危重患者复苏的基石，但研究显示仅有 1/2 血流动力学不稳定的患者对补液有容量反应性。不恰当的补液可能增加患者病死率。因此准确预测患者的容量反应性意义重大。容量反应性评估可提供机体对容量治疗的有效性及安全性。当患者存在休克或血流动力学不稳定且无法确定扩容是否可增加心排血量时，启动容量反应性评估。通常可以用以下参数评估容量反应性：

（1）心肺交互作用参数：依据呼吸周期胸腔内压力变化引起前负荷变化进而导致心排血量的变化而来。如果位于心功能曲线的陡直段，则呼吸周期胸腔内压力的变化可以导致心排血量较大的变化，认为有容量反应性；反之，若位于心功能曲线的平坦段，则胸腔内压力变化所引起的心排血量变化较小，认为没有容量反应性，此时补液不仅心排血量无上升，还可能导致肺水肿等。心肺交互作用的功能血流动力参数也被称为前负荷动态参数。每搏量变异（SVV）、收缩压变异（SPV）、脉压变异（PPV）是心肺交互指标中最常用的参数，它们分别代表了 30 秒内每搏量（SV）、收缩压（SP）和脉压（PP）的最大与最小值间的变异程度，其变异程度在 12% 以上认为有容量反应性，计算公式如下：

SVV：$2(SV_{max}-SV_{min})/(SV_{max}+SV_{min})\times 100\%$。

[illegible]PV：2（SP_{max}–$SP_{[illegible]}$[illegible]SP_{max}+SP_{min}）×100%。

[illegible]PV：2（PP_{max}–$PP_{[illegible]}$[illegible]PP_{max}+PP_{min}）×100%。

[illegible]肺交互指标（S[illegible]PV/PPV）临床使用仍有一定的局限性：要[illegible]患者无自主呼吸[illegible]颤、频发期前收缩等心律失常，潮气量[illegible]2ml/kg 之间。[illegible]重症患者的 SVV/SPV/PPV 等心肺交[illegible]标应用并不广泛[illegible]时可使用呼气末阻塞试验判断容量反[illegible]

[illegible]2）呼气末阻塞试[illegible]机械通气时，长按呼气末暂停键 15 秒[illegible]除吸气时胸腔内[illegible]增加所造成的静脉回流量减少，实际上[illegible]于增加心室前负[illegible]相当于一种容量负荷试验。在呼气末暂[illegible]秒内，SV 或 CI[illegible]5% 以上认为有容量反应性。也可采用[illegible]增加 >5% 作为[illegible]指标。注意该方法仅适用于机械通气且[illegible]呼吸较弱的患者[illegible]

[illegible]（3）容量负荷试验[illegible]30 分钟内输入晶体液 500~1 000ml 或胶[illegible]300~500ml，判断[illegible]者对容量的反应性及耐受程度，从而决定[illegible]继续扩容。

[illegible]1）反应性指标[illegible]有 PAC 或 PiCCO 等血流动力学监测时，[illegible]SV 在补液后较[illegible]增加 12% 以上；②无法得到 CO、SV 时，[illegible]观察心率、血压[illegible]量等临床表现是否改善，但影响因素多，特[illegible]较 CO 差。

[illegible]2）耐受性指标[illegible]有 CVP、PAWP 监测时，持续升高提示耐[illegible]性差，补液后出现[illegible]水肿风险高；②无 CVP、PAWP 监测时，肺[illegible]啰音增加，BNP[illegible]等也提示容量耐受性差（图 6-21）。Max[illegible]l 提出了 CVP[illegible]AWP 导向的"2-5 法则"和"3-7 法则"[illegible]6-11）。

第6章 ICU 监测与治疗常规

表 6-11　CVP“2-5 法则”和 PAWP“3-7 法则”

△ CVP	≤ 2mmHg 2~5mmHg ≥ 5mmHg	继续快速补液 暂停快速补液，等待 10 分钟后再次评估 停止快速补液
△ PAWP	≤ 3mmHg 3~7mmHg ≥ 7mmHg	继续快速补液 暂停快速补液，等待 10 分钟后再次评估 停止快速补液

20~30ml/kg 的大量液体快速输注，虽然被广泛推荐，但是非生理的，并可能引起严重的组织水肿及明显的液体过负荷，且重新分布快。因此也可以考虑在 10~15 分钟内快速输注 200~500ml 晶体液来评价容量反应性。另有迷你补液试验：即 1~2 分钟内快速滴注 50~100ml 生理盐水或胶体液观察机体反应。以上试验均需实时监测 CO 变化。

(4) 被动抬腿试验（PLR）：对预计心功能较差或未知患者心功能状态的危重病患者进行容量负荷试验，患者肺水肿、心力衰竭风险高时，可进行 PLR 来代替容量负荷试验。PLR 具有可逆性、可重复性、操作简单且不额外增加容量等优点，并不受自主呼吸、心律失常等因素影响。实施方法：将患者床头从 45° 放平，同时将患者下肢抬高 45°，受重力影响，下肢静脉回流增加，因此心脏前负荷将额外增加 200~300ml，即起到快速扩容的作用（图 6-22）。在被动抬腿 2 分钟内，观察 SV、CO 等指标的变化，判断患者对容量负荷试验的反应性，如患者 SV、CO 绝对值增加 12% 以上认为有容量反应性。也可考虑使用经胸心脏超声主动脉流速增加 10%~13% 或 PPV 增加 12% 作为容量反应性的指标。局限性：①抬腿过程中需实时监测 CO 及相关延伸指标；②抬腿过程中动脉压力传感器位置的变化；③抬腿体位要求；④抬腿过程中交感神经兴奋的混杂因素影响。

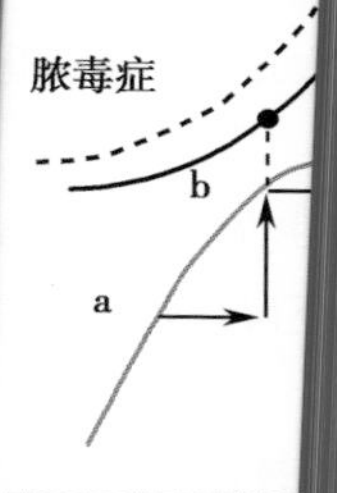

图 6-21　Frank ng 曲线和 Marik-Phillips 曲线的叠加

的是增加前负荷对 和肺水的影响。a. 存在容量反应性；b. 没有反应性。脓毒症时 LW 曲线向左移动。CO = 心排血量，CVP = 静脉压，MCFP = 体 平均充盈压。

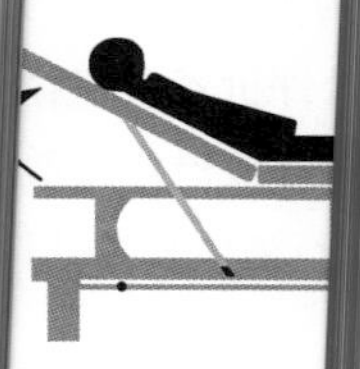

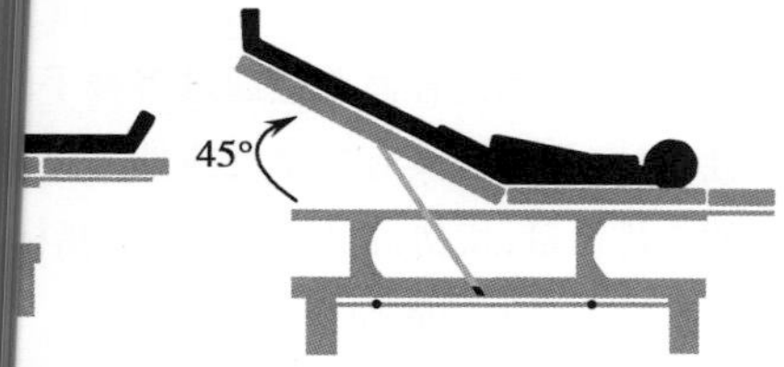

图 6 被动抬腿试验患者体位示意

3. 判断容量反 的指标

(1) 心排血量： 后 CO 增加 10%~15% 为判断容量反应性金标准，可通过经 或食管超声、Swan-Ganz 导管、PiCCO 等测 但实际操作技术 。对于病情危重、血流动力学不稳定的患 建议应用 CO 的 判断容量反应性，便于进行血流动力学监测及治疗。

(2)血压：虽不能很好地反映心排血量的变化，但在容量负荷试验中血压仍是目前最常用的判断指标之一。研究发现扩容后有创或无创脉压增加 23% 或 35% 可预测心排血量增加 >15%，然而研究特异性高，敏感性差，一般认为扩容后血压无明显变化，不代表没有容量反应性。

(3)心率：影响因素颇多，判断容量反应性价值有限，但需要强调的是，严重低血容量时，扩容后心率显著下降(>15%)则提示有容量反应性。

(4)中心静脉压：虽然 CVP 不能作为容量反应性指标，但有研究提示 CVP 在“极端值”对容量反应性的预测价值可能更大，如低于最低值(6mmHg)，则可能存在容量反应性，高于最高值(12~15mmHg)则没有容量反应性的可能性较大，以此可作为补液的粗略参考。

监测容量和容量反应性指标的目的都是为了维护患者的血流动力学稳定，因此补液前应通过多种手段综合评价容量和容量反应性，对容量低且具有容量反应性的患者进行补液治疗并增加患者的心排血量，切勿盲目根据某一项指标就进行液体复苏，以免给患者带来不必要的附加损害。

(田 野)

(三)重症超声

1. 重症心脏超声与循环评估

(1)重症心脏超声的常用切面及主要评估内容，见表 6-12。

表 6-12 重[illegible]超声的常用切面及主要评估内容

[illegible]切面	位置	[illegible]要评估内容	示例
[illegible]旁长[illegible]面	胸骨左缘第 2~5 肋[illegible]间,超声探[illegible]头标记点[illegible]指向右肩	[illegible]心脏房室大[illegible]与大体形态[illegible]测；②左室流[illegible]道(LVOT)异[illegible]变化；③室间[illegible]左室后壁运[illegible]室壁厚度；[illegible]主动脉瓣、二[illegible]瓣形态与血[illegible]；⑤有无心包[illegible]液	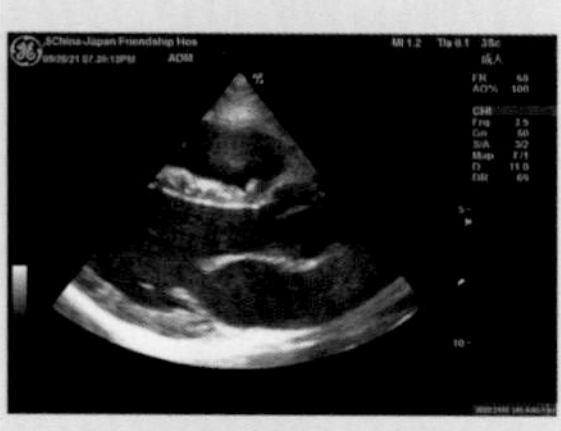
[illegible]骨旁短[illegible]切面	胸骨左[illegible]第 2~5 [illegible]间,超声[illegible]头标记[illegible]指向左[illegible]	[illegible]左心室收[illegible]功能定型[illegible]估及分级；[illegible]左心室壁节[illegible]段运动障碍；[illegible]右心形态改[illegible]变；④室间隔运[illegible]动评估；⑤评估[illegible]室缺的最佳切[illegible]面	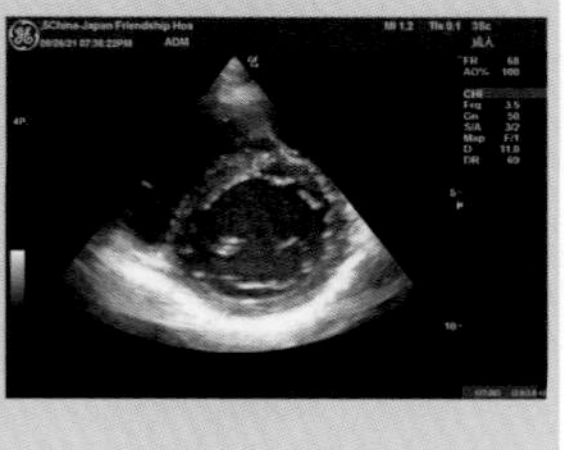
[illegible]心尖四腔[illegible]心切面	心尖[illegible]超声[illegible]声束[illegible]患者[illegible]方向[illegible]心底[illegible]	①心包积液检查；②观察四个腔室及二尖瓣、三尖瓣的结构与运动；③评估右心室室壁厚度、房间隔缺损的最佳切面	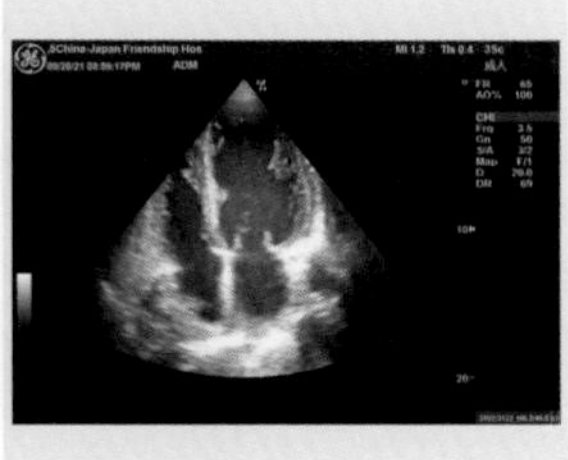

续表

基本切面	位置	主要评估内容	示例
心尖五腔心切面	心尖处，超声探头声束朝向患者右肩方向指向心底	①测量LVOT速度-时间积分；②观察主动脉血流及瓣膜情况；③观察LVOT及室间隔	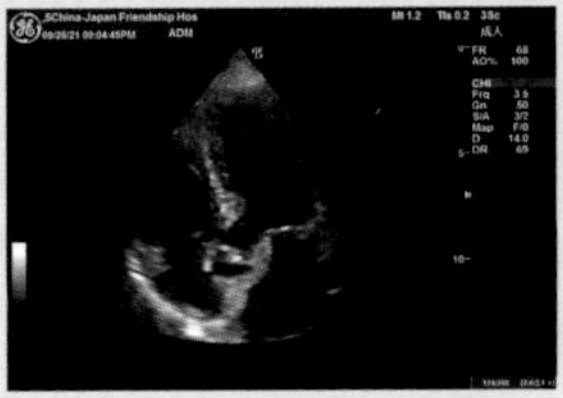
剑突下四腔心切面	剑突下，超声探头声束朝向与房间隔平行，超声探头标记点指向左侧	①心包积液检查；②观察四个腔室及二尖瓣、三尖瓣的结构与运动；③评估右心室室壁厚度、房间隔缺损的最佳切面	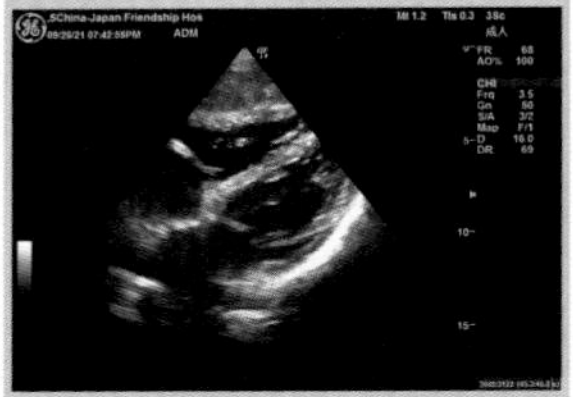
剑突下下腔静脉长轴切面	剑突下超声探头标记点朝向头侧	评估下腔静脉直径和变异度	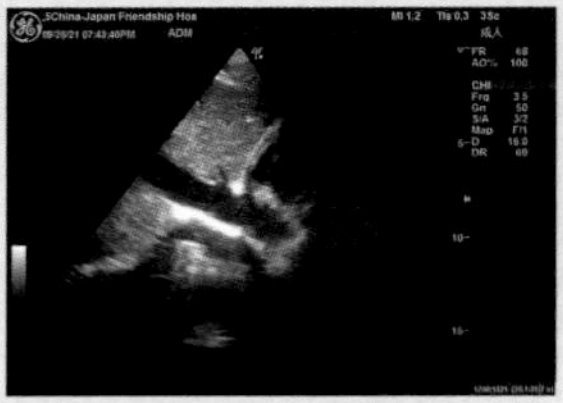
经肝下腔静脉长轴切面	右侧肝区，腋后线至腋中线区域，超声探头标记点朝向头侧	评估下腔静脉充盈程度	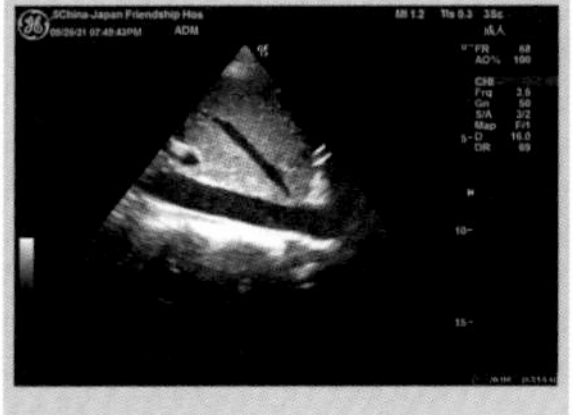

[illegible]）血流动力学诊[illegible]步法（表 6-13）：可用于分析大多数重症[illegible]检查方案的结果[illegible]多数血流动力学治疗的需求。当用于[illegible]含定性评估方案[illegible]果时，可得到初步的临床结论，满足一般[illegible]流动力学治疗需[illegible]用于分析含定量评估方案的结果时，则[illegible]于滴定血流动力[illegible]疗；对需要更精细的血流动力学治疗时，[illegible]用血流相关的超[illegible]流动力学评估（在此不详述）。

表[illegible] 血流动力学诊治六步法

[illegible]	项目	内容
[illegible]	心脏整体评估	[illegible]心脏整体评估流程分析超声检查结果[illegible]发现需要紧急干预的心脏急性情况；②识别[illegible]存在的明显的心脏慢性疾病
[illegible]	容量及容量反应性评估	[illegible]下腔静脉为基础的容量状态和容量反应性评[illegible]流程（表 6-14）分析超声检查结果，快速确定[illegible]量状态并评估容量反应性
[illegible]	右心评估	[illegible]速判断右心形态大小；室间隔有无受压和/[illegible]矛盾运动；右心收缩运动有无异常；上述异[illegible]是急性抑或慢性
4	左心评估	[illegible]定性评估为基础评估左心室收缩和舒张功能
5	外周阻力评[illegible]	[illegible]间接判断法或排除法
6	组织灌注评[illegible]与肺水评估	①利用肾脏血流评分来反映组织灌注状态；②利用肺部超声的肺水半定量来判断液体治疗的风险

表 6-14 以下腔静[illegible]VC）为基础的容量状态和容量反应性评估流程

步骤	内容或要求	备注
[illegible]确认下腔静脉	[illegible]下腔静脉汇入右心房；[illegible]肝静脉汇入下腔静脉	如果图像不能获取或者不清晰，可尝试在腋后线获取经肝 IVC 图像

续表

步骤	内容或要求	备注
确定切面为下腔静脉内径最大切面	下腔静脉前后壁清晰锐利；微调超声扫描角度以确保获取IVC内径最大切面	如果图像不能获取或者不清晰，可尝试在腋后线获取经肝IVC图像
评估容量状态及容量反应性	① IVC明显纤细（直径 <1cm）提示容量不足，有容量反应性；② IVC明显充盈固定（直径 >2cm）提示容量过负荷，无容量反应性；③ IVC直径1~2cm，不能评判容量状态，此时应利用心肺相互关系、被动抬腿试验或补液试验等直接评估容量反应性	① IVC直径测量点位于IVC距右心房入口2cm位置，垂直于IVC内膜； ②使用IVC评估容量反应性时，在完全机械通气情况下（无自主呼吸），潮气量8~10ml/kg，使用M模式，取样线置于测量点并垂直于IVC长轴，测量呼气相和吸气相的IVC直径（机械通气时呼气末为最小值，吸气末为最大值）；IVC膨胀指数=（IVC直径最大值–直径最小值）/IVC直径平均值×100%，IVC膨胀指数界值为15%； 自主呼吸时IVC塌陷度也可以判断容量反应性，呼吸状态对准确性的影响大

续表

步骤	容或要求	备注
步验证判 结果	剑突 VC 短轴切面可见 IVC 塌陷,提示容量严 重不 存在容量反应性; 剑突 VC 短轴切面可见 下腔 呈正圆形,提示容 量 ,无容量反应性; 经 腔静脉长轴切面验 证 状态及变化	本步骤至关重要,因为下腔静脉的直径大小受个体差异及右心慢性基础疾病的影响,而充盈饱满程度更能反映容量状态

2. 重症肺部超 呼吸困难鉴别

(1) 重症肺部超 基本征象:常选择凸阵探头,超声探头中须垂直于骨性胸 沿纵向和横向扫查。纵向时超声探头先置矢状位,并调整角 使其垂直于肋间隙,超声探头标记点指向头 由头向脚垂直 滑动。横向则是将超声探头沿肋间隙水平置,超声探头标 指向胸骨,沿肋间滑动,可观察到整个肋间胸膜的情况。肺 声基本征象见表 6-15。

6-15 肺部超声基本征象

征象	述	示例
蝙蝠征	由胸膜 下肋骨构成,形似蝙 此时可观察 A 线、B	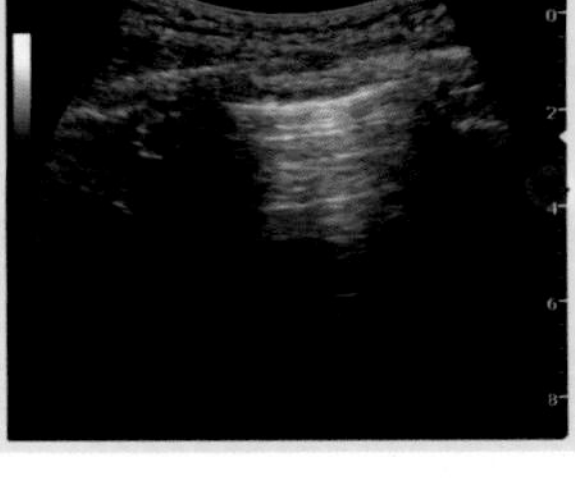

续表

征象	描述	示例
胸膜滑动征	①肋骨下高回声、光滑的水平线为胸膜；②正常情况下，脏、壁层胸膜紧贴，随呼吸相对滑动；③粘连或者有气体分隔脏、壁层胸膜时，胸膜滑动减弱或消失	
A线	提示受检区域胸膜下含气良好：①A线呈高回声，随距离衰减；②平行于胸膜线；③A线间等间距	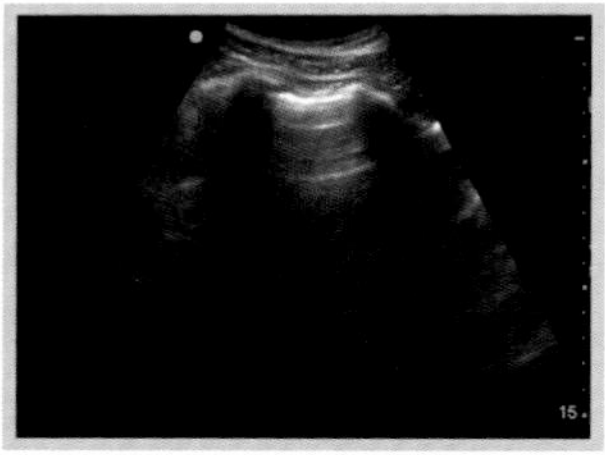
沙滩征	①M模式，正常肺表现出像沙滩一样的表现；②胸壁相对静止，为平行线，构成沙滩征象的上半部分；③胸膜相互滑动，胸膜线以下形成像砂砾一样的表现，构成沙滩征象的下半部分	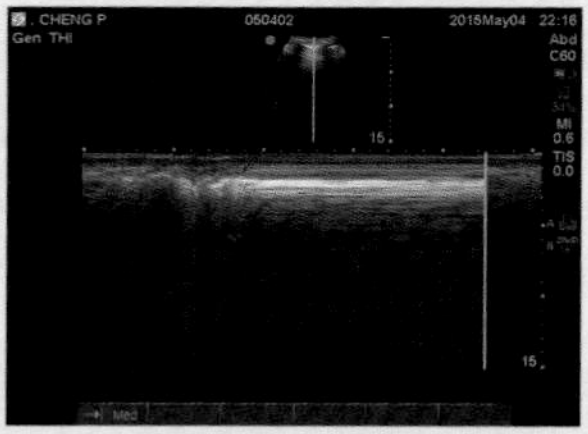
B线	①具有彗星尾的伪像；②起自于胸膜；③随胸膜滑动而运动；④呈激光束样；⑤高回声；⑥不随距离衰减；⑦B线存在时无A线存在	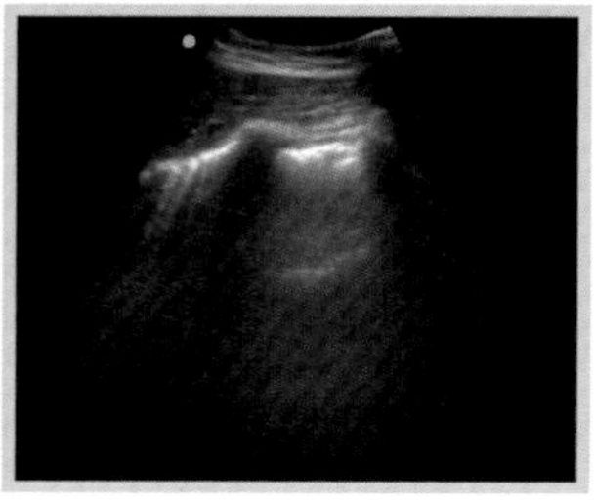

续表

[illegible]象	[illegible]	示例
[illegible]	①胸膜滑[illegible]弱/消失。②实变区表[illegible]界规则。③无正弦波[illegible]④内可有动/静态支气[illegible]像或支气管液像。⑤[illegible]深部边缘不规则,远场[illegible]彗星尾样表现者,见[illegible]征;深部边缘规则者[illegible]叶实变	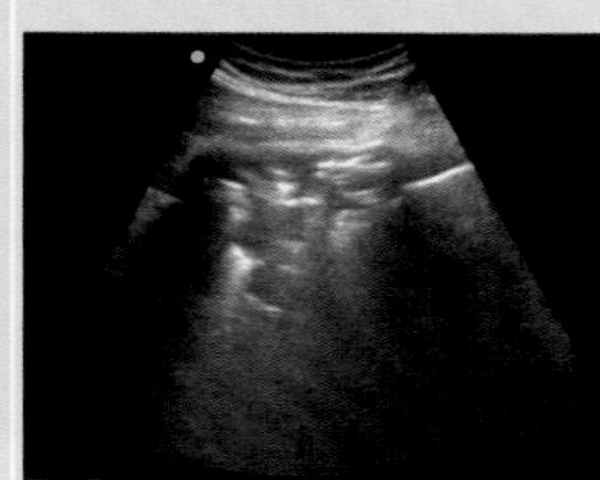
[illegible]管充	①含气的支[illegible];②如支气管通畅,[illegible]吸呈一暗一明的表现[illegible]如支气管不通畅,则[illegible]支气管形状一致的高[illegible]像	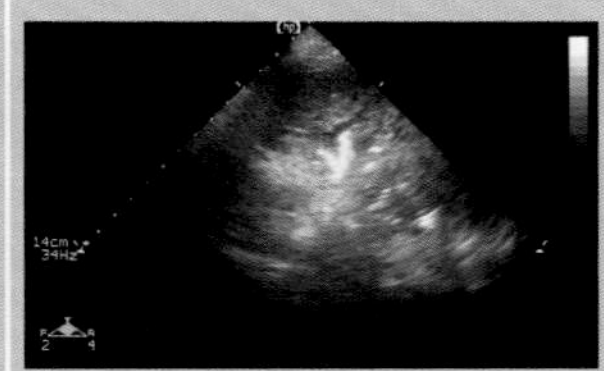
[illegible]形征	①少量胸[illegible]的静态征象;②由壁[illegible]膜线、上下两根肋骨[illegible]脏层胸膜线围绕而[illegible]	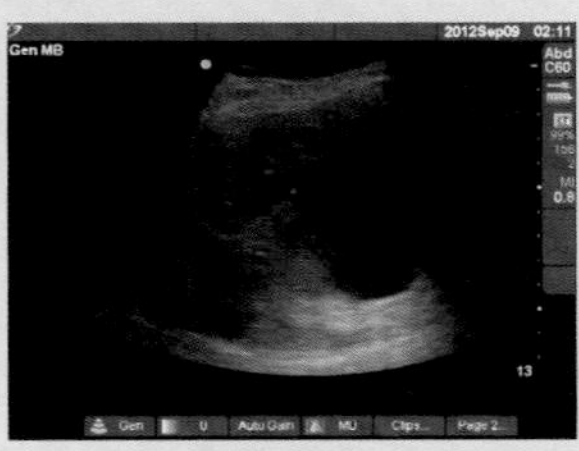
[illegible]波征	①少量胸[illegible]液的动态征象;②M[illegible]下,呼吸过程中脏层[illegible]层胸膜间距在吸气相[illegible]、呼气相升高的循环[illegible]现象	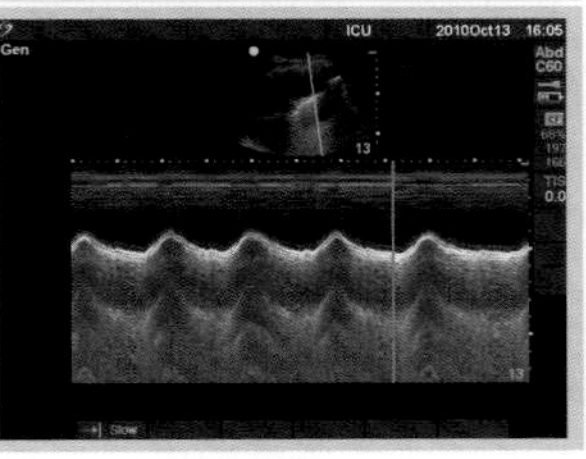

续表

征象	描述	示例
肺搏动征	①肺不张或者心跳增强时,心跳通过肺传至胸壁;②M模式下表现为随心脏搏动一致的运动	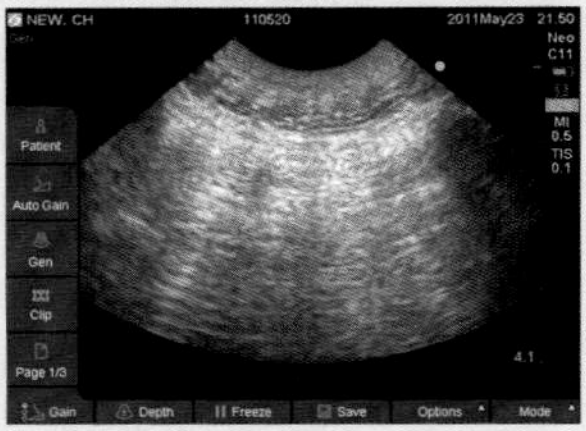
平流层征	①肺滑动征消失时,脏壁层胸膜无相对运动;②M模式下表现为平行的水平线,即"平流层征"	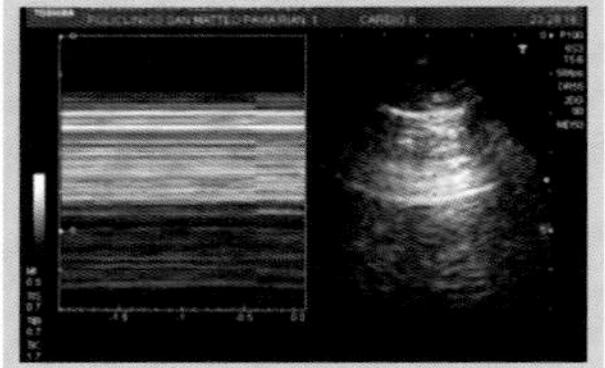
肺点	①超声诊断气胸的金标准;②正常肺与气胸的交界点;③吸气时可见正常肺表现;④呼气时胸膜滑动消失,M超呈平流层征	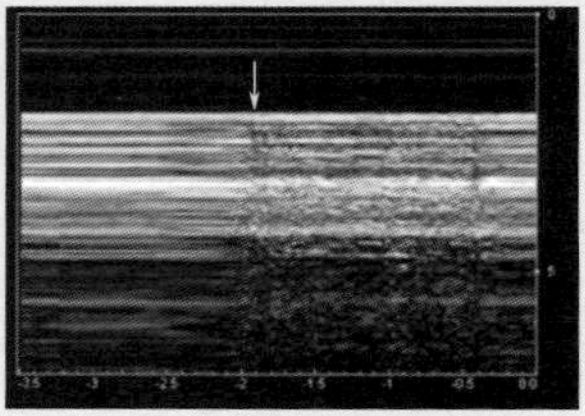
窗帘征	①用于膈肌定位;②含气的肺组织随着呼吸运动上下移动位置,遮挡了腹部的脏器	

(2)呼吸困难的超声评估:mBLUE方案:定位方法是以患者双手大小为标准,检查者双手示指并排置于患者胸壁,检查者近患者头侧的手的尺侧缘贴于患者锁骨下缘,中指指尖在胸骨正中线

定定位检查点，个检查点进行肺部超声检查，具体见表
呼吸困难超声流程详见图 6-23。

-16　mBLUE 方案

查点	位置	图解
点	近头侧的 的中指与 指根部之间	上蓝点 下蓝点 膈肌 后蓝点 PLAPS点
点	超声探 腋中线寻 肌位置	
点	上蓝点 肌点连线的	
APS 点	M 点延 与腋后线 的交点	
蓝点	肩胛下 与脊柱间 域(必要时 腋后线、 线间扫查	

第6章　ICU 监测与治疗常规

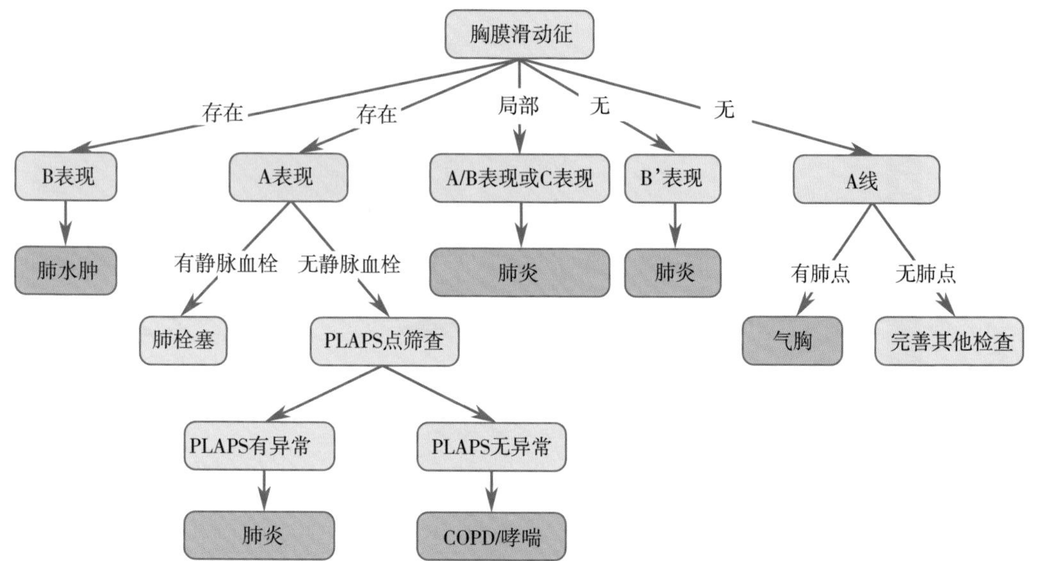

图 6-23　呼吸困难超声诊断流程

注：A 表现：双侧有肺滑动征的 A 线　B 表现：双侧有肺滑动征的 B 线　B′表现：双侧有肺滑动征消失的 B 线　C 表现：存在肺泡实变

重症超声在心[illegible]苏中的应用(FEEL 流程) FEEL 流程[illegible]观察心肺复苏患[illegible]脏运动和解剖结构；鉴别假性与真性无[illegible]体步骤见表 6-1[illegible]

[illegible]6-17 FEEL 流程

步骤	内容
[illegible]量心外按压，准[illegible]检查	[illegible]高质量的心肺复苏(五个循环) [illegible]告知复苏团队准备进行超声检查 [illegible]准备进行超声检查，查看超声机运行是否[illegible]常 [illegible]患者准备：取不影响按压的合理体位，暴[illegible]检查部位
[illegible]检查，获取图像	[illegible]告知复苏团队检查脉搏，同时从“10”开始[illegible]计时 [illegible]宣告本轮复苏结束，并行超声检查 [illegible]本轮心外按压结束前即将超声探头轻置[illegible]剑突下区域 [illegible]最短时间内完成心脏剑突下超声检查，3s 内未获取心脏图像即终止检查，重启心外按压，待复苏后重新行心脏剑突下超声检查或选择心脏胸骨旁长轴切面检查，获取图像
[illegible]启心外按压	9. 若能获取心脏图像，则 9s 后继续心外按压
[illegible]论	10. 与复苏团队交流，解释图像，讨论后继续抢救治疗方案

4. 超声引导下[illegible]脉穿刺及置管

(1) 中心静脉[illegible]

1) 颈内静脉：[illegible]锁乳突肌作为体表标志，颈内静脉位于胸锁[illegible]突肌的胸骨、锁[illegible]分叉处深面；颈动脉外侧及浅表部。

2）经锁骨下行锁骨下静脉、腋静脉：经锁骨下途径穿刺，超声探头需置于锁骨外下方，声束朝向腋静脉近端的长轴。

3）股静脉：将探头置于腹股沟韧带中段横切开始血管扫查。从腹股沟韧带下方和股动脉搏动中心开始确认主要的血管结构。髋部外展外旋时，股静脉远离股动脉；中立位时，股静脉紧贴股动脉后方。

（2）中心静脉穿刺超声流程

1）确定目标血管部位，鉴别动静脉（静脉壁薄，不圆，为非搏动性；常规加压可压闭；彩色多普勒示血流流向近心端）。

2）筛查穿刺区域静脉有无异常（有无血管畸形、血栓、静脉瓣等）。

3）选择穿刺引导切面（包括血管短轴和长轴切面，首选血管短轴切面）。

4）动态引导穿刺：跟踪针尖位置，行短轴切面动态引导，确认针尖置于血管内，确认导丝置于血管内。

5）确认导管置于血管内。

6）并发症检查：局部血肿、气胸、血胸（图 6-24、图 6-25）。

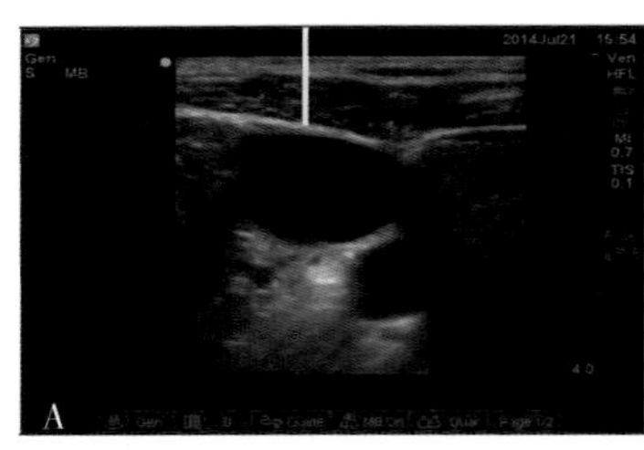

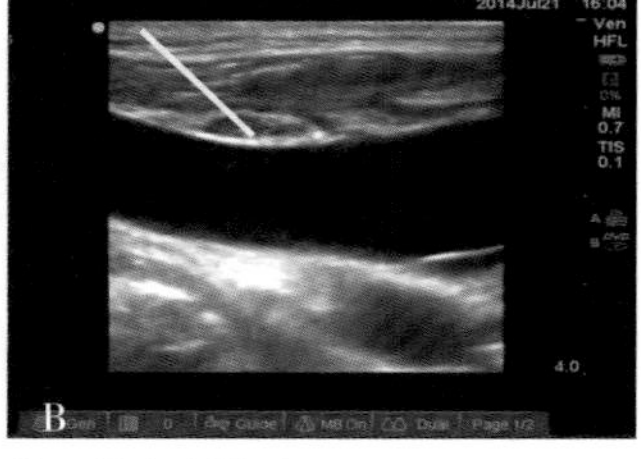

图 6-24　超声引导下的血管穿刺技术

A. 短轴技术（左图）；B. 长轴技术

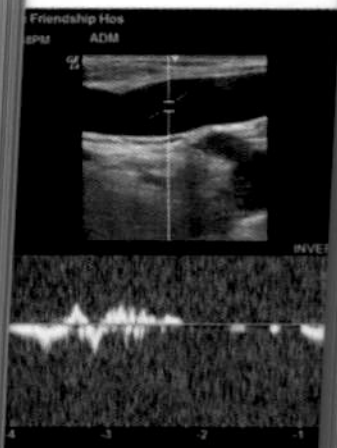
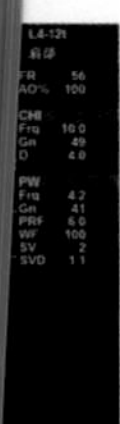
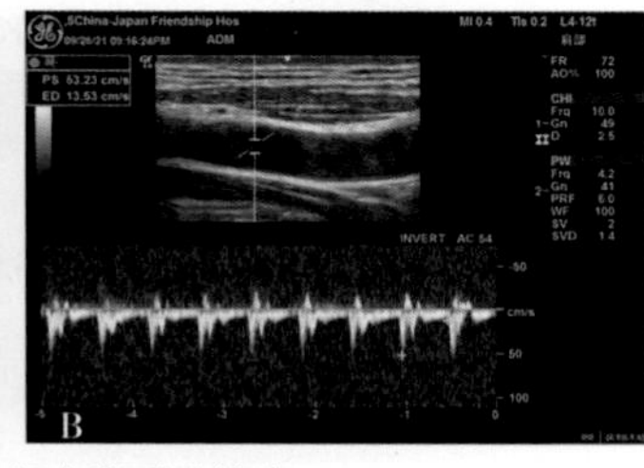

图 多普勒超声鉴别动静脉

A. 静脉可见连续 血流信号；B. 动脉可见脉冲式血流信号。

（于 歆）

3 急性 损伤与持续肾脏替代治疗

2000 年急性 质量倡议组织（the acute dialysis quality ative，ADQI）针 性肾衰竭的早期预防提出了 AKI 的概 并同时提出了 的分层诊断标准——RIFLE 标准。之后 05 年急性肾损 络组织（AKIN）对 RIFLE 分级标准做出 良，AKIN 建议的 I 定义为：在 3 个月内发生的临床表现为 、尿、组织检测 像学检查下不同程度的肾脏结构、功能以 肾脏损害标志 常，包括 ARF、急性肾小管坏死、移植肾延 复功（delayed g unction，DGF）等一大组疾病的临床术语。 012 年改善全球 病预后组织（kidney disease improving global utcomes，KDIGO AKI 临床实践指南中提出了全面统一的 KI 诊断和分级 （表 6-18）。该指南将 AKI 定义为：在 48 小 时内，血肌酐上升 .3mg/dl（26.5μmol/L）；或在 7 天内，血肌酐升 至≥ 1.5 倍基线值 ；或连续 6 小时尿量 <0.5ml/（kg·h）。

第6章 ICU 监测与治疗常规

表 6-18　KDIGO 2012 年 AKI 临床实践指南中的分期标准

分级	血清肌酐	尿量
1	基线水平的 1.5~1.9 倍； 或血肌酐上升≥ 0.3mg/dl（26.5μmol/L）	连续 6~12 小时尿量 <0.5ml/（kg·h）
2	基线水平的 2.0~2.9 倍	连续 12 小时以上尿量 <0.5ml/（kg·h）
3	基线水平的 3 倍以上； 或血肌酐≥ 4mg/dl（353.6μmol/L）； 或开始肾脏替代治疗； 或年龄 <18 岁，eGFR<35ml/（min·1.73m²）	连续 24 小时以上尿量 <0.3ml/（kg·h）； 或连续 12 小时以上无尿

持续肾脏替代治疗（continuous renal replacement therapy，CRRT）是 ICU 内重要的脏器支持方法，其治疗目的可分为肾脏替代和肾脏支持（适应证详见表 6-19）。针对 ICU 内 AKI 患者，目前 CRRT 的启动标准和治疗时机仍充满争议，2016 年新英格兰发表的 RCT 研究（IDEAL—ICU 研究）显示，早期启动 CRRT 似乎并不能使患者获益增加，其 CRRT 启动的标准包括：严重高钾血症、代谢性酸中毒、肺水肿、血尿素氮水平高于 112mg/dl，或少尿超过 72 小时。

（一）CRRT 适应证

表 6-19　CRRT 适应证

肾脏替代	• 高钾血症：血钾 >6.0~6.5mmol/L • 代谢性酸中毒：HCO_3^-<15mmol/L • 容量过多，导致高血压、左心衰竭、心源性肺水肿等，药物治疗无效 • 有症状的尿毒症：脑病、心包炎等

续表

[illegible]支持	• 容量管[illegible]合血流动力学监测结果精确调节容量状态 • 营养[illegible]在保证足够能量摄入的同时防止液体负荷过重 • 药物[illegible]在输注药物的同时排出多余的溶剂 • 精确[illegible]碱和电解质 • 清除[illegible]如脓毒症时产生的炎症因子

（二）CRRT 治[illegible]式

1. 常用模式

（1）缓慢持续[illegible]（slow continuous ultrafiltration，SCUF）：主要[illegible]超滤的方式清[illegible]水分。主要适用于全身性水肿、心力衰竭[illegible]但对溶质清除不[illegible]，不适用于溶质失衡引起的内环境紊乱。

（2）持续静脉[illegible]血液滤过（continuous venovenous hemofi-[illegible]tion，CVVH）：利[illegible]流原理，通过超滤清除血浆中的水分，同时[illegible]中所包含的中、[illegible]子溶质随之一并清除，丢失成分需要用置换[illegible]补充。临床中主[illegible]于清除血液中的中、小分子溶质。

（3）持续静脉[illegible]脉血液透析（continuous venovenous hemo-[illegible]lysis，CVVHD）[illegible]弥散原理，通过透析液清除血液中溶质的[illegible]液净化方式，清[illegible]分子物质效果优于中分子物质，也能通过超[illegible]方式清除多余[illegible]

（4）持续静[illegible]脉血液透析滤过（continuous venovenous [illegible]emodiafiltration，[illegible]HDF）：将血液滤过和血液透析融合起来，既[illegible]用对流原理，也[illegible]弥散原理，清除血液中的中、小分子物质，清[illegible]效果优于单独[illegible]CVVH 或 CVVHD。运行过程中需同时应用[illegible]透析液及置换液[illegible]

2. 血管通路 *

(1) 第一选择：右颈内静脉。

(2) 第二选择：股静脉。

(3) 第三选择：左颈内静脉。

(4) 最后选择：锁骨下静脉。

(5) 管路的留置及维护详见第 6 章"二、血流动力学监测与治疗"的"深静脉置管"部分。

备注 1：* 结合实际临床工作，参考文献[3]和 2010 年中华医学会重症医学分会颁布的《ICU 中血液净化的应用指南》中，首选股静脉，次选颈内静脉，锁骨下静脉尽量不采用。

备注 2：考虑 ICU 患者常需要呼吸支持，开放气道者较多，且颈内静脉常需要进行血流动力学监测，故股静脉置管进行肾脏替代治疗对于 ICU 的重症患者更加适用，且 ICU 患者大多卧床，导管局部护理方便，并不增加感染机会。

（三）参数设置

1. 治疗目的　急性肾损伤患者的超滤率应达到 20~25ml/(kg·h)，相应的处方剂量应达到 25~30ml/(kg·h)；重症感染、全身炎症反应综合征患者的治疗目标尚无定论，将其超滤率设为 35ml/(kg·h) 以上有可能改善预后。

2. 血流速　一般 120~180ml/min*，对于血流动力学不稳定者，初始流速应缓慢，建议 100ml/min，之后逐渐增加并达到目标血流速。

3. 置换液稀释方式（表 6-20）

4. 置换液剂量　对于出入量要求零平衡者，置换液量 = 同期超滤液量 − 补液量 + 其他途径液体丢失量（尿、便、引流等）**。

表[illegible]0 置换液稀释方式

[illegible]	[illegible]释	后稀释
[illegible]	降低血液黏[illegible]滤器内不易凝血	节省置换液,滤过液中溶质浓度几乎与血浆相同
[illegible]	置换液用量[illegible]超滤液中溶质浓度低于血[illegible]滤量低于 10L/d 时会影响超[illegible]	Hct>45% 时容易凝血
[illegible]率[illegible])	Quf = A × 每[illegible]废液量 / 体重 其中 A= 血[illegible] /(血浆流速 + 置换液流速)	Quf = 每小时废液量 / 体重

[illegible]备注:* 参考资[illegible]以 70kg 的患者为例,提出血流速的参[illegible]为 150~250ml/[illegible]一般来说,血流速过低,则毒素清除效率[illegible]管路及滤器容易[illegible];血流速过高,则容易造成循环波动,且[illegible]环率增高,毒素[illegible]效率反而下降;笔者科常用的血流速为[illegible]~180ml/min。不[illegible]牌的机器所允许的血流速范围不同,设定[illegible]仔细阅读说明书[illegible]

** 置换液的剂[illegible]按照目标超滤率及目标脱水量设定,一般[illegible]~3L/h,不同品[illegible]器所允许的置换液流速范围不同,设定前[illegible]仔细阅读说明书[illegible]

(四)抗凝技[illegible]

1. 选择流程 *[illegible]-26)

备注 * 笔者科[illegible]已基本不使用普通肝素抗凝,低分子肝素[illegible]凝虽有使用但缺[illegible]认的标准,故不再介绍。

2. 局部枸橼酸[illegible]法

(1)禁忌证

1)严重肝功[illegible]。

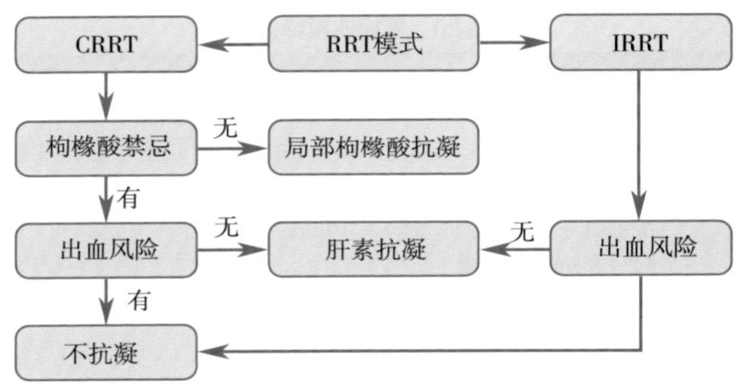

图 6-26　CRRT 抗凝技术选择流程

2）肝性脑病。

3）严重的活动性出血。

（2）操作步骤（表 6-21）

1）首先确定血流速度。

2）初始 4% 的枸橼酸三钠的静脉注射速度（ml/h）为初始血流速度的 1.2~1.5 倍。

3）初始 10% 的葡萄糖酸钙的静脉注射速度（ml/h）为枸橼酸三钠静脉注射速度 ×6.1%。

表 6-21　枸橼酸钠和葡萄糖酸钙初始剂量

血流速 /（$ml \cdot min^{-1}$）	低限（枸橼酸速度 = 血流速 ×1.2）		高限（枸橼酸速度 = 血流速 ×1.5）	
	枸橼酸钠 /（$ml \cdot h^{-1}$）	葡萄糖酸钙 /（$ml \cdot h^{-1}$）	枸橼酸钠 /（$ml \cdot h^{-1}$）	葡萄糖酸钙 /（$ml \cdot h^{-1}$）
100	120	7.3	150	9.2
110	132	8.1	165	10.1
120	144	8.8	180	11.0

续表

[illegible]速 / [illegible]min^{-1})	低限 [illegible]酸速度 = 血[illegible]×1.2)		高限（枸橼酸速度 = 血流速 ×1.5）	
	枸橼酸钠[illegible]（ml·h^{-1}[illegible]	[illegible]葡萄糖酸钙 /（ml·h^{-1}）	枸橼酸钠 /（ml·h^{-1}）	葡萄糖酸钙 /（ml·h^{-1}）
[illegible]30	156	9.5	195	11.9
[illegible]40	168	10.2	210	12.8
[illegible]50	180	11.0	225	13.7
[illegible]60	192	11.7	240	14.6
[illegible]70	204	12.4	255	15.6
[illegible]80	216	13.2	270	16.5
[illegible]90	228	13.9	285	17.4
[illegible]00	240	14.6	300	18.3

[illegible]）枸橼酸抗凝 N[illegible]$_3$ 根据置换量调整（表 6-22）

表 6-22 [illegible]置换液速度调整 $NaHCO_3$ 速度

置换液速度 /（L[illegible]	5%$NaHCO_3$ 速度 /（ml·h^{-1}）
2	25~30
2.5	30~50
3	55~75

[illegible]）同时监测外周[illegible]血钙浓度和血液净化静脉端血钙浓度，[illegible]血中 Ca^{2+} 浓度维[illegible] 1.0~1.2mmol/L，滤器后静脉血 Ca^{2+} 浓度[illegible]~0.4mmol/L，根[illegible]6-23 调整枸橼酸钠和葡萄糖酸钙的泵入[illegible]

表 6-23　枸橼酸钠和葡萄糖酸钙剂量调整

滤器后钙离子水平	枸橼酸钠速度调整	外周动脉钙离子水平	10%Ca-Gs速度调整
<0.2mmol/L	降低 5ml/h	>1.45mmol/L	降低 6.1ml/h
0.20~0.40mmol/L	维持不变	1.21~1.45mmol/L	降低 3.1ml/h
0.41~0.50mmol/L	增加 5ml/h	1.00~1.20mmol/L	维持不变
>0.50mmol/L	增加 10ml/h	0.90~1.00mmol/L	增加 3.1ml/h
		<0.90mmol/L	推注 0.31ml/kg，增加 6.1ml/h

6）枸橼酸钠抗凝时血气分析频率（图 6-27）

● 第一次，上机 30 分钟测一次滤器后钙离子，以判断抗凝效果！

● 第二次，第一个 2 小时同时测滤器后、外周动脉血气分析是调整剂量的基础！

● 稳定后，每 4~6 小时同时测滤器后、外周动脉血气分析

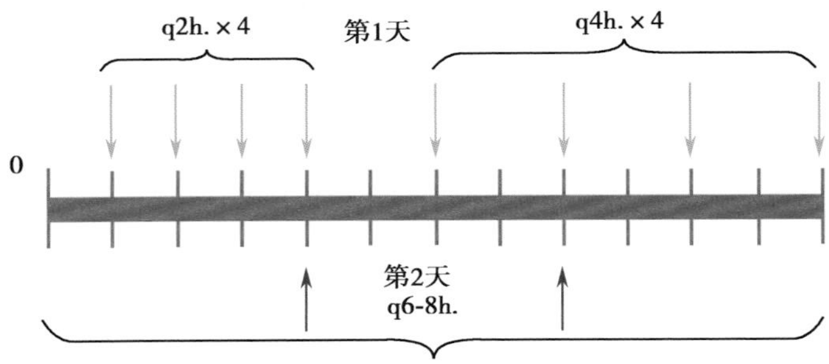

图 6-27　枸橼酸钠抗凝时血气分析频率

[illegible]注意事项

[illegible]若血泵停止数[illegible]以上必须同时关闭枸橼酸泵，并同时关闭[illegible]。

[illegible]若需要暂停治[illegible]重新开始时应按照停止前的速度设置枸[illegible]钠及钙泵速度[illegible]监测，每次更换配套、管路或输液部位后[illegible]小时内应监测[illegible]。

[illegible]. 若出现 pH>7.4[illegible]HCO_3^-> 30mmol/L，或 HCO_3^- 增加 > 1[illegible]ol/L，须降低枸橼[illegible]速 25%，钙泵同步下调 25%，2~4 小时后[illegible]测定 HCO_3^-，若[illegible]仍不正常，则再次降低枸橼酸泵速 25%，钙[illegible]同步调整。

[illegible]. 肝功能不全时[illegible]枸橼酸可能出现代谢性酸中毒，请谨慎[illegible]

[illegible]五）CRRT 表[illegible]写说明

[illegible]. CRRT 治疗期[illegible]填写表格 2 份，分别为医嘱单、治疗记[illegible]

[illegible]2. 治疗记录单[illegible]士完成，每小时填写一次，注意准时[illegible]。

[illegible]3. 医嘱单在有[illegible]项医嘱变动时填写，护士执行医嘱后需[illegible]。

[illegible]4. 每次更换滤器[illegible]2 份表格均重新一页开始填写。

[illegible]5. 这 2 份表格[illegible]CRRT 方案及评价其疗效的重要依据，[illegible]认真填写。

(1) MICU CRRT[illegible]单（表 6-24）

表 6-24　MICU CRRT 医嘱单

日期：　　年　　月　　日

<table>
<tr><td colspan="2">姓名：　　性别：　　年龄：　　病案号：　　诊断：</td></tr>
<tr><td colspan="2">治疗方式：□ CVVH　稀释方式：□前稀释　抗凝方式：□枸橼酸
□ CVVHD　□后稀释　□低分子肝素
□ CVVHDF　□普通肝素
□ MPS　□其他：</td></tr>
<tr><td>枸橼酸泵速（ml/min）</td><td></td></tr>
<tr><td>葡萄糖酸钙泵速（ml/min）</td><td></td></tr>
<tr><td>碳酸氢钠泵速（ml/min）</td><td></td></tr>
<tr><td>血流量（ml/min）</td><td></td></tr>
<tr><td>超滤速度（ml/h）</td><td></td></tr>
<tr><td>脱水目标（ml）</td><td></td></tr>
<tr><td>置换液速度（ml/h）</td><td></td></tr>
<tr><td>置换液配方</td><td>备注：</td></tr>
<tr><td>签名：医生</td><td>护士：</td></tr>
</table>

（2）CRRT 护理记录单（表 6-25，见文后折页）

[illegible]六）常见报警[illegible]理（表 6-26）

表 [illegible] CRRT 常见报警及处理

[illegible]	原理[illegible]	常见原因	处理原则
[illegible]负[illegible]高	动脉压主要[illegible]管通路所能提[illegible]流量与血泵转[illegible]配情况，通常为[illegible]	动脉端管路夹闭或扭结	手动解除管路梗阻
		导管在静脉内位置偏移	改变患者体位或导管位置
		患者体位改变导致动脉端开口紧贴血管壁致引血不畅	若治疗的目的是除水，紧急情况下可考虑暂时将动静脉端反接
		血流速变动过快或压力感受器偏移	调整感受器膜的位置
		导管动脉端凝血	更换导管
[illegible]脉正[illegible]增高	静脉压主要[illegible]体外循环管路中[illegible]端与中心静脉导[illegible]脉端的通畅程[illegible]常为正值	静脉端管路夹闭或扭结	手动解除管路梗阻
		导管在静脉内位置偏移	改变患者体位或导管位置
		患者体位改变导致静脉端开口部分或全部阻塞	

续表

报警	原理	常见原因	处理原则
静脉正压增高		压力感受器偏移	调整感受器膜的位置
		导管静脉端凝血	及时取出凝血块，必要时更换导管
跨膜压增高	跨膜压=(滤器压+静脉回输压)/2-废液压 (正常值0~300mmHg)	脱水速度、置换液和泵前泵流速越大，跨膜压越高	• 适当降低置换液和泵前泵流速，降低脱水速度 • 轻度升高时可增加血流速并相应增加抗凝剂用量 • 超过300mmHg应积极处理 • 超过400mmHg处理无效时，30分钟内停止治疗，更换配套
压力降增高	• 压力降=滤器压-静脉压 • 反映滤器动静脉端之间的凝血情况 (正常值0~150mmHg)	• 管道阻塞 • 感受器失灵 • 漏气	• 150~200mmHg之间，应查找原因，并尝试降低血流速 • >200mmHg，降低血流速(但仍>100ml/min)后仍未见明显下降者，应在15分钟停止治疗，更换配套 • >250mmHg并不能有效降低者，停止治疗，不回血

续表

	原理	常见原因	处理原则
[illegible]监[illegible]警	一般采用超[illegible]监测,不同机器[illegible]度不同	• 回输管路未装入空气探测器 • 管路断开 • 连接泄漏 • 配套预充不彻底 • 液袋连接问题 • 空液袋监测失败	• 将回输管路装入探测器,检查原因并相应校正 • 少量气体可用注射器抽吸或回入静脉壶排气室,继续治疗 • 大量气体进入配套时,应立即停止治疗,阻断静脉端回流,充分排气,必要时重新预充或更换配套
[illegible]警	通过测定超[illegible]的透明度或颜色[illegible]来判断滤器漏血	黄疸或服用利福平等药物者,废液颜色变深,应调节漏血报警 房间灯光或阳光过强时,也会出现误报,应予纠正 一旦确定漏血,应及时中止治疗,更换滤器	
[illegible]量平[illegible]报警	当机器感[illegible]向患者输入或[illegible]者抽取过量液[illegible]或出现多个重[illegible]化时出现	若为外力碰撞干扰导致,予重新平衡 若排除外力干扰,则必须结束治疗,更换配套	

（七）常见并发症及处理（表 6-27）

表 6-27　CRRT 常见并发症及处理

并发症		原因	治疗	预防
导管相关并发症	置管并发症	出血、血肿、气胸	详见第 6 章“二、血流动力学监测与治疗”的“中心静脉置管”部分	
	感染并发症	导管相关血流感染	详见第 6 章“二、血流动力学监测与治疗”的“中心静脉置管”部分	
抗凝相关并发症	全身或局部出血	• 患者本身存在出血倾向 • 抗凝剂用量过大	• 改用体外局部抗凝或不抗凝 • 情况允许时输注血小板或新鲜冰冻血浆	• 合理选择抗凝方法 • 监测血小板及凝血功能 • 及时发现出血倾向
	肝素诱导的血小板减少	• Ⅰ型：肝素直接结合血小板→血小板聚集、消耗 • Ⅱ型：肝素 - 血小板复合体诱导抗体生成	• 立即停用任何来源、任何形式的肝素 • 常规监测血管超声，监测血栓事件 • 避免预防性输注血小板 • 换用非肝素抗凝剂	• 肝素治疗过程中密切监测血小板 • 优先选择低分子肝素 • 尽量缩短肝素治疗疗程 • 一旦出现，及时记录在案，避免今后再次使用

并发症		原因	治疗	预防
抗凝相关并发症	滤器/管路内凝血	• 抗凝剂用量过少 • 频繁报警导致血泵频繁停止转动	• 轻者增加抗凝剂用量 • 严重者停止治疗，更换配套	• 选择适当的抗凝剂量 • 选择前稀释法 • 保持管路通畅，减少报警以避免血泵暂停
全身并发症	低血压	• 缓激肽释放 • 引血时血容量迅速下降 • 超滤率过大、液体负平衡较多 • 出现其他循环系统合并症	• 治疗开始即开始低血压，往往发展迅速，应快速扩容，必要时加用血管活性药物 • 治疗过程中出现血压下降，速度往往较慢，若合并其他血容量不足的表现，则扩容即可，若扩容无效，则提示可能存在感染、急性心血管事件等严重并发症，及时对症处理	• 引血之前适当补充血容量 • 治疗开始时血流速和脱水速度均从低水平起步，逐步增加至预定值 • 治疗过程中加强液体平衡的管理，每小时统计出入量

续表

<table>
<tr><th colspan="2">并发症</th><th>原因</th><th>治疗</th><th>预防</th></tr>
<tr><td rowspan="4">全身并发症</td><td>失衡综合征</td><td>血中尿素氮比脑脊液中下降快→血脑之间出现渗透压差→水进入脑细胞→脑水肿</td><td>• 轻者静脉滴注高张溶液，适当镇静
• 重者中止 CRRT，静脉滴注甘露醇，昏迷者加强气道保护</td><td>尽量减缓小分子的清除速度，适当提高置换液钠浓度或补充高渗糖</td></tr>
<tr><td>电解质及酸碱平衡紊乱</td><td>置换液配制不当</td><td colspan="2">• 加强监测，发现问题后及时调整置换液配方
• 使用枸橼酸抗凝者出现高钠血症或代谢性碱中毒时，应考虑与枸橼酸相关，处理方法详见本节抗凝部分</td></tr>
<tr><td>低体温</td><td>血液在体外流动过程中与室温进行热交换</td><td colspan="2">• 加强体温监测，有症状者可应用加温毯
• 不能因体温正常或偏低而忽略感染的存在及进展</td></tr>
<tr><td>营养物质丢失</td><td>CRRT 所用滤器可清除葡萄糖、氨基酸、维生素及微量元素</td><td colspan="2">• 氨基酸和蛋白质：监测氮平衡状况，对症补充氨基酸
• 葡萄糖：应将置换液中的葡萄糖浓度配成 10mmol/L 左右
• 水溶性维生素：治疗过程中需要额外补充
• 脂溶性维生素：不建议常规补充维生素 A，长期进行 CRRT 者可适量补充活性维生素 D
• 适当补充锌、铜、锰、硒等微量元素</td></tr>
</table>

（李 敏）

4 营 支持治疗操作规程

（一）危重症患 养评估

1. 评估方式 所 呼吸危重症患者入 ICU 24 小时内应用危 营养风险（NUT 评分表（表 6-28，首选）或营养风险筛查（NRS-2002）评 表 6-29）进行营养风险筛查。

2. 评分解读 RIC 评分≥ 6 分（不考虑白细胞介素 IL-6 5 分）或者 NRS 2 评分≥ 5 分的患者存在高营养风险，此 者最有可能从 营养支持治疗中获益，应尽早开启肠内营 enteral nutrition，

6-28 NUTRIC 评分表

变量	得分 / 分
龄 / 岁	
<50	0
50~74	1
≥ 75	2
PACHE Ⅱ评分 /	
<15	0
15~19	1
20~27	2
≥ 28	3

第6章 ICU 监测与治疗常规

续表

变量	得分 / 分
SOFA 评分 / 分	
<6	0
6~9	1
≥ 10	2
合并症 / 个数	
0~1	0
≥ 2	1
从住院到入住 ICU 时间	
0~<1d	0
≥ 1d	1
IL-6 水平 /（$ng \cdot L^{-1}$）	
<400	0
≥ 400	1
总分	

表 6-29　营养风险筛查 NRS-2002 评分表

评价指标	评分
疾病状态	
骨盆骨折或慢性病患者合并以下疾病：肝硬化、慢性阻塞性肺疾病、长期血液透析、糖尿病、肿瘤	1
腹部重大手术、卒中、重症肺炎、血液系统肿瘤	2
颅脑损伤、骨髓抑制、ICU 患者（APACHE Ⅱ 评分 >10 分）	3
合计	

续表

[illegible]价指标	评分
[illegible]状态	
[illegible]营养状态	0
[illegible]月内体重减轻 >5[illegible]最近 1 周进食量(与需要量相比)[illegible] 20%~50%	1
[illegible]月内体重减轻 >5[illegible] BMI 18.5~20.5kg/m^2 或最近 1 周[illegible]量(与需要量相比[illegible] 50%~75%	2
[illegible]月内体重减[illegible]%(或 3 个月内减轻 >15%)或[illegible] <18.5kg/m^2(或血清[illegible]白 <35g/L)或最近 1 周进食量(与[illegible]要量相比)减少 70%[illegible]%	3
[illegible]十	
[illegible]龄≥ 70 岁	1

(二)危重症[illegible]营养支持的时机

1. EN 的启动[illegible]养高风险患者,如血流动力学相对稳定[illegible]去甲肾上腺素[illegible]≤ 0.3~0.4μg/(kg·min)可维持血压,血乳[illegible]≤ 4mmol/L 且没[illegible]加趋势),建议早期(入 ICU 24~48 小时内)[illegible]动 EN。血流动[illegible]不稳定的患者,应延迟 EN,待血流动力学相[illegible]稳定后开始低剂[illegible]0~20kcal/h)EN。

2. EN 前胃肠[illegible]的评估　建议所有患者在实施 EN 前使[illegible]急性胃肠损伤[illegible])分级系统(表 6-30)评估胃肠功能。AGI [illegible]~ Ⅱ级患者可考[illegible]动 EN,AGI Ⅲ级患者需谨慎地从小剂量[illegible]N 开始尝试,AG[illegible]患者需延迟 EN 的启动。

3. 全胃肠外[illegible](TPN)的启动　若 EN 不能实施,对于低营[illegible]风险患者,建议[illegible]时间输注葡萄糖支持,一周后若仍不能开放饮食则启动 TPN；对于高营养风险患者，应在入 ICU 后尽早启动 TPN，1 周内先给予低热量 TPN［≤ 20kcal/（kg·d）或目标能量需求的 80% 和≥ 1.2g/（kg·d）的蛋白质］，再逐步过渡至足量 PN。

表 6-30 胃肠功能损伤（AGI）分级表

AGI 分级	定义
Ⅰ级（存在胃肠道功能障碍或衰竭风险）	胃肠功能部分受损，表现为病因明确的、暂时的胃肠道症状。 例如：腹部术后恶心呕吐及肠鸣音消失；休克早期肠动力减弱
Ⅱ级（胃肠道功能不全）	胃肠道的消化吸收功能不能满足机体对营养物质和水的需求，但未影响到患者的全身情况。 例如：胃轻瘫伴有大量胃潴留 / 反流、下消化道麻痹、腹泻、腹腔内高压Ⅰ级（IAP 12~15mmHg）、胃内容物或粪便中可见出血、食物不耐受［EN 72h 内未达到 20kcal/（kg·d 目标）］
Ⅲ级（胃肠功能衰竭）	胃肠功能丧失，尽管采取治疗干预，胃肠功能仍不能恢复而且全身情况没有改善。 例如：持续食物不耐受导致大量胃潴留、持续胃肠道麻痹、肠管扩张、腹腔内高压进展（IAP 15~20mmHg）、腹腔灌注压下降（<60mmHg）
Ⅳ级（胃肠功能衰竭并严重影响其他脏器的功能）	AGI 发展成为直接危及生命的因素，并伴有多脏器功能不全和休克。例如：肠缺血坏死、导致失血性休克的胃肠道出血、Ogilvies 综合征、需要积极减压的腹腔间隔室综合征

4. 补充型肠外营养（SPN）的启动　危重症患者在给予 7~10 天的 EN 后，若 EN 仍不能满足 60% 的能量或蛋白质目标需求，应

给予 SPN。

（三）呼吸危重患者能量/蛋白需求、营养支持通路及的选择

1. 能量/蛋白需求 建议使用基于体重估算能量消耗的简单{25~30kcal/[kg(实际体重)·d]}来估算能量需求。建议以2.0g/[kg(实际体重)·d]估算蛋白质需求量。

2. 营养物质能量供应比例

(1) 碳水化合物(4kcal/g)：非蛋白质热卡所必需的能量来源，提供热卡 50%~60%。

(2) 蛋白质(4kcal/g)：足够的蛋白质供给：1.2~2.0g/(kg·d)；危重症患者热氮比 100~150∶1，对于重症肺炎、脓毒症患者可进一步增加至 80∶1~130∶1。

(3) 脂肪(9kcal/g)：脂肪补充量一般为非蛋白质热卡的%~50%；建议摄入 1~1.5g/(kg·d)，应根据血脂廓清能力进行调整，脂肪乳剂应缓慢输注。

3. 营养通路及时机的选择

(1) 肠内营养途径之鼻胃管：启动 EN 的标准方式为胃内途径。

(2) 肠内营养途径之鼻空肠管：经胃喂养不耐受且促动力药无效、存在误吸高风险患者(既往有误吸史、意识水平降低、神经肌肉疾病或呼吸消化道结构异常、呕吐、机械通气或需要长时间水平仰卧、年龄 >70 岁、护理人员不足、口腔护理不佳)，建议空肠喂养。

(3) 肠外营养途径：渗透压 <850mOsmol/L 的 TPN 可短期使用外周静脉，渗透压 >850mOsmol/L 的 TPN，均建议中心静脉置管(锁骨下静脉、颈内静脉、股静脉)或经外周中心静脉置管(PICC)

给予。

(4) 肠内营养制剂的选择：首选标准整蛋白配方 EN。存在胃肠不耐受患者，在排除其他 EN 不耐受原因后，可考虑使用短肽配方。需要限制容量的患者，建议采用高密度营养配方制剂。存在应激性高血糖的患者，建议采用糖尿病特异性配方。不建议常规应用富含纤维或免疫配方制剂。

(5) 肠外营养要素的补充

1) 葡萄糖：一般占非蛋白质热卡的 50%~60%，应根据糖代谢状态进行调整，总量约 3~4g/(kg·d)。

2) 脂肪：一般占非蛋白质热卡的 40%~50%；约 1~1.5g/(kg·d)，高龄及脂肪代谢障碍患者脂肪乳剂补充量应减少。脂肪乳剂的输注速度应 <0.12g/(kg·h)，含脂肪的全营养混合液应在 24 小时内匀速输注，脂肪乳剂单瓶输注时，输注时间应 >12 小时。输注脂肪乳期间，需动态监测血甘油三酯、肝功、胰功。若输毕脂肪乳后 12 小时血甘油三酯仍 >4.6mmol/L，脂肪乳应减量，若血甘油三酯 >11.4mmol/L，应停用脂肪乳。

3) 蛋白质：建议 1.2~2g/(kg·d)，约相当于氮 0.20~0.33g/(kg·d)；热氮比 100∶1~150∶1；高龄及肾功能异常者可参照排出氮的量进行计算。氨基酸渗透压较高，尽量和糖、脂肪乳一起输注。

4) 其他营养要素：脂溶性维生素，水溶性维生素，微量元素，K/Na/P/Mg/Ca 等电解质应常规补充。

5) TPN 输注方式：建议 3L 袋内混合并 24 小时持续输注。

4. EN 加量原则　小剂量开始(500kcal/d，速度 20~25ml/h)，以持续泵入方式 24 小时喂养。根据耐受情况逐渐加至 25~30kcal/(kg·d)(约每日增加 500kcal/d)。ARDS 和脓毒症患者一周内可以型 EN（500kcal/d ~20kcal/h），1 周后加至足量。

四）营养支持

1. 营养状态监测 糖、电解质、血红蛋白、肝肾胰功、血脂、白、白蛋白、前白 、转铁蛋白。

2. EN 耐受性监

(1) 监测胃残余 RV)，通常 EN 每泵入 5 小时停 1 小时回液。同时监测 误吸。出现误吸、呕吐、GRV>500ml 建议 EN，改为鼻空 养，加用胃动力药（甲氧氯普胺、莫沙必 红霉素）。

(2) 监测腹部张 鸣音，必要时行腹部平片等检查。出现腹 监测腹腔内压 ），IAP>25mmHg（1mmHg=0.133kPa）或出 腔间隔综合征 停 EN。

(3) 监测腹泻、 情况。腹泻需与感染性腹泻鉴别。如为不耐受导致的 腹泻，可考虑减慢 EN 速度和量或改为含纤维的 EN 制

（五）各种营养 剂的配方表

1. 肠内营养制 表 6-31）

2. 肠外营养制 表 6-32）

【危重症患者营 支持治疗案例】

65 岁男性，身 cm，体重 70kg，既往胆囊结石病史，因“腹 呕吐 1 天”入 腹部 CT 示：胰腺肿胀，胰周弥漫渗出。考 急性胆源性胰腺 营养风险评估示：NUTRIC 评分 5 分（不含 6)。目前患者 定，营养风险评估为高风险，且目前腹部症 明显，早期予以 营养支持。

表 6-31 肠内营养制剂

商品名	百普力	能全力(1.0)	能全力(1.5)	瑞素	瑞能	瑞高	瑞代	伊力佳
通用名	短肽型肠内营养样混悬液(SP)	肠内营养混悬液(TPF)	肠内营养混悬液(TPF)	肠内营养混悬液(TPF)	肠内营养混悬液(TPF)	肠内营养混悬液(TPF)	肠内营养混悬液(TPF)	肠内营养混悬液(TPF)
规格	500ml/ 瓶	500ml/ 瓶	500ml/ 瓶	500ml/ 瓶	200ml/ 瓶	500ml/ 袋	500ml/ 袋	500ml/ 瓶
能量密度	1	1	1.5	1.0	1.3	1.5	0.9	1
蛋白质:脂肪:碳水化合物 /%	9∶4∶45	16∶35∶49	16∶35∶49	15∶30∶55	18∶50∶32	20∶35∶45	15∶32∶53	17∶49∶34
蛋白质 /($g \cdot L^{-1}$)	37	40	60	38	58.5	75	34	41.8
蛋白质来源	短肽、氨基酸	100% 酪蛋白	100% 酪蛋白	100% 酪蛋白	100% 酪蛋白	100% 酪蛋白	100% 酪蛋白	100% 酪蛋白
脂肪 /($g \cdot L^{-1}$)	17	38.9	58.4	34	72	58	32	54.4
MCT* 含量 /g	8.5			12	23	33		

商品名	百普力	能全力（1.0）	能全力（1.5）	瑞素	瑞能	瑞高	瑞代	伊力佳
ω-3 脂肪酸 /g					3			
碳水化合物含 [illegible]	177.5	123	184	138	104	170	120	81.4
膳食纤维 /(g·L^{-1})	无	15	15	无				
钠 /(g·L^{-1})	1	1	1.34	0.75	1.6	1.2	0.63	0.93
钾 /(g·L^{-1})	1.5	1.5	2.01	1.25	2.4	2.34	1.07	1.3
氯化物 /(g·L^{-1})	0.625	1.25	0.835	0.85	1.6	1.84	0.64	1.25
钙 /(mg·L^{-1})	400	800	540	600	670	800	600	700
磷 /(mg·L^{-1})	360	720	540	470	620	630	470	650
镁 /(mg·L^{-1})	115	230	170	200	270	270	200	200
铁 /(mg·L^{-1})	8	16	12	10	13	13.3	10	13
锌 /(mg·L^{-1})	6	12	9	7.5	10	10	7.5	12

续表

商品名	百普力	能全力(1.0)	能全力(1.5)	瑞素	瑞能	瑞高	瑞代	伊力佳
硒/($\mu g \cdot L^{-1}$)	28.5	28.5	42.8	37.5	67	50	37.5	49
适应证	胃肠道功能不全、术前肠道准备、术后早期	胃肠道功能完整、双向调节便秘腹泻	高能量需求、高分解代谢、液体摄入量受限、双向调节便秘腹泻	不含膳食纤维，可用于严重胃肠道狭窄患者；肠瘘患者；肠道准备	肿瘤患者；脂肪或ω-3脂肪酸需要量增高的患者(如呼吸衰竭)	需要高蛋白、高能量，以及液体入量受限的患者	糖尿病或应激性高血糖患者	糖尿病或应激性高血糖患者

注：* 中链脂肪乳。

表 肠外营养制剂成分表

规格	卡文®1 440ml	卡文®1 920ml	卡全®2 053ml
酸 /g	34	45	68
	5.4	7.2	10.8
糖 /g	97	130	200
/g	51	68	80
白热卡 /kcal	900	1 200	1 600
量 /kcal	1 000	1 400	1 900
mmol/ 折合氯化钠	32/1.9	43/2.5	64/3.7
mol/ 折合氯化钾	24/1.8	32/2.5	48/3.6
$^{+}$mmol/ 折合硫酸	4/0.5	5.3/0.6	8/1.0
mmol/ 折合葡萄 g	2/0.9	2.7/1.2	4/1.7
mmol	47	62	93
O_4^{2-} mmol	11	14	20
透压 mOsm/L	约 750	约 750	约 1 060

能量目标：早 予以低热量 TPN，20kcal/(kg·d)：20 × 70=
0kcal/d。

能量分配：葡 0% × 1 400=700kcal

脂肪乳：50% × 0=700kcal

蛋白质：按照 比 150∶1，则需要 10g 氮≈ 10 × 6.25=62.5g
基酸

第6章 ICU 监测与治疗常规

肠外营养方案为：50% 葡萄糖 350ml+30% 脂肪乳 250ml+11.4% 氨基酸 500ml+15%KCl 20ml+ 门冬氨酸钾镁 30ml+ 水溶性维生素 10ml+ 脂溶性维生素 10ml+ 微量元素 10ml。

患者腹部症状逐渐好转，予以早期置入鼻空肠管，并予能全力（能量密度 1.5）500ml/d，25ml/h 持续泵入。观察患者无明显恶心、呕吐、腹胀、腹泻、便秘等症状，逐渐加量并减停 PN，过渡为足量 EN（具体方案为：能量密度 1.5 能全力 1 500ml/d，以 70ml/h 持续泵入，每 5 小时暂停 1 小时后回抽胃液，无明显潴留再继续泵入）。

（六）血糖调整方案

1. 血糖控制目标　7~10mmol/L（140/150~180mg/dl），如有糖尿病史且平素血糖控制不佳的患者或高龄患者，建议血糖控制目标适当放宽至 7~12mmol/L。

2. 胰岛素治疗时机及胰岛素控制血糖配制及输注方法　血糖 >10mmol/L 时，即应当启动胰岛素治疗。使用短效胰岛素，生理盐水配制（方法：胰岛素 50U 加入生理盐水 50ml 中），使用微量泵持续输注。使用静脉持续泵入胰岛素治疗时，应伴随静脉持续输注含糖液体或者 EN，以避免发生低血糖。含糖液体或 EN 速度确定后避免反复调整。当血糖出现波动时应调整胰岛素泵入速度，而不是调整含糖底物泵入速度。

3. 胰岛素输注方法

（1）初始血糖调整方案（方案 1，表 6-33）

（2）持续血糖控制方案（方案 2，表 6-34）

表[illegible] 初始血糖调整方案 1

血糖/(mmol·L^{-1})	胰岛素速度/(ml·h^{-1})		
	[illegible]案(用于[illegible]敏感个体:[illegible]岛素总[illegible]4U)	标准方案(大多数患者的首选方案)	增量方案(用于胰岛素抵抗个体:每日胰岛素总量≥100U)
<4.0	[illegible]	0	0
4.1~8.0	[illegible]	1	2
8.1~12.0	[illegible]	2	4
12.1~16.0	[illegible]	4	6
16.1~20.0	[illegible]	5	7
20.1~24.0	[illegible]	6	8
>24.1	[illegible]	8	10

表6-34 持续血糖控制方案

本次血糖 mmol·L^{-1}	前[illegible] m[illegible]	血糖变化 mmol·L^{-1}	胰岛素调整方案
<4			停胰岛素，50%Glu20ml 静推
7~10			RI 不变
10~12	[illegible]	Glu 不变或升高	RI 增加 1u
		Glu 下降	RI 不变
		>2	RI*(现 Glu/前次 Glu)

续表

本次血糖 mmol·L^{-1}	前次血糖 mmol·L^{-1}	血糖变化 mmol·L^{-1}	胰岛素调整方案
12~14	<12		RI 增加 2U
	12~14	Glu 升高 / 不变 / 下降 <1	RI 增加 1U
	>14	Glu 下降 <2	RI 不变
	>14	Glu 下降 >2	RI*(现 Glu/ 前次 Glu)
>14	<14	>3	RI2U 静推,RI 增加 2
		<3	RI 增加 2
	>14	<2	RI 增加 2
		2~4	RI 不变
		>4	RI*(现 Glu/ 上次 Glu)

注:Glu. 血糖;RI. 胰岛素。

说明:

(1)Glu>14mmol/L 暂缓含糖液和 EN 输注。初始血糖控制应从方案 1 开始,持续血糖控制方案见方案 2。

(2)患者监测:测血糖 q1h.,直至血糖至目标范围,然后改为 q2h.,连续两次在正常范围可改为 q4h. 或 q6h. 监测。

(崔晓阳　黄 絮)

5　镇痛镇静与肌松方案

ICU 内疼痛、躁动、谵妄、制动、睡眠障碍(pain-agitation-deliriumi ility-sleep disru PADIS）是常见的临床问题。其基本原则 镇痛为基础，适当 。

. 镇痛

1）评估：ICU 患 常规进行疼痛评估。对于能自主表达的 应用数字评分表 S，图 6-28）评分，对于不能表达但具有 运动功能、行为 观察的患者应用重症监护疼痛观察量表 T，表 6-35）或行 痛量表（BPS，表 6-36）。

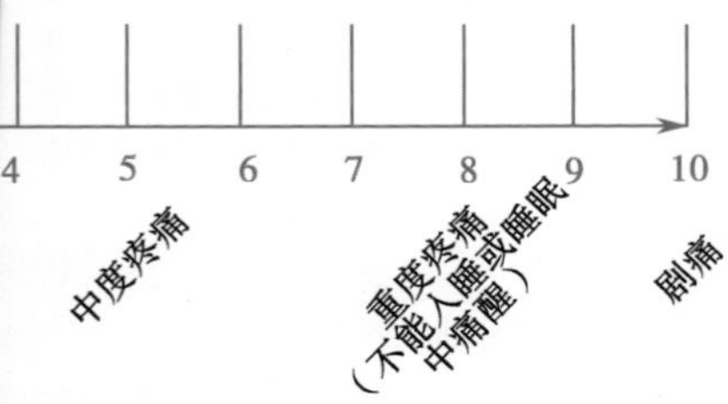

-28 数字评分表（NRS）

-35 重症监护疼 察量表（critical care pain observation tool，CPOT）

疼痛行为相关指标	描述	状态	评分
面部表情	察到肌肉紧张	自然、放松	0
	出皱眉、眉毛放 眼眶紧绷和提肌	紧张	1
	所有的面部变化 眼睑轻度闭合	扮怪相	2

续表

疼痛行为相关指标	描述	状态	评分
动作	不动(并不代表不存在疼痛)	无体动	0
	缓慢、谨慎的运动,触碰或抚摸疼痛部位,通过运动寻求关注	保护性体动	1
	拉拽管道,试图坐起来,运动肢体 / 猛烈摆动,不遵从指挥令,攻击工作人员,试图从床上爬起来	烦躁不安	2
肌张力(通过被动的弯曲和伸展来评估)	对被动的运动不作抵抗	放松	0
	对被动的运动动作抵抗	紧张和肌肉僵硬	1
	对被动的运动动作剧烈抵抗,无法将其完成	非常紧张或僵硬	2
对机械通气顺应性(气管插管患者)	无警报发生,舒适地接受机械通气	耐受呼吸机或机械通气	0
	警报自动停止	咳嗽但是耐受	1
	不同步:机械通气频繁报警	对抗呼吸机	2
发声(无人工气道患者)	正常腔调讲话或不发声	正常腔调讲话或不发声	0
	叹息,呻吟	叹息,呻吟	1
	喊叫,啜泣	喊叫,啜泣	2
总分范围	0~8 分		

表 行为疼痛量表(BPS)

行为指标	1分	2分	3分	4分
表情	放松	部分紧张	完全紧张	扭曲
运动	无活动	部分弯曲	手指、上肢完全弯曲	完全回缩
通气顺(插管)	完全能耐	呛咳,大部分时间能耐受	对抗呼吸机	不能控制通气
插管)	无疼痛发声	呻吟≤3次/min且每次持续时间≤3s	呻吟>3次/min或每次持续时间>3s	咆哮或使用"哦""哎哟"等言语抱怨,或屏住呼吸

(2)药物选择:IC 者非神经性疼痛,建议首选阿片类药物作 镇痛药物(表6-3

7 阿片类药物的药理特性

片类药物	起效时间		负荷剂量	维持剂量	不良反应
太尼	1~2min	2	0.35~0.50μg/kg	0.7~10.0μg/(kg·h)	比吗啡更少的低血压;累积有肝损害
啡	5~10min		2~4mg	2~30mg/h	累积用量有肝肾损害;有一定的组胺释放

续表

阿片类药物	起效时间	半衰期	负荷剂量	维持剂量	不良反应
瑞芬太尼	1~3min	3~10min	0.5~1.0μg/kg i.v.(>1min)	0.02~0.15μg/(kg·h)	没有肝肾损害;如果体重>130% 理想体重,使用理想体重计算
舒芬太尼	1~3min	约784min	0.2~0.5μg/kg	0.2~0.3μg/(kg·h)	剂量个体差异较大,分布半衰期短,代谢半衰期长,长期使用可能延长机械通气时间

(3)镇痛目标:对于能自主表达的患者,NRS<4 分;对于不能表达、运动功能良好、行为可以观察的患者,BPS<5 分或 CPOT<3 分。

2. 镇静

(1)镇痛为镇静治疗的基础。

(2)药物选择:目前 ICU 常用的镇静药物有丙泊酚和右美托咪定。苯二氮䓬类镇静药物因可能引发谵妄,目前不作为一线推荐(表 6-38)。

(3)评估与监测:实施镇静后要对镇静深度进行密切监测,Richmond 躁动 - 镇静评分(RASS,表 6-39)和镇静 - 躁动评分(SAS,表 6-40)是常用可靠的镇静评估工具。对于联合使用神经 - 肌肉阻滞剂患者的镇静程度评估,建议使用客观脑功能监

镇静药物	首剂后起效时间	清除半衰期	首次剂量	维持剂量	不良反应	备注
丙泊酚	1~2min	快速清除 34~64min [illegible] 184~382min	$5\mu g \cdot kg^{-1} \cdot min^{-1}$	$1\sim4mg \cdot kg^{-1} \cdot h^{-1}$	低血压、呼吸抑制、高甘油三酯、输注点疼痛、丙[illegible]	儿童镇静时要特别注意丙泊酚输注综合征；高甘[illegible]可以降低颅压；谵妄发生率低
右美托咪定	5~10min	1.8~3.1h	1μg/kg，超过10min缓慢输注	$0.2\sim0.7\mu g \cdot kg^{-1} \cdot min^{-1}$	心动过缓、低血压	可以预防及治疗谵妄；对循环影响小
咪唑安定	2~5min	3~11h	0.01~0.05mg/kg	$0.02\sim0.10mg \cdot kg^{-1} \cdot h^{-1}$	呼吸抑制、低血压、可能导致谵妄	对循环影响小；酒精、药物戒断反应的一线选择
地西泮	2~5min	20~120h	5~10mg	0.03~0.10mg/kg	呼吸抑制、低血压	半衰期过长，不容易实现“浅镇静”策略；不推荐作为镇静一线选择

测（如 BIS）。

表 6-39 Richmond 躁动 - 镇静评分（RASS）

分数	分级	描述
+4	有攻击性	非常有攻击性，暴力倾向，对医务人员造成危险
+3	非常躁动	非常躁动，拔出各种导管
+2	躁动焦虑	身体激烈移动，无法配合呼吸机
+1	不安焦虑	焦虑紧张，但身体活动不剧烈
0	清醒平静	清醒自然状态
–1	昏昏欲睡	没有完全清醒，声音刺激后有眼神接触，可保持清醒超过 10s
–2	轻度镇静	声音刺激后能清醒，有眼神接触，<10s
–3	中度镇静	声音刺激后睁眼，但无眼神接触
–4	深度镇静	声音刺激后无反应，但疼痛刺激后能睁眼或运动
–5	不可唤醒	对声音及疼痛刺激均无反应

表 6-40 镇静 - 躁动评分（SAS）

分值	分级	描述
7	危险躁动	拉拽气管内插管，试图拔除各种导管，翻越床栏，攻击医护人员，在床上辗转挣扎
6	非常躁动	需要保护性束缚并反复语言提示劝阻，咬气管插管
5	躁动	焦虑或身体躁动，经言语提示劝阻可安静

续表

	分级	描述
	安静合作	易唤醒，服从指令
	镇静	睡，语言刺激或轻轻摇动可唤醒并能服从单指令，但又迅速入睡
	非常镇静	躯体刺激有反应，不能交流及服从指令，有主运动
	不能唤醒	对恶性刺激无或仅有轻微反应，不能交流及服从指令

(4)镇静目标：对 官功能相对稳定、恢复期的患者，应给予 静（RASS –2~1 AS 3~4 分）；对以下情况宜给予较深镇静 SS –3~–4 分，SA 分）以保护器官功能：①机械通气人机严 协调；②严重急 吸窘迫综合征（ARDS）早期短疗程神经 - 阻滞剂、俯卧位 、肺复张等治疗时作为基础；③严重颅脑 有颅高压；④癫 持续状态；⑤外科需严格制动者；⑥任何需 应用神经 - 肌肉阻 剂治疗的情况，都必须以充分的深度镇痛镇 RASS–5 分，SA ）为基础。

(5)每日镇静中 DSI)：应根据镇静状态的评估结果随时调 镇静深度，对于深 镇静患者宜实施 DSI。

3. 肌松

(1)对于以下患 在充分镇痛镇静治疗的基础上可以考虑使 神经 - 肌肉阻滞 ①重度 ARDS 早期(48 小时内)；②哮喘持 状态、癫痫持续 、严重惊厥以及破伤风等肌肉强烈痉挛的 症。

(2)鉴于神经 肉阻滞剂易导致患者神经肌肉耦联损伤和肌

无力、痰液引流障碍及肺不张等不良反应，临床上应用神经 - 肌肉阻滞剂需慎重，使用时间最好不要超过 48 小时。

4. 谵妄

(1) 谵妄在 ICU 很常见，其危险因素包括：高龄、慢性阻塞性肺疾病病史、高血压病史、高血糖及糖尿病病史、心力衰竭、抑郁病史、谵妄病史、脑血管病史、酗酒病史、脓毒症、肾功能不全、心功能分级 ≥ Ⅲ级、急诊手术、苯二氮䓬类药物等镇静药物应用、阿片类药物应用、皮质醇水平升高、低氧血症、机械通气、贫血、电解质紊乱、认知障碍、体外循环、束缚及心律失常等。

(2) 建议对于 RASS ≥ –2 分且具有谵妄相关危险因素的 ICU 患者常规进行谵妄评估。建议使用 ICU 患者意识模糊评估法（CAM-ICU，表 6-41）。

表 6-41　ICU 患者意识模糊评估法（CAM-ICU）

临床特征	评价指标
1. 精神状态突然改变或波动	任一问题回答“是”，该特征为阳性：
	• 与基础水平相比，患者的精神状态是否有突然变化？ • 患者的精神状态（如 RASS、GCS 评分或以往的谵妄评估）在过去的 24h 内有无起伏波动？
2. 注意力不集中	注意力筛查试验，错误 ≥ 3 个该特征为阳性：
	数字测验：“我读 10 个数字，你听到 1 时就握我的手。”（用正常语调读数：8、1、7、5、1、4、1、1、3、6。）
	• 在读“1”时患者未握手为错误 • 在读“1”以外的数字时患者握手也为错误

续表

特征	评价指标
只水平	完全清酉 的任何意识状态(即 RASS ≠ 0),该特征为阳性
	• 正常 周围环境完全知道,并且有适当的互动 • 警惕 度的警戒状态 • 嗜睡 • 昏睡 • 昏迷
维无序	错误≥ 亥特征为阳性
	A 组问 ① 石头 王水面上吗? ② 海里 吗? ③ 1 斤 斤重吗? ④ 你 子砸钉子吗? ⑤ 指	B 组问题: ① 树叶会漂在水面上吗? ② 海里有大象吗? ③ 2 斤比 1 斤重吗? ④ 你能用锤子砍木头吗?
	• 对患 "举起这么多手指"(在患者面前举起 2 根手指),"现 一只手做同样的事"(不重复手指的数目) • 如 不能移动手臂,要求患者"比这个多举一根手指
斤	临床 +2+3 或 4,可诊断谵妄

(3)谵妄预防 治疗原发病、尽量减少引起谵妄的诱发因危险因素见上 改善组织和脑灌注。右美托咪定可能减少 J 谵妄的发生。

5. 程序化镇 静流程(图 6-29)

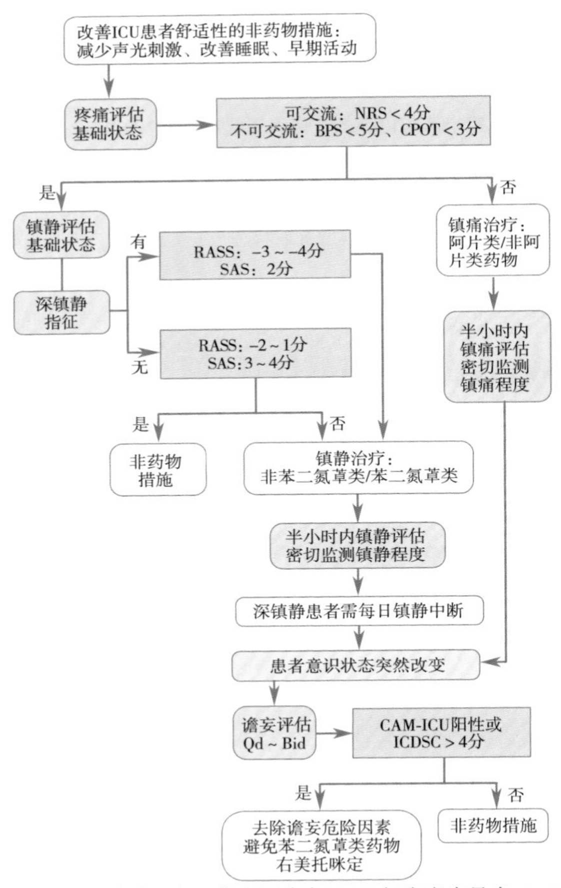

注：ICU. 重症监护病房；NRS. 数字评分表；BPS. 行为疼痛量表；CPOT. 重症监护疼痛观察量表；RASS. Richmond 躁动 - 镇静评分；SAS. 镇静 - 躁动评分；CAM-ICU. ICU 患者意识模糊评估法；ICDSC. 重症监护谵妄筛查量表。

图 6-29　程序化镇痛镇静流程

（张泽宇）

第 7 章 医院感染防控

艰难梭菌感染

（一）艰难梭菌（CD）概述

艰难梭菌（CD）……种革兰氏阳性厌氧芽孢杆菌，在抗生素治……起正常肠道菌……变后，艰难梭菌会定植于人类肠道，并可导……生素相关性结……。临床上约 15%~25% 的抗菌药物相关性……、50%~75% 的……药物相关性结肠炎和 95%~100% 的假膜性……是由艰难梭菌……（CDI）引起的。CDI 是最常见的医疗相关……之一，也是患者……并发症和死亡的重要原因，尤其在老年住……者中。

（二）危险因……

长期暴露于广……菌药物，尤其是克林霉素、氟喹诺酮类和第……头孢菌素、青……的患者，具有严重基础疾病患者，老年人，使……免疫抑制剂或……低下、糖尿病、肾衰竭、胃肠手术、管饲、肠道准备、营养不良、炎症性肠病（尤其是溃疡性结肠炎）患者，以及长期使用质子泵抑制剂和抗组胺剂（如 H_2 受体阻滞剂）等患者容易发生 CDI，尤以胃肠手术后合并使用广谱抗菌药物的患者发生风险最高。

（三）临床表现

1. 非重度 CDI 的临床表现包括：水样泻（24 小时内 ≥ 3 次稀便），伴下腹痛和绞痛、低热和白细胞增多。非重度 CDI 标准包括 WBC ≤ 15×10^9/L 且血清肌酐 <132.6μmol/L。

2. 重度 CDI 的临床表现包括：腹泻、剧烈下腹痛或弥漫性腹痛、腹部膨隆、发热、低血容量、乳酸性酸中毒、低白蛋白血症及白细胞显著增多。根据专家意见拟定的重度 CDI 标准包括 WBC>15×10^9/L 和 / 或血清肌酐 ≥ 132.6μmol/L。

3. 暴发性结肠炎曾经称为重度、复杂性 CDI，表现为低血压或休克、肠梗阻或者巨结肠。

4. 复发性 CDI 是指给予恰当治疗时 CDI 症状消退，但治疗停止后 2~8 周内再次出现症状。临床表现可能与初次发病时相似，或者更严重。

（四）诊断

患者出现腹泻（24 小时内 ≥ 3 次稀便）或肠梗阻，并满足以下任一条件：①粪便检测 CD 毒素或产毒素 CD 结果阳性；②内镜下或组织病理检查显示假膜性肠炎。

1. 通常艰难梭菌快速鉴定阳性但毒素阴性代表无症状携带状态，无须治疗，但需要隔离。如果有临床症状且艰难梭菌快速鉴定或毒素阳性代表 CDI，需要积极治疗。对于肠梗阻患者，可取直肠

子进行毒素检 厌氧菌培养，以作出实验室诊断。

有重度疾病 性结肠炎临床表现的患者需要进行腹部 影像学检查， 查中毒性巨结肠、肠穿孔或其他需要手术 问题。

如果患者有 典型临床表现、实验室检查结果呈阳性和/ 验性治疗临床 则无须进行下消化道内镜检查。若怀疑 他疾病，并且这 病需要直接观察肠黏膜和/或肠黏膜活 做内镜检查。 患者出现肠梗阻或暴发性结肠炎但没有 内镜检查也有 ，因其能够显示假膜（肠道内层的重度炎 而假膜高度提示 。

（五）预防与 防控

1. 早期发现、 隔离预防、注重手卫生以及有效的环境 。

2. 疑似或确诊 的患者应进行接触预防，包括将其安排在 专用卫生设施 人病房，或者与其他 CDI 患者同住。进入 应穿戴手套和 衣，并在离开房间前脱掉。

3. 手卫生 疑似或确诊 CDI 患者后，使用肥皂和清水 不是酒精）洗手

4. CDI 患者 治疗场所环境清洁 使用杀孢子剂消毒，例 漂白剂或能杀灭 梭菌孢子的消毒剂。

5. 应尽可能 一次性医疗设备。如果无法使用一次性设 应将设备专患 。对于不同患者必须共用的设备，应在每次 用后清洁并用 子剂（具体推荐）消毒。

6. 针对性限 定抗生素或药物有利于控制院内暴发，并降 社区和医疗保 构中的 CDI 发生率。

（六）治疗

1. 非重症 CDI　万古霉素 125mg q6h. 口服（首选，Grade 2B）；若无口服万古霉素，可予二线药物甲硝唑 500mg q8h. 口服。疗程为 10 天。若患者正在恢复或症状已消退，无须在治疗期间或治疗后复行粪便检测。

2. 重症 CDI 患者口服万古霉素 125mg q6h.p.o. 治疗 10 天。

3. 暴发性 CDI　万古霉素 500mg q6h.p.o. 联合甲硝唑 500mg q8h.iv.gtt（Grade 2C）。如有肠梗阻，建议直肠给予万古霉素 500mg q6h.（Grade 2C）。但是，由于有结肠穿孔的风险，结肠内万古霉素应仅用于口服治疗无效的患者，并应由具备灌肠专业技术的人员执行。

4. 复发性 CDI

（1）若 CDI 初次发作时接受了万古霉素治疗，首次复发时口服万古霉素（125mg，4 次 /d，10~14 天；125mg，2 次 /d，7 天；125mg，1 次 /d，7 天；125mg，1 次 /2~3d，2~8 周）。若 CDI 初次发作时接受了甲硝唑，首次复发时则口服万古霉素治疗。

（2）CDI 二次复发的患者采用脉冲 - 逐渐减量式口服万古霉素。

（3）对于 CDI 多次复发的患者（≥ 3 次复发），如果有条件，推荐进行粪便菌群移植（FMT）（Grade 1B）。

5. CDI 患者外科治疗

（1）所有重症 CDI 患者都应该进行腹部 CT 检查，明确是否存在中毒性巨结肠或全结肠炎，以尽早确定外科干预的时机。

（2）若患者 CDI 导致的临床情况不稳定，如肠穿孔、中毒性巨结肠、内科治疗无效、重症感染性休克等，即应尽早外科干预。

（3）结肠切除术的病死率高达 25%~75%。

手术应在血清 >5mmol/L 前实施。

结肠次全切除 留直肠的 CDI 患者，术后仍需持续进行内 物治疗。

粪便菌群移植 适用于复发性 CDI，尤其是第三次发作以 治愈率可高达 以上，但对于接受结肠次全切除术的患者 果不确定。

（蔡 莹）

2 临床 生物标本的采集和送检

一）微生物 采集的基本原则

1. 尽量在抗菌 使用前采集标本。
2. 尽量送检无 位的标本，尤其是血培养。
3. 严格无菌操
4. 标本的标签 请单信息要完整。
5. 注意可疑传 标本的生物安全。

（二）微生物 运送的基本原则

1. 所有标本 后都应尽快送往实验室，多数标本应在 2 小 内送达（表 7-1）
2. 保证必要 送条件。

（三）不同类 标本的送检

1. 血培养标

(1) 采样指征 度怀疑或确认感染的患者均需采集血培

养标本。

表 7-1　标本运输通用原则

标本检测项目	标本采集方法	收集装置、温度和理想运输时间
需氧细菌培养	组织、体液、提取物和组织活体检查(活检)等 一般拭子	无菌容器,室温,立即送检; 拭子运输容器,室温,2小时内
厌氧细菌培养	组织、体液、提取物和组织活检等 一般拭子	无菌厌氧容器,室温,立即送检; 厌氧拭子运输容器,室温,2小时内
真菌培养和抗酸杆菌培养	组织、体液、提取物和组织活检等 拭子(酵母及表面分枝杆菌感染)	无菌容器,室温,2小时内; 拭子运输容器,室温,2小时内
病毒培养	组织、体液、提取物和组织活检等采用 无菌容器或拭子	置于内置冰块病毒运输容器内,立即送达; 病毒拭子运输容器,室温,2小时内
血清学	5ml 血清	干燥管,室温,2小时内
抗原检测	5ml 血清	密闭容器,室温,2小时内
核酸扩增实验室	5ml 血浆 其他类型标本	EDTA 管,室温,2小时内 密闭容器,室温,2小时内

(2)标本采集

1)尽可能在患者寒战开始时,发热高峰前 30~60 分钟内采血。

尽可能在使用 药物前采集血培养标本；如患者已经使用 药物治疗，应在 一次用药之前采血培养。

 同时分别在两 位采集血标本；每个部位应需氧和厌氧 一瓶。

 ）怀疑导管相关 流感染时，分别从外周静脉和导管内各采 套血培养标本； 留导管时通过无菌操作剪取已拔出的导 端 5cm，送检。

 ）建议血培养 量，每瓶 8~10ml，过多或过少均影响培养

 5）体液如胸腔 腹水、心包积液、脓液、尿液等可以放在血 瓶里送检，组织 微生物室处理后放进血培养瓶内培养（需 标注）。

（3）标本运输： 标本采集后应立即送检，最好在 2 小时内 实验室。不能 送检者，应置室温暂存。血培养瓶接种前 禁止放冰箱。

2. 下呼吸道标 下呼吸道标本包括痰、ETA、BALF，主要用 呼吸道感染的 ，其中 BALF 和 ETA 标本更加准确。入住 的患者，疑似 吸道感染，需尽快完善 BALF。

（1）痰液标本 要针对有能力配合完成深部咳痰的患者。 清水漱口 2~3 有假牙者应先取下假牙；再用力咳嗽咳出 部痰液；将痰 入无菌杯内；盖好并拧紧杯盖，尽快送达 验室。标本采 需尽快送到实验室，不能超过 2 小时。不 及时送达或待 标本应置于 4℃冰箱保存，但不能超过 24 时。

（2）BALF：主 对重症患者、不能进行深部咳痰的患者以 痰检尚不能明 断的患者。通过纤维支气管镜对病灶所在

第7章 医院感染防控

支气管以下肺段或亚肺段水平，用 37℃或室温无菌生理盐水多次灌洗，每次注入 20ml（常规进行 4~5 次），直到总共灌洗 100ml，并充分吸引回收，从回收液中取出 10ml 标本，放入无菌管中，旋紧盖子，即刻送达实验室。标本采集后需尽快送到实验室，不要冷藏标本。

(3) ETA：主要针对有气管插管或气管切开等人工气道患者。通过气管内插管将一次性无菌吸痰管推进呼吸道直至遇到阻力后开始抽吸，留取标本在吸痰杯内。标本运输条件同痰液标本。

3. 尿液标本

(1) 采样指征：疑似泌尿系统感染或留置尿管出现发热的患者。

(2) 标本采集：清洁中段尿或导尿管采集（禁止从集尿袋中采集标本，可直接穿刺导尿管近端侧壁采集尿液标本）。

(3) 标本运输：尿标本采集后应立即送检。如不能在采集 30 分钟内进行培养，应放入 4℃冰箱保存，不能超过 24 小时。

4. 其他无菌体液培养

(1) 脑脊液：是中枢神经系统感染最主要的标本。

1) 采样指征：临床出现不明原因的头痛、发热、脑膜刺激征（颈强直、克氏征、布氏征阳性）、脑神经病理征象；脑积水；脑性低钠血症等症状，怀疑中枢神经系统感染时应送检脑脊液培养标本，并同时送检血培养标本。

2) 标本送检：收集脑脊液 5~10ml，分别置于 3 支无菌试管中，第一管做化学或免疫学检查，第二管做细菌学检查，第三管做细胞学检查。细菌学检查要求适量标本：细菌≥ 1ml，真菌≥ 2ml，分枝杆菌≥ 2ml。脑脊液采集量不能少于 1ml。如送检 T-SPOT.TB，还

需[illegible]添加肝素抗凝[illegible]

[illegible])标本运输：标[illegible]集后应立即送检，不超过1小时；脑脊液[illegible]不可冷藏。

[illegible]2)胸腔积液/[illegible]

[illegible])采样指征：胸[illegible]液、腹水原因不明，或治疗性穿刺抽液。

[illegible])标本采集：[illegible]能在抗菌药物使用前采集。标本量分别[illegible]菌培养≥1m[illegible]菌培养≥10ml，分枝杆菌培养≥10ml。[illegible]拭子蘸取标[illegible]如送检T-SPOT.TB，还需注意添加肝素[illegible]。

[illegible]3)标本运输：[illegible]采集后应立即送检，通常室温15分钟内应[illegible]实验室，若不[illegible]时送检，不可冷藏。室温保存不得超过24[illegible]。

5. 粪便标本

(1)采样指征：[illegible]者出现腹痛、腹泻(水样便、脓血便)，或伴有[illegible]；粪便常规异[illegible]议采集粪便标本，进行细菌培养。

(2)标本采集

1)自然排便[illegible]取有脓血、黏液部分的粪便2~3g(液体粪便[illegible]絮状物1~3m[illegible]入无菌便盒内送检。若无黏液、脓血，则在[illegible]便上多点采集[illegible]

2)直肠拭子[illegible]肥皂水将肛门周围洗净，将蘸有无菌生理盐[illegible]的棉拭子插入[illegible]4~5cm。棉拭子与直肠黏膜表面接触，轻轻[illegible]转拭子，可明[illegible]拭子上见到粪便。将带有粪便标本的棉拭子[illegible]入运送培养基[illegible]送检。

(3)标本运[illegible]便标本应尽快送检，室温下运送标本时间不[illegible]过2小时。

6. 皮肤 / 软组织标本

(1) 采样指征：开放性损伤感染、脓肿。

(2) 标本采集：

1) 尽可能在抗菌药物使用前采集。

2) 厌氧培养应注意避免正常菌群污染和接触空气，可用注射器抽取。

3) 开放性创面：用拭子采集深部伤口或溃疡基底部的分泌物，至少采集两个拭子(分别用于涂片和培养)；或剪取深部病损边缘的组织。

4) 封闭性脓肿用注射器抽取脓液，放入无菌容器内，同时送需氧及厌氧培养。

(3) 标本运输：

标本采集后应立即送检，通常室温不超过 1 小时送至实验室。若不能及时送检，需 4℃保存不超过 24 小时，厌氧菌培养不可放置冰箱保存。组织应保持湿润并在 30 分钟内送至实验室，不可冷藏。

考文献

章

NAUS WA, D R EA, WAGNER DP, et al. APACHE II: a verity of disea ssification system [J]. Crit Care Med, 1985, (10):818-829.

INCENT JL, o R, TAKALA J, et al. The SOFA (Sepsis-lated Organ Fa ssessment) score to describe organ dysfunction/ ilure. On behal e Working Group on Sepsis-Related Problems f the European y of Intensive Care Medicine [J]. Intensive Care Med, 1996, 22 (7) 710.

EASDALE G NETT B. Assessment of coma and impaired onsciousness. A al scale [J]. Lancet, 1974, 2 (7872): 81-84.

SCHURINK C N NIEUWENHOVEN CA, JACOBS JA, et l. Clinical pul infection score for ventilator-associated pneumonia: accura inter-observer variability [J]. Intensive Care Med, 2004, 30 (-224.

5 章

慢性阻塞性肺 性加重 (AECOPD) 诊治专家组 . 慢性阻塞性肺疾病急性加重 (A D) 诊治中国专家共识 (2017 年更新版)[J]. 国际呼吸杂志 , 2017,): 1041-1057, ISTIC, 2017.

慢性阻塞性肺 性加重抗感染治疗中国专家共识 [J]. 国际呼吸杂志 , 2019, 39 (81-1296.

3. 中华医学会呼吸病学分会呼吸危重症医学学组，中国医师协会呼吸医师分会危重症医学工作委员会．成人经鼻高流量湿化氧疗临床规范应用专家共识 [J]. 中华结核和呼吸杂志，2019, 42 (2): 83-91.
4. FELTEN ML, MOYER JD, DREYFUS JF, et al. Immediate postoperative extubation in bilateral lung transplantation: predictive factors and outcomes. Br J Anaesm, 2016, 116 (6): 847-854.
5. DEL SORBO L, FERGUSON ND. High-Flow Nasal Cannulae or Noninvasive ventilation for Management of Postoperative Respiratory Failure. JAMA, 2015, 313 (23): 2325-2326.
6. PORTEOUS MK, DIAMOND JM, CHRISTIE JD. Primary graft dysfunction: lessons leamed about the first 72 h after lung transplantation. Curr Opin Organ Transplant, 2015, 20 (5): 506-514.
7. WARNECKE G, HAVERICH A. Lung re-transplantation: review. Curr Opin Organ Transplant, 2012, 17 (5): 485-489.
8. TUDORACHE I, SOMMER W, KNHN C, et al. Lung transplantation for severe pulmonary hypertension--awake extracorporeal membrane oxygenation for postoperative left ventricular remodeling. Transplantion, 2015, 99 (2): 451-458.
9. 许红阳，王大鹏，臧芝栋，等．肺移植患者痰液培养与药敏实验结果分析．中华医院感染学杂志，2016, 26 (15): 3495-3497.
10. KOTTON CN, KUMAR D, CALIENDO AM, et al. International consensus guidelines on the management of cytomegalovirus in solid organ transplantation. Transplantation, 2010, 89 (7): 779-795.
11. FUEHNER T, GREER M, WELTE T, et al. The lung transplant patient in the ICU. Curr opin Crit Care, 2012, 18 (5): 472-478.
12. 许红阳，陈静瑜，邱海渡．肺移植术后患者在重症监护病房的处理．中华重症医学电子杂志，2017, 3 (2): 91-93.
13. The Acute Respiratory Distress Syndrome Network (2000) Ventilation with lower tidal volume as compared with traditional tidal volume for acute lung injury and the acute respiratory distress syndrome. N Engl J Med, 2000, 342: 1301-1308.
14. ZHAN Q, SUN B, LIANG L, et al. Early use of noninvasive positive pressure ventilation for acute lung injury: a multicenter randomized controlled trial. Crit Care Med. 2012 Feb; 40 (2): 455-460.

APAZIAN L, F JM, GACOUIN A, ACURASYS Study Inves-
gators. Neurom ar blockers in early acute respiratory distress yndrome. N Eng l, 2010, 16; 363 (12): 1107-1116.

IANYUJIE KA HUQIN YANG, ZHAOHUI TONG. Recruit-
nent manoeuv or adults with acute respiratory distress yndrome recei echanical ventilation: a systematic review and neta-analysis. (2018), https://doi. org/10. 1016/j. jcrc. 2018. 10. 033.

中华医学会呼 学分会呼吸危重症医学学组．急性呼吸窘迫综合征患者机 气指南(试行)[J]. 中华医学杂志，2016, 96 (6): 404-424.

GRIFFITHS M. AULEY DF, PERKINS GD, et al. Guidelines on the managemen ute respiratory distress syndrome. BMJ Open Resp Res 2019; 6: e0 doi: 10. 1136/bmjresp-2019-000420.

GUERIN C, R IER J, RICHARD JC, et al. Prone Positioning in Severe Ac espiratory Distress Syndrome [J]. N Engl J Med, 2013, 36 -2167.

JESUS VILLA RRANDO C, DOMINGO MARTUNEZ, et al. Dexamethasone trea for the acute respiratory distress syndrome: a multicentre, randon controlled trial [J]. The Lancet Respiratory Medicine, 2020, 8 (org/10. 1016/S2213-2600 (19) 30417-5.

LIONEL A. M ELL, MICHAEL S. NIEDERMAN. Aspiration Pneumonia. N Engl l, 2019, 380: 651-663.

SARAH NEI ATHAN DEAN. Aspiration Pneumonia and Pneumonitis: A Sp of infectious/noninfectious Diseases Affecting the Lung. Curr O ect Dis, 2019, 32 (2): 152-157.

. PAUL E. MA M. B, B. CH. Aspiration Pneumonitis and Aspiration Pneumonia. J Med, 2001, 344 (9): 665-671.

. HE H, DING F, et al. Clinical features of invasive bronchial-pulmonary aspergil critically ill patients with chronic obstructive respiratory diseases spective study. Critical Care, 2011, 15 (1): R5.

5 . DONNELLY HEN SC, KAUFFMAN CA, et al. Revision and Update of the Cons Definitions of Invasive Fungal Disease From the European Organi for Research and Treatment of Cancer and the Mycoses

Study Group Education and Research Consortium. Clinical infectious diseases: an official publication of the Infectious Diseases Society of America 2019.

26. BULPA P, DIVE A, SIBILLE Y. Invasive pulmonary aspergillosis in patients with chronic obstructive pulmonary disease. The European Respiratory Journal, 2007, 30: 782-800.
27. BLOT SI, TACCONE FS, VAN DEN ABEELE AM, et al. A clinical algorithm to diagnose invasive pulmonary aspergillosis in critically ill patients. American Journal of Respiratory and Critical Care Medicine, 2012, 186 (1): 56-64.
28. PATTERSON TF, THOMPSON GR, DENNING DW, et al. Practice Guidelines for the Diagnosis and Management of Aspergillosis: 2016 Update by the Infectious Diseases Society of America. Clinical infectious diseases: an official publication of the Infectious Diseases Society of America, 2016, 63 (4): e1-e60.
29. MAURO ODDO, FRANCOIS FEIHL, MARIE-DENISE SCHALLER, et al. Management of mechanical ventilation in acute severe asthma: practical aspects. Intensive Care Med, 2006, 32: 501-510.
30. 重症哮喘诊断与处理中国专家共识 [J]. 中华结核和呼吸杂志 , 2017, 40: 829.
31. 支气管哮喘急性发作评估及处理中国专家共识 [J]. 临床医学研究与实践 , 2018.
32. LEVY MM, EVANS LE, RHODES A. The Surviving Sepsis Campaign Bundle: 2018 update. Intensive Care Med, 2018. 46 (6): 997-1000.
33. RHODES A, EVANS LE, ALHAZZANI W. Surviving Sepsis Campaign: International Guidelines for Management of Sepsis and Septic Shock: 2016. Intensive Care Med, 2017. 43 (3): 304-377.
34. American College of Surgeons. Advanced Trauma Life Support Manual. 7th ed. Chicago, IL: American College of Surgeons, 2004.
35. ADRIEN BOUGLE, ANATOLE HARROIS, JACQUES DURANTEAU. Resuscitative strategies in traumatic hemorrhagic shock. Annals of Intensive Care, 2013, 3: 1.
36. PAUL L. MARINO. The ICU Book. 4th ed. Philadelphia, PA: Wolters Kluwer Health/Lippincott Williams & Wilkins, 2014.

[illegible]EVIN DAVIDS[illegible]MIRA SHOJAEE. Managing Massive Hemop-[illegible]sis. Chest, 2020, [illegible]): 77-88.

[illegible]京医师协会呼[illegible]专科医师分会咯血诊治专家共识编写组．咯血[illegible]诊治专家共识．中[illegible]吸与危重监护杂志，2020, 19 (1): 1-11.

[illegible]中国急性胰腺[illegible]疗指南．中华胰腺病杂志，2019, 19 (5): [illegible]21-331.

[illegible]ANSON JH, R[illegible]D KM, ROSES DF, et al. Prognostic signs and [illegible]he role of oper[illegible]management in acute pancreatitis. Surg Gynecol [illegible]bstet, 1974, 13[illegible]9-81.

中国中西医结[illegible]会消化系统疾病专业委员会．急性胰腺炎中西医结合诊[illegible]识意见(2017年). 中国中西医结合消化杂志，2017, 25 (1[illegible]-909.

American Ga[illegible]terological Association Institute Guideline on initial man[illegible]ent of acute pancreatitis (2018). Gastroenterology, 2018, 15[illegible]1096-1101.

急性胰腺炎急[illegible]断及治疗专家共识．中国急诊医学杂志，2021, 30 (2): 161-172[illegible]

PONIKOWSK[illegible]OORS AA, ANKER SD, et al. 2016 ESC Guidelines for the diagno[illegible]treatment of acute and chronic heart failure: The Task Force fo[illegible]diagnosis and treatment of acute and chronic heart failure of the [illegible]ean Society of Cardiology (ESC) Developed with the special co[illegible]tion of the Heart Failure Association (HFA) of the ESC. Eur He[illegible]2016, 37 (27): 2129-2200. doi: 10. 1093/eurheartj/ehw128.

[illegible]. 中华医学会[illegible]管病学分会心力衰竭学组，中国医师协会心力衰竭专业委[illegible]，中华心血管病杂志编辑委员会．中国心力衰竭诊断和治[illegible]南 2018[J]. 中华心力衰竭和心肌病杂志，2018, 2 (4): 196-225[illegible]

[illegible]6. 中华医学会[illegible]管病学分会，中华心血管病杂志编辑委员会．急性ST段抬高型[illegible]梗死诊断和治疗指南(2019)[J]. 中华心血管病杂志，2019, 4[illegible]766-783.

[illegible]7. NEUMAR [illegible]TTO CW, LINK MS, et al. Part 8: adult advanced cardiovascu[illegible]e support: 2010 American Heart Association Guidelines for Ca[illegible]lmonary Resuscitation and Emergency Cardiovascular

Care. Circulation, 2010, 122 (18 Suppl 3): S729-S767.

48. LINK MS, BERKOW LC, KUDENCHUK PJ, et al. Part 7: Adult Advanced Cardiovascular Life Support: 2015 American Heart Association Guidelines Update for Cardiopulmonary Resuscitation and Emergency Cardiovascular Care. Circulation, 2015, 132 (18 Suppl 2): S444-S464.

49. PANCHAL AR, BERG KM, KUDENCHUK PJ, et al. 2018 American Heart Association Focused Update on Advanced Cardiovascular Life Support Use of Antiarrhythmic Drugs During and Immediately After Cardiac Arrest: An Update to the American Heart Association Guidelines for Cardiopulmonary Resuscitation and Emergency Cardiovascular Care. Circulation, 2018, 138 (23): e740-e749.

50. LINK MS, BERKOW LC, KUDENCHUK PJ, et al. Part 7: Adult Advanced Cardiovascular Life Support: 2015 American Heart Association Guidelines Update for Cardiopulmonary Resuscitation and Emergency Cardiovascular Care. Circulation, 2015, 132 (18 Suppl 2): S444-S464. Circulation, 2015, 132: S414-S435.

51. PANCHAL AR, BERG KM, HIRSCH KG, et al. 2019 American Heart Association Focused Update on Advanced Cardiovascular Life Support: Use of Advanced Airways, Vasopressors, and Extracorporeal Cardiopulmonary Resuscitation During Cardiac Arrest: An Update to the American Heart Association Guidelines for Cardiopulmonary Resuscitation and Emergency Cardiovascular Care. Circulation, 2019, 140 (24): e881-e894.

52. PANCHAL AR, BARTOS JA, CABANAS JG, et al. Adult Basic and Advanced Life Support Writing Group. Part 3: Adult Basic and Advanced Life Support: 2020 American Heart Association Guidelines for Cardiopulmonary Resuscitation and Emergency Cardiovascular Care. Circulation, 2020, 142 (16_suppl_2): S366-S468.

53. 刘大为，邱海波，许媛等 . 实用重症医学 . 2 版 . 北京：人民卫生出版社，2017.

54. 赵久良，冯云路 . 协和内科住院医师手册 . 2 版 . 北京：中国协和医科大学出版社，2014.

55. PAUL L MARINO. The ICU Book. 4th ed. Philadelphia, PA: Wolters Kluwer

Health/Lippincott ms & Wilkins, 2014.

章

中华医学会重症 会 . 机械通气临床应用指南 (2006)[J]. 中华危重病急救医学 , 20 (002): 65-72.

UCA M. BIGA O Critical Care Handbook of the Massachusetts General Hospital. ncott Williams & Wilkins. 2005.

Care AAFR. End eal suctioning of mechanically ventilated patients with artificial air 010. Resp Care, 2010, 55: 758-764.

中华医学会呼吸 分会呼吸治疗学组 . 成人气道分泌物的吸引专家共识 (草案) [J] 结核和呼吸杂志 , 2014, 37 (11): 809-811.

中华医学会呼吸 分会呼吸治疗学组 . 人工气道气囊的管理专家共识 (草案) [J]. 核和呼吸杂志 , 2014, 37 (11): 816-819.

罗祖金 , 詹庆元 门下滞留物引流的操作与临床应用 [J]. 中国呼吸与危重监护杂志 7, 6 (5): 397-399.

DEPEW CL, M THY MS. Subglottic secretion drainage: a literature review. AACN ced Critical Care, 2007, 18: 366-379.

RESTREPO R LSH BK. Humidification during invasive and noninvasive mechani ntilation: 2012. Resp Care, 2012, 57: 782-788.

中华医学会呼 分会呼吸危重症医学学组 . 急性呼吸窘迫综合征患者机械通气 试行). 中华医学杂志 , 2016, 96: 404-424.

LIM S, ADA B, SIMONSON DA, et al. Intercomparison of recruitment maneu cacy in three models of acute lung injury. Crit Care Med, 2004, 3 1-2377.

. HESS DR. M ng the artificial airway. Respir Care, 44: 759, 1999.

. LUCA M. B ELLO Critical Care Handbook of the Massachusetts General Hos ippincott Williams & Wilkins. 2005.

. EL-SOLH A UILINA A, PINEDA L, et al. Noninvasive ventilation for preventi ost-extubation respiratory failure in obese patients. Eur Respir J, 20 (3): 588-595.

4. Writing Co for the PROBESE Collaborative Group of the PROtective VEntila etwork (PROVEnet) for the Clinical Trial Network of the European S of Anaesthesiology. Effect of Intraoperative High Positive End-Expira essure (PEEP) With Recruitment Maneuvers vs Low PEEP

on Postoperative Pulmonary Complications in Obese Patients: A Randomized Clinical Trial. JAMA, 2019, 321 (23): 2292-2305.

15. LEMYZE M, MALLAT J, DUHAMEL A, et al. Effects of sitting position and applied positive end-expiratory pressure on respiratory mechanics of critically ill obese patients receiving mechanical ventilation*. Crit Care Med, 2013, 41 (11):2592-2599.
16. De Jong A, Chanques G, Jaber S. Mechanical ventilation in obese ICU patients: from intubation to extubation. Crit Care, 2017, 21 (1): 63.
17. PELOSI P, VARGAS M. Mechanical ventilation and intra-abdominal hypertension:'Beyond Good and Evil'. Crit Care, 2012, 16: 187.
18. AL-MUFARREJ F, ABELL LM, CHAWLA LS. Understanding intra-abdominal hypertension: from the bench to the bedside. J Intensive Care Med, 2012, 27: 145-160.
19. MALBRAIN ML. Is it wise not to think about intraabdominal hypertension in the ICU？ Curr Opin Crit Care, 2004, 10: 132-145.
20. MALBRAIN ML. Is it wise not to think about intraabdominal hypertension in the ICU？ Curr Opin Crit Care, 2004, 10 (2): 132-145.
21. MCGEE DC, GOULD MK. Preventing complications of central venous catheterization. N Engl J Med, 2003, 348: 1123-1133.
22. HIND D, CALVERT N, MCWILLIAMS R, et al. Ultrasonic locating devices for central venous cannulation: meta-analysis. BMJ, 2003, 327: 361.
23. PRONOVOST P, NEEDHAM D, BERENHOLTZ S, et al. An intervention to decrease catheter-related bloodstream infections in the ICU. N Engl J Med, 2006, 355: 2725-2732.
24. O'GRADY NP, ALEXANDER M, BURNS LA, et al. Guidelines for the prevention of intravascular catheter-related infections. Clin Infect Dis, 2011, 52 (9): e162-e193.
25. DUNN PF, ALSTON T, BAKER K, et al. Clinical anesthesia procedures of the Massachu-setts General Hospital. 7th ed. Baltimore: Lippincott Williams & Wilkins, 2007.
26. HARVEY S, HARRISON DA, SINGER M, et al. PAC-Man study collaboration. Assessment of the clinical effectiveness of pulmonary artery catheters in management of patients in intensive care (PAC-Man): a randomized

controlled trial. Lancet, 2005, 366: 472-477.

27. 王辰，席修明，等. 危重症医学. 北京：人民卫生出版社，2017: 488-492.

28. TEBOUL JL, SAUGEL B, CECCONI M, et al. Less invasive hemodynamic monitoring in critically ill patients. Intensive Care Med, 2016, 42 (9): 1350-1359.

29. HADIAN M, Kim H, SEVERYN DA, et al. Cross-comparison of cardiac output trending accuracy of LiDCO, PiCCO FloTrac and pulmonary artery catheters. Crit Care, 2010, 14: R212.

30. JOZWIAK M, SILVA S, PERSICHINI R, et al. Extravascular lung water is an independent prognostic factor in patients with acute respiratory distress syndrome. Crit Care Med, 2013, 41: 472-480.

31. MONNET X, TEBOUL JL. Transpulmonary thermodilution: advantages and limits. Crit Care, 2017, 21 (1): 147. Publis-hed 2017 Jun 19.

32. PINSKY MR. Hemodynamic evaluation and monitoring in the ICU. Chest, 2007, 132 (6): 2020-2029.

33. OREN-GRINBERG A. The PiCCO Monitor. Int Anesthesiol Clin, 2010, 48 (1): 57-85.

34. 刘大为，王小亭，张宏民，等. 重症血流动力学治疗——北京共识 [J]. 中华内科杂志，2015, 54 (3): 248-271.

35. 王辰，席修明，等. 危重症医学. 北京：人民卫生出版社，2017: 488-492.

36. SHELDON MAGDER, MD. Central venous pressure monitoring. Current Opinion in Critical Care, 2006, 12: 219-227.

37. MICHARD F, TEBOUL JL. Predicting fluid responsiveness in ICU patients. Chest, 2001, 121: 2000-2008.

38. VINCENT JL. Fluid challenge revisited. Crit Care Med, 2006, 34: 1333-1337.

39. VINCENT JL, DEBACKER. Circulatory Shock. NEJM, 2013,369: 1726-1734.

40. SANTRY HP, ALAM HB. Fluid resuscitation: past, present, and the futur e. SHOCK, 2010, 33 (3): 229-241.

41. PIERRAKOS C, VELISSARIS D, SCOLLETTA S, et al. Can changes in arterial pressure be used to detect changes in cardiac index during fluid challenge in patient with septic shock？ [J] Intensive Care

Med, 2012, 38 (3): 422-428.
42. 尹万红，王小亭，刘大为，等．重症超声临床应用技术规范．中华内科杂志，2018, 6 (57): 397-417.
43. KDIGO. Clinical practice guideline for acute kidney injury [J]. Kidney Int, 2012, Suppl 2: 89-115.
44. 王笑云．急性肾衰竭的血液净化治疗 // 王海燕．肾脏病学．第 3 版．北京：人民卫生出版社，2008: 918-934.
45. 杨毅，于凯江．重症肾脏病学．上海：上海科学技术出版社，2014.
46. STEPHANE GAUDRY, DAVID HAJAGE, FREDERIQUE SCHORTGEN, et al. Initiation Strategies for Renal-Replacement Therapy in the Intensive Care Unit. NEJM, 2016, 375 (2): 122-133.
47. MEHTA NM, SKILLMAN HE, IRVING SY, et al. Guidelines for the Provision and Assessment of Nutrition Support Therapy in the Pediatric Critically Ill Patient: Society of Critical Care Medicine and American Society for Parenteral and Enteral Nutrition. JPEN J Parenter Enteral Nutr, 2017, 41 (5): 706-742.
48. SINGER P, BLASER AR, BERGER MM, et al. ESPEN guideline on clinical nutrition in the intensive care unit. Clin Nutr, 2019, 38 (1): 48-79.
49. COLLARD B, STURGEON J, PATEL N, ASHARIA S. The Variable Rate Intravenous Insulin Infusion Protocol. BMJ Qual Improv Rep, 2013, 2 (2): u203060. w1409. Published 2013 Dec 9. doi: 10. 1136/bmjquality. u203060. w1409.
50. 中国医师协会呼吸医师分会危重症专业委员会，中华医学会呼吸病学分会危重症医学学组，《中国呼吸危重症疾病营养支持治疗专家共识》专家委员会．中国呼吸危重症患者营养支持治疗专家共识．中华医学杂志，2020, 100 (8): 573.
51. 中华医学会重症医学分会．中国成人 ICU 镇痛和镇静治疗指南 [J]. 中华危重病急救医学，2018, 30 (6): 497-514.
52. DEVLIN JW, SKROBIK Y, GELINAS C, et al. Clinical Practice Guidelines for the Prevention and Management of Pain, Agitation/Sedation, Delirium, Immobility, and Sleep Disruption in Adult Patients in the ICU [J]. Crit Care Med, 2018, 46 (9): e825-e873.
53. BOLES JM1, BION J, CONNORS A, et al. Weaning from mechanical ventilation. Eur Respir J, 2007, 29: 1033-1056.

第 7 章

1. 张曼 . 中国成人艰难梭菌感染诊断和治疗专家共识 . 协和医学杂志 ,2017, 8 (2): 131-138.
2. 中华预防医学会医院感染控制分会 . 中国艰难梭菌医院感染预防与控制指南 . 中华医院感染学杂志 , 2018, 28 (23): 3674-3680.
3. DONALD LC, GERDING DN, JOHNSON S, et al. Clinical Practice Guidelines for Clostridium difficile Infection in Adults and Children: 2017 Update by the Infectious Diseases Society of America (IDSA) and Society for Healthcare Epidemiology of America (SHEA). Clin Infect Dis, 2018, 66 (7): 987-994.

缩略语

英文缩写	英文全称	中文
ACS	Abdominal Compartment Syndrome	腹腔间隔室综合征
ADQI	Acute Dialysis Quality Initiative	急性透析质量倡议
AECOPD	Acute Exacerbation of Chronic Obstructive Pulmonary Disease	慢性阻塞性肺疾病急性加重
AED	Automated External Defibrillator	自动体外除颤仪
AES	Anti-Embolism Stockings	抗栓弹力袜
Af	Atrial Fibrilltion	心房颤动
AF	Atrial Flutter	心房扑动
AKI	Acute Kidney Injury	急性肾损伤
APACHE	Acute Physiology, Age and Chronic Health Evaluation	急性生理与慢性健康评分
APTE	Acute Pulmonary Thromboembolism	急性肺血栓栓塞症
APTT	Activated Partial Thromboplastin Time	活化部分凝血活酶时间

续表

英文缩写	英文全称	中文
ARDS	Acute Respiratry Distress Syndrome	急性呼吸窘迫综合征
ATB	Aspergillus Tracheobronchitis	曲霉菌性气管支气管炎
BAE	Bronchial Artery Embolization	支气管动脉栓塞术
BALF	Bronchoalveolar Lavage Fluid	支气管肺泡灌洗液
BiPAP	Bi-Level Positive Airway Pressure	双水平气道正压
BLS	Basic Life Support	基础生命支持
BO	Bronchiolitis Obliterans	闭塞性细支气管炎
BSA	Body Surface Area	体表面积
CA	Cardiac Arrest	心搏骤停
CABG	Coronary Artery Bypass Graft	冠脉搭桥术
CAP	Community Acquired Pneumonia	社区获得性肺炎
CASS	Continuous Aspiration of Subglottic Secretion	持续声门下滞留物引流
CD	Clostridium Difficile	艰难梭菌
CDI	Clostridium Difficile Infection	艰难梭菌感染
CDT	Catheter-Directed Thrombolysis	导管接触性溶栓
CFI	Cardiac Function Index	心功能指数
CHF	Chronic Heart Failure	慢性心脏衰竭
CKD	Chronic Kidney Disease	慢性肾脏病
CL	Plasma Clearance	血浆清除率
CLS	Capillary Leakage Syndrome	毛细血管渗漏综合征

续表

英文缩写	英文全称	中文
CMV	Cytomegaovirus	巨细胞病毒
CO	Cardiac Output	心排血量
CPAP	Continuous Positive Airway Pressure	持续气道正压
CPIS	Clinical Pulmonary Infection Score	临床肺部感染评分
CPOT	Critical Care Pain Observation Tool	重症监护疼痛观察量表
CRBSI	Catheter Related Blood Stream Infection	导管相关血流感染
CRE	Carbapenem-Resistant Enterobacteriaceae	碳青霉烯类耐药肠杆菌
CRP	C-Reactive Protein	C 反应蛋白
CRRT	Continuous Renal Replacement Therapy	连续肾脏替代疗法
CsA	Cyclosporin A	环孢素
CTPA	Contrast-enhanced CT Pulmonary Angiography	CT 肺动脉造影
CUS	Compression Ultrasound	静脉加压超声
CVC	Central Venous Catheter	中心静脉导管
CVVH	Continuous Veno-Venous Hemofiltration	连续性静脉 - 静脉血液滤过
CVVHD	Continuous Veno-Venous Hemodialysis	连续性静脉 - 静脉血液透析
CVVHDF	Continuous Veno-Venous Hemodiafiltation	连续性静脉 - 静脉血液透析滤过

续表

英文缩写	英文全称	中文
DAD	Diffuse Alveolar Damage	弥漫性肺泡损伤
DGF	Delayed Graft Function	移植肾延迟复功
DN	Diabetic Nephropathy	糖尿病肾病
DSI	Daily Sedation Interruption	每日镇静中断
DVT	Deep Venous Thrombosis	深静脉血栓
ECLS	Extracorpoteal Life Support	体外生命支持装置
ECMO	Extracorporeal Membrane Oxygenation	体外膜肺氧合
EF	Ejection Fractions	射血分数
ELWI	Extravascular Lung Water Index	血管外肺水指数
EN	Enteral Nutrition	肠内营养
EPAP	Expiration Positive Airway Pressure	呼气相正压
ERCP	Endoscopic Retrograde Cholangio Pancreatography	经内镜逆行性胰胆管造影术
ESBL	Extended-Spectrum β-Lactamase	超广谱 β- 内酰胺酶
ESRD	End Stage Renal Disease	终末期肾病
ETA	Endotracheal Aspirate	气管内吸出物
GCS	Glasgow Coma Scale	格拉斯哥昏迷评分
GEDI	Global End Diastolic Volume Index	全心舒张末容积指数
GEDV	Global End Diastolic Volume	全心舒张末容积
GEF	Global Ejection Fraction	全心射血分数
GERD	Gastroesophageal Reflux Disease	胃食管反流病

续表

英文缩写	英文全称	中文
GM	Galactomannan	半乳甘露聚糖
GRV	Gastric Residual Volume	胃残余量
GS	Glucose Solution	葡萄糖溶液
HAP	Hospital Acquired Pneumonia	医院获得性肺炎
HFNC	High-flow Nasal Cannula	经鼻高流量氧疗
HFOV	High-frequency Oscillation Ventilation	高频振荡通气
HIS	Hospital Information System	医院信息系统
HIT	Heparin-induced Thrombocytopenia	肝素诱导的血小板减少症
HIVAN	HIV-associated Nephropathy	艾滋病相关性肾病
HLA	Human Leukocyte Antigen	人类白细胞抗原
HME	Heat Moisture Exchanger	热湿交换呼吸过滤器
IAH	Intra-abdominal Hypertension	腹腔高压
IAP	Intra-abdominal Pressure	腹腔压力
IASS	Intermittent Aspiration of Subglottic Secretion	间断声门下滞留物引流
IBPA	Invasive Bronchial-Pulmonary Aspergillosis	侵袭性支气管肺曲霉菌病
ICU	Intensive Care Unit	重症加护病房
IPA	Invasive Pulmonary Aspergillosis	侵袭性肺曲霉菌病
IPAP	Inspiration Positive Airway Pressure	吸气相正压

续表

英文缩写	英文全称	中文
IPC	Intermittent Pneumatic Compression	间歇充气加压装置
IPPV	Intermittent Positive Pressure Ventilation	间歇正压通气
ITBI	Intrathoracic Blood Volume Index	胸腔内血容积指数
ITBV	Intrathoracic Blood Volume	胸腔内血容积
IVC	Inferior Vena Cava	下腔静脉
KDIGO	Kidney Disease：Improving Global Outcomes	改善全球肾脏病预后组织
KPC	Klebsiella Pneumoniae Carbapenemase	肺炎克雷伯菌碳青霉烯酶
LMWH	Low Molecular Weight Heparin	低分子量肝素
MAP	Mean Arterial Pressure	平均动脉压
MAP	Mild Acute Pancreatitis	轻症急性胰腺炎
MBL	Metallo Beta Lactamase	B 类金属酶
MCTSI	Modified CT Severe Index	胰腺炎 CT 严重指数评分
MDR	Multi-drug Resistant	多重耐药
MODS	Multiple Organ Dysfunction Syndrome	多器官功能障碍综合征
MRPA	Magnetic Resonance Pulmonary Artery Angiography	磁共振肺动脉造影
MRSA	Methicillin-Resistant Staphylococcus Aureus	耐甲氧西林金黄色葡萄球菌

续表

英文缩写	英文全称	中文
MSAP	Moderately Severe Acute Pancreatitis	中度重症急性胰腺炎
MSSA	Methicillin-Sensitive Staphylococcus Aureus	甲氧西林敏感的金黄色葡萄球菌
NGS	Next Generation Sequencing	高通量测序
NOAC	Novel Oral Anticoagulants	新型口服抗凝药
NPPV	Noninvasive Positive Pressure Ventilation	无创正压通气
NS	Normal Saline	生理盐水
NSAIDS	Nonsteroidal Anti Inflammatory Drugs	非甾体抗炎药
NT-pro BNP	N-terminal pro-B type Natriuretic Peptide	氨基末端脑钠肽前体
PADIS	Pain-Agitation-Delirium-Immobility-Sleep Disruption	疼痛 - 躁动 - 谵妄 - 制动 - 睡眠障碍
PAH	Pulmonary Arterial Hypertension	肺动脉高压
PAP	Pulmonary Artery Pressure	肺动脉压
PAWP	Pulmonary Artery Wedge Pressure	肺动脉楔压
PCP	Pneumocystis Pneumonia	肺孢子菌肺炎
PCT	Procalcitonin	降钙素原
PCV	Pressure Controlled Ventilation	压力控制通气
PDT	Percutaneous Dilational Tracheostomy	经皮扩张气管切开

续表

英文缩写	英文全称	中文
$PetCO_2$	End-tidal Carbon dioxide Pressure	呼气末二氧化碳分压
PFR	PaO_2(alveolar oxygen partial pressure)/FiO_2(Fraction of inspiration O_2) Ratio	氧合指数
PGD	Primary Graft Dysfunction	原发性移植物功能不全
PICC	Peripherally Inserted Central Venous Catheters	经外周静脉穿刺中心静脉置管
PiCCO	Pulse indicator Continuous Cardiac Output	脉搏指示连续心排血量
PLR	Passive Leg Raising test	被动抬腿试验
PMT	Percutaneous Mechanical Thrombectomy	经皮机械性血栓清除术
PN	Parenteral Nutrition	肠外营养
PPV	Prone Position Ventilation	俯卧位通气
PPV	Pulse Pressure Variability	脉压变异
PSV	Pressure Support Ventilation	压力支持通气
PTE	Pulmonary Thromboembolism	肺血栓栓塞症
PTS	Post-thrombotic Syndrome	深静脉血栓后综合征
PVPI	Pulmonary Vascular Permeability Index	肺血管通透性指数
RM	Recruitment Maneuver	肺复张
ROSC	Return of Spontaneous Circulation	自主循环恢复
RSV	Respiratory Syncytial Virus	呼吸道合胞病毒
RT	Respiratory Therapist	呼吸治疗师

续表

英文缩写	英文全称	中文
rt-PA	Recombinant Tissue Plasminogen Activator	重组组织型纤溶酶原激活剂
RVADs	Right Ventricular Assist Devices	右心室辅助装置
SAP	Severe Acute Pancreatitis	重症急性胰腺炎
SCAP	Severe Community Acquired Pneumonia	重症社区获得性肺炎
SCUF	Slow Continuous Ultrafiltration	缓慢持续超滤
SIRS	Systemic Inflammatory Response Syndrome	全身炎症反应综合征
SOFA	Sequential Organ Failure Assessment	序贯器官衰竭评分
SPN	Supplementary Paraenteral Nutrition	补充型肠外营养
SSD	Subglottic Secretion Drainage	声门下滞留物吸引
SvO2	Oxygen Saturation of Mixed Venose Blood	混合静脉血氧饱和度
SVRI	Systemic Vascular Resistance Index	体循环阻力指数
SVT	Superventricular Tachycardia	室上性心动过速
SVV	Stroke Volume Variation	每搏量变异
TBLB	Transbronchil Lung Biopsy	经支气管肺活检术
TCP	Transcutaneous Pacing	经皮起搏
TMP-SMX	Trimethoprim/Sulfamethoxazole	复方新诺明
TPN	Total Paraenteral Nutrition	全胃肠外营养

续表

英文缩写	英文全称	中文
UCG	Ultrasonic Cardiography	超声心动图
UK	Urokinase	尿激酶
VAP	Ventilator Associated Pneumonia	呼吸机相关性肺炎
VFPs	Venous Foot Pumps	足底静脉泵
VT	Ventricular Tachycardia	室性心动过速
XDR	Extensively Drug Resistant	广泛耐药